医药科普丛书·常见病防治系列

一本书
读懂男人健康

主编 孙自学 门 波

中原农民出版社
·郑州·

图书在版编目(CIP)数据

一本书读懂男人健康 / 孙自学,门波主编. —2版. —郑州 :中原农民出版社,2016. 1
(医药科普丛书/温长路主编. 常见病防治系列)
ISBN 978-7-80739-549-2

Ⅰ. ①一… Ⅱ. ①孙… ②门… Ⅲ. 男性生殖器疾病-防治-问题解答 Ⅳ. ①R697-44

中国版本图书馆CIP数据核字(2015)第300400号

出版:中原农民出版社
(地址:郑州市经五路66号　电话:0371-65751257
邮政编码:450002)
发行:全国新华书店
承印:河南安泰彩印有限公司
开本:710mm×1010mm　1/16
印张:18
字数:256千字
版次:2016年1月第2版　**印次**:2016年1月第3次印刷

书号:ISBN 978-7-80739-549-2　**定价**:35.00元

医药科普丛书·常见病防治系列
编委会

本书主编　孙自学　门　波

内容提要

男人的健康直接影响到家庭的和睦与幸福，而性生活又是夫妻间感情的纽带，所以男性朋友掌握一些生殖健康知识及养生之道非常重要。本书采用一问一答的形式，将专家临床遇到的、患者关心的问题用通俗的语言进行了相应的回答。全书紧紧围绕男性生殖疾病这个话题，详细解答了男性不育、慢性前列腺炎、良性前列腺增生和前列腺癌、男性功能障碍、男性常见性传播疾病以及男性其他疾病的原因、症状、手术治疗、西药治疗、中药治疗、食疗、按摩等。相信男性朋友读过这本书后，遇到此类问题时，便能心中有数，急而不慌，知道应对措施，及时就医。

序

人类疾病谱虽然不断发生着变化，但常见病依然是影响健康长寿的最主要因素。以最多见的慢性病为例，心脑血管疾患、恶性肿瘤、呼吸系统疾病、糖尿病每年的死亡人数分别为 1 700 万、760 万、420 万、130 万，占世界死亡人数的 85%左右，其中有 30%的死亡者年龄还不足 60 岁。我国的情况也不乐观，政府虽然逐年在增加医疗投资，但要解决好 13 亿人口的健康问题，还必须循序渐进，抓住主要矛盾，首先解决好常见病的防治问题。如何提高人们对健康的认知、对疾病的防范意识，是关系国计民生的紧迫话题，也自然是医药卫生工作者的首要任务。

2009 年 10 月，在长春市召开的庆祝中华人民共和国成立 60 周年全国中医药优秀科普著作颁奖大会上，中原农民出版社的刘培英编辑提出了要编纂一套《医药科普丛书·常见病防治系列》的设想，并拟请我来担任这套丛书的主编，当时我就表示支持。她的设想，很快得到了中原农民出版社领导的全力支持，被列为 2011 年河南省新闻出版局的重点选题。2010 年，他们在广泛调查研究的基础上，筛选病种、确定体例、联系作者，试验性启动少量作品。2011 年，在取得经验的前提下，进一步完善编写计划，全面开始了这项工作。在编者、作者和有关各方的通力合作下，《一本书读懂高血压》、《一本书读懂糖尿病》、《一本书读懂肝病》、《一本书读懂胃病》、《一本书读懂心脏病》、《一本书读懂肾脏病》、《一本书读懂皮肤病》、《一本书读懂男人健康》、《一本书读懂女人健康》、《一本书读懂孩子健康》、《一本书读懂颈肩腰腿痛》和《生儿育女我做主》12 本书稿终于脱颖而出，在龙年送到了读者面前，这的确是一件不同寻常的新春礼物！

在反映疾病的防治方法上，如何处理好中西医学的关系问题，既是个比较敏感的话题，又是个不容回避的问题。我们的态度是，要面对适应健康基本目的和读者实际需求的大前提，在尊重中西医学科各自理念的基础上，实现二者的结合性表述；认知理念上，或是中医的或是西医的；检查手段上，多是西医的；防治方法上，因缓急而分别选用中医的或西医的。作为这套书的基本表述原则，想来不必羞羞答答，还是说明白了好。毋庸遮掩，这种表述肯定会存在有这样或那样的不融洽、不确切、不圆满等不尽如人意处，还需要长期的探索和艰苦的磨合。

东方科学与西方科学、中医与西医，从不同的历史背景之中走来，这是历史的自然发展。尽管中医与西医在疾病的认识上道殊法异，但殊途同归，从本质上看，中西医之间是可以互补的协作者。中西医之间要解决的不是谁主谁次、谁能淘汰谁的问题，而是如何互相理解、互相学习、互相取长补短、互相支持、互相配合的问题。这种“互相”关系，就是建立和诠释“中西医结合”基本涵义的出发点与归宿点。人的健康和疾病的无限性与医学认识活动的有限性，决定了医学的多元性。如果说全球化的文化样态必然是不同文化传统的沟通与对话，那么，全球时代的医疗保健体系，必然也是不同医疗文化体系的对话与互补。当代中国医疗保健体系的建立，必然是中西医两大医学体系优势互补、通力合作的成果。中西医长期并存、共同发展，是国情决定、国策确立、国计需求、民生选择的基本方针。从实现中华民族复兴、提高国民健康素质和人类发展进步的共同目标出发，中西医都需要有更多的大度、包容、团结精神，扬长避短，海纳百川，携手完成时代赋予的共同使命。医学科普，是实现中西医学结合和多学科知识沟通的最佳窗口和试验田。不管这一认识能不能被广泛认可，大量的医学科普著作、养生保健讲座实际上都是这样心照不宣地进行着的，无论是中医的还是西医的。

世界卫生组织称，个人的健康和寿命60%取决于自己、15%取决于遗传、10%取决于社会因素、8%取决于医疗条件、7%取决于气候的影响，这就明确告诉我们，个人的健康和寿命，很大程度取决于自己。“取决”的资本是什么？是对健康的认知程度和对健康正负因素的主动把握，其中最主要的就是对疾病预防问题的科学认识。各种疾病不仅直接影响到人的健康和生活质量，而且严重影响到人的生存状况和寿命。我国人均寿命从新中国成立之始的35岁升高到2005年的73岁，重要原因之一就是疾病防治手段不断得到改善和提高。如果对疾病防控的技术能够再提高一些，这个数字还有上升的余地。摆在读者面前的这套《医药科普丛书·常见病防治系列》，就是基于这种初衷而完成的，希望读者能够喜欢它、呵护它、帮助它，让它能为大家的健康给力！

新书出版之际，写上这些或许不着边际的话，权以为序。

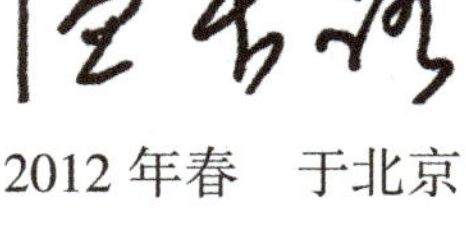

2012年春　于北京

目录

男性不育

慢性前列腺炎

良性前列腺增生和前列腺癌

男性性功能障碍

男科常见性传播疾病

男科其他疾病

男性不育

1 啥是男性不育症

我们在门诊经常遇到这样的患者,刚结婚或刚解除避孕措施3个月或半年,妻子没有怀孕,并且妻子通过做有关生育方面的检查也没有发现异常,男方就认为自己患上了不育症,其实这种认识是错误的。世界卫生组织(WHO)对男性不育的定义是:育龄夫妻之间有正常性生活,未采取避孕措施1年以上,而妻子未能怀孕,原因在丈夫的才能诊断为男性不育。目前我国也普遍采用这一定义。具体讲男性不育症是指精子的产生、成熟、运输(或者说精子的排出道路)这三个方面出现了问题,或者精浆异常而引起的不能使女方受孕的一种病症。严格讲,它并非是一个独立的疾病,常是其他疾病所导致的最终结果。

过去曾把男性不育分为男性不育和男性不孕两种。男性不育是指丈夫可使妻子怀孕,但胎儿不能存活,如发生流产、死胎等;而男性不孕则指丈夫不能使妻子怀孕。目前已不再这样区分,而统称为男性不育症。

2 男性不育患者如何看医生

许多男性得了不育症后,感到很没面子,情绪低落,不能接受这一现实,更不敢坦然面对。或者自己查些资料,吃些所谓的单方验方或秘方,或者到一些非正规的医疗机构乱治一通。其实正确的态度应是坦然面对现实,积极采取相关治疗。那么,男性不育患者如何看医生呢?

首先要正确认识男性不育与其他疾病一样，是一种疾病，要破除"不孝有三，无后为大"这种传统陈旧观念，要从封建意识中走出来，树立战胜疾病的信心，培养积极乐观向上的情绪。

其次要到一家信誉好，口碑好，在治疗不育方面有较大影响力的医院看医生，找一位您信赖的医生。要给医生详细叙述病史，包括您的职业、有无不良嗜好、婚姻史及性生活等情况，有无泌尿系统感染史，如睾丸炎、附睾炎等；有无手术和外伤史、用药史及家族史等，以前检查和治疗情况，最好把曾做过的相关检查报告都带上，给医生诊断和治疗提供相关信息。还要了解大夫将会进行哪些体格检查，做好充分的心理准备。了解该做哪些实验室检查，以及有哪些特殊要求等，要做到心中有数，严格执行，保证检查结果的准确可靠。

最后，要严格遵照医嘱治疗，同时适度锻炼，养成良好的生活习惯。由于不育症患者病程较长，所以切忌频繁更换医生，不断更换治疗方案。

3 精液由哪几部分组成

精液主要由精子和精浆两部分组成，精子虽然很多，但其体积很小，99%以上是精浆。精子是生育的关键物质，如果把精子比喻为一个产品，该产品是在睾丸这个工厂内的一个车间——曲细精管内生产而成。这个生产周期大约需要 74 天。精子形似蝌蚪，头很小（长约 6 微米），尾巴却很长（约 60 微米），为精子的快速运动奠定了基础。一般来说，从车间——曲细精管中生产的产品——精子，并不合格，它没有运动和受精能力，必须在另一个工厂——附睾中进行"再加工"，就是医学上所说的在附睾中"精子获能"，这个加工过程需要 16 天左右。只有这样精子这个产品才算"合格产品"，

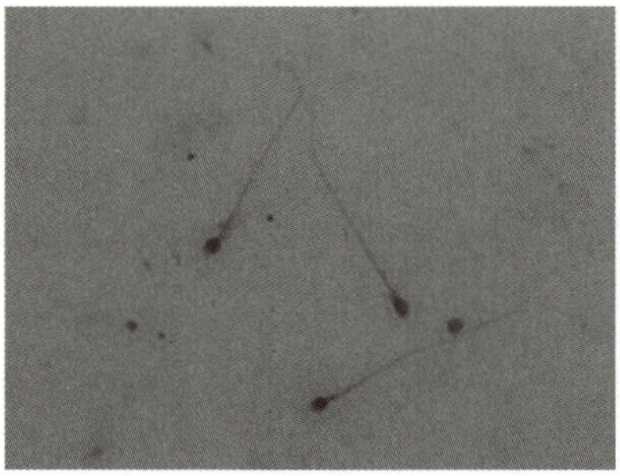

精子才具有运动和受精能力。治疗少精子症或者无精子症，为啥一

个疗程要3个月，原因就在于此。从这里我们也会明白，如果某种原因引起工厂——睾丸或者附睾，或者车间——曲细精管损害，如睾丸外伤、睾丸炎或者附睾炎等，就会发生精子产生障碍或成熟障碍，从而导致不育。

精浆由附属性腺精囊分泌的精囊腺液、前列腺分泌的前列腺液和尿道球腺分泌的少量液体共同组成。精囊腺为一对弯曲的腺体，左右各一，处于前列腺的后上方，在输精管的壶腹部与输精管相通。它分泌的精囊腺液是精液的主要成分，约占70%以上，呈碱性，含有果糖、凝固酶和前列腺素，其中果糖是精子排出体外后运动的主要能量。当精囊发生炎症时，就会使果糖分泌减少，使精子活动力减弱，导致男性不育。前列腺素由精囊腺所分泌，它能够增强精子的穿透能力，并能使子宫颈松弛有利于受精。分泌的凝固素，可以使刚射出的精液出现凝固，以防精子流失。前列腺所分泌的前列腺液占精液的20%左右，pH值为6.5左右，它分泌一种“液化因子”，有助于精液的正常液化。精子与精浆犹如鱼与水的关系，精浆既是把精子输送到女性生殖道内的介质或载体，同时又能为精子提供能量和营养，激发精子活力，达到受精目的。

4 哪些精子质量异常病症可以引起男性不育

精子质量异常是引起男性不育最常见的原因，它主要表现在每次排精的精子数量、精子的活动能力、精子的存活率、精子的形态等方面，按照WHO编写的第四版人类精液及精子—宫颈黏液相互作用实验室检测手册中的标准，常见精子异常病症有以下几种。

(1)弱精子症：有的也称弱精症、精子活力低下症，是指在适宜温度下(一般为25~37℃)，精液离体1小时后在标准实验室进行分析，快速直线运动精子低于25%，或直线前向运动精子不及50%，或者精子活动率低于60%者。弱精子症常与其他精液异常症同时存在，是导致不育的主要原因之一。

(2)少精子症：也称精子减少症，是指精子计数每毫升低于2 000万(也就是精子的密度)，或者一次排出的精子总数低于4 000万者，也是导致男性不育的主要原因之一。一般来说,精子密度或者说精子数量的多少与男性的生育能力成正比,与精子的活动力成正比,从某种意义上说,精子的活动力比数量更为重要。

(3)无精子症:是指禁欲3~7天后通过体外排精的方法获得精液,连续3次以上实验室精液离心检查,均没有查到精子者。这种病症的治疗比较棘手且效果最差。据有关资料统计,占男性不育的6%~10%。如果是因睾丸生精功能障碍或者先天睾丸发育不良所引起的,医学上称为"真性无精子症";因输精管道阻塞所引起的,医学称为"假性无精子症"。

(4)死精子症:是指精子的成活率下降,死亡精子超过40%以上。它可以与弱精子同时存在,也可以单独发生。对死精子、活精子的判定,必须通过对精子特殊染色(一般为伊红染色)。在WHO编写的第四版人类精液及精子—宫颈黏液相互作用实验室检测手册中,并没有将死精子症单独列出,而是归于特发性弱精子症中进行分析。据国外有关资料统计,死精子症所引起的男性不育发生率约为1.3%。近年来,随着人们生活方式的改变、受到各种辐射机会增加及环境污染等不良因素的影响,我们发现死精子症所引起不育的发病率逐渐升高。

(5)畸形精子症:是指精液中正常形态精子数低于总数15%的一种病症。常与其他精子质量异常病症同时出现。

(6)白细胞精子症:是指每毫升精液中白细胞数量超过100万。

5 为啥会出现男性不育

张某,25岁,2008年5月以婚后有正常性生活没有避孕2年妻子未怀孕为主诉就诊。曾多次做精液分析均提示无精子。生殖系统体检:阴茎发育正常,但双侧睾丸小,5毫升左右,质地较软,双侧精索静脉无明显曲张。血性激素6项检查,睾酮含量略低,促间质细胞生成素(LH)和促卵泡生成素(FSH)超出参考值最高限几倍。表明睾丸生精功能严重障碍。通过对该患者染色体核型分析发现染色体为47,XXY。最终该患者被确诊为:先天性睾丸发育不全综合征。这种情况是没有办法治愈的。该患者只能通过人工授精或者抱养方式来实现自己当爸爸的愿望。

刘某,28 岁,2009 年 8 月以有正常性生活没有避孕 1 年半妻子未怀孕为主诉就诊。患者曾多次做精液分析均没有发现精子。体检发现阴囊内没有睾丸。后又经过彩超检查发现左侧睾丸位于腹股沟内,右侧未发现睾丸。最后诊断为一侧为隐睾,一侧为先天性睾丸缺失。由于隐睾时间太长,睾丸生精功能已经损伤,再下降保留已没有价值,必须尽快采取手术切除,以防癌变。该患者也只能通过其他方法来圆自己做爸爸的梦想。

经常有患者问我们,我为啥会得不育?实际上引起男性不育的原因十分复杂,概括起来主要有 3 个方面:

(1)睾丸因素:睾丸要产生足够数量和符合质量的精子,不但睾丸要发育正常,而且外部条件也必须满足生成精子所具备的条件,如阴囊内温度要低于体温 2℃左右,睾丸不能受到射线、电离子等辐射等。如张某是睾丸发育障碍,刘某是一侧没有睾丸,另一侧睾丸由于在腹股沟处,使得睾丸局部温度过高,生精功能受到严重损伤,最终导致不育。①睾丸先天性发育异常,如睾丸缺如,这类患者的染色体多数为 46,XY,表现为男性,青春期无第二性征出现;刘某虽然一侧无睾丸,但另一侧隐睾也可以分泌一定的雄性激素,因此患者第二性征发育尚可,能过正常性生活。②先天性睾丸发育不全(Klinefelter 综合征),这类患者典型的染色体核型为 47,XXY,多表现为小睾丸、小阴茎,不能完成正常性生活,有些患者会出现乳房发育。像张某阴茎发育正常,能过性生活者较少见。隐睾,在正常情况下,胎儿第 7 至第 8 个月时睾丸会降入阴囊,但据统计仍有约 3%的足月男婴和 30%的早产男婴会出现隐睾。但这些患儿大多在出生后数月,最迟不超过 1 周岁睾丸可以降入阴囊。对没有降入者,最好要于 2 周岁前进行睾丸下降术,否则会引起睾丸生精功能障碍导致不育。一般来说，成人隐睾症为 0.3%～0.7%，双侧隐睾所引起的不育为 50%～100%，单侧隐睾为 30%～60%。③慢性生殖器官感染，如睾丸炎、附睾炎等，可引起精子的生成和成熟障碍，出现无精子、少精子或弱精子等，从而诱发不育。④精索静脉曲张，可以逐渐地对睾丸、附睾功能造成损伤，这是引起男性不育的常见原因之一，患者主要表现为一侧或者双侧阴囊坠胀，精子活动率下降、少精子，严重者可以出现无精子。⑤睾丸局部温度的影响，如阴囊内温度一般比体温低 2℃左右，若长期穿紧身内裤或久坐，或接触高温如厨师、从事高温工作者，使得阴囊内温度较高，从而引起精子生成或成熟障碍。⑥全身疾病继发引起的睾丸生精功能障碍，如下丘脑病变，常见的 Kallman 综合征（性幼稚—嗅觉丧失综合征）、肥胖生殖无能综合征等；垂体病变，以高泌乳素血症最常见；甲状腺功能亢进或低下；肾上腺疾病，常见的先天性肾上腺增生症及 Addison 病（因肾上腺皮质萎缩或破坏引起的皮质醇或醛固酮缺乏的一种病变）等。糖尿病和慢性肾炎等均可引起生精功能障碍而不育。

（2）输精管道因素：精子生成并在附睾中成熟后，通过性生活由输精管道排出体外。输精管道包括附睾、输精管、射精管和尿道。输精管是附睾管的连续部分，自附睾尾开始，终止于射精管，全长约 40 厘米，分为睾丸部、精索部和盆腔部。输精管末端在精囊腺内侧，呈梭形膨大，医学上把这部分称为“输精管壶腹部”，之后向下逐渐细小，最后与精囊的排泄管会合而成射精管。如果输精管道因为先天发育不良，如先天性附睾、输精管缺如或先天性睾丸附睾之间或附睾头之间不连接或连接不良等；睾丸或精索鞘膜积液手术、疝气修补术等，把输精管道切断；或某种炎症，双侧慢性附睾炎（尤其是附睾尾部）、输精管道炎症阻塞、输精管结核等，巨大附睾囊肿等均可引起精液排出障碍，而导致不育。

（3）射精障碍：①患者性知识缺乏，阴茎插入阴道内不动、性交姿势不正确，甚至不清楚阴道位置等，均可导致不能在阴道内射精而不育。②性功能障碍。严重勃起功能障碍使阴茎不能插入阴道。严重早泄即阴茎没有插入阴道就射精。不射精或逆行射精，前者无射精动作，无性快感，后者虽有，但精液却排入了膀胱。③外生殖器先天畸形，如严重的尿道下裂或上裂，以及严重的阴茎硬结症致使阴茎弯曲不能过性生活者，这些均可因为精液排出障碍而引起不育。

6 啥是白细胞精子症？ 它是如何引起男性不育的

黄某，30岁，结婚3年，夫妻恩爱，幸福美满，近2年计划生个宝宝，但妻子的肚子迟迟没有动静。于是妻子坐不住了，她与老公黄先生一起来到我们医院生殖中心进行检查，妻子经过有关检查，生殖功能正常。我们通过对黄先生体格检查也没有发现异常，但精液分析提示弱精子症和白细胞精子症，医生建议他过一段时间再做一次复查。结果与上次一样。医生告诉他精子活动力下降的原因，可能与精液中的白细胞增高有关。黄先生迷惑不解，曾听说过精子活动率低下症，白细胞精子症可是第一次听说，它是什么意思呢？

所谓白细胞精子症是指精液中白细胞密度超过每毫升100万。目前，实验室一般采取过氧化物酶方法进行测定。导致精液中白细胞升高的原因目前还没有完全清楚，可能与生殖系感染如慢性前列腺炎、精囊腺炎、附睾炎或免疫因素有关。目前，国内外对精液中白细胞对精子质量的影响还没有形成一致看法，白细胞精子症引起男性不育的机制还不十分清楚，可能男性生殖道中的白细胞激活后产生可溶性分泌产物，如某些细胞因子、对精子有毒性的活性氧产物等，从而影响精子的正常新陈代谢等；大量白细胞刺激生殖道局部使之产生抗精子抗体等导致精子质量下降，抑制精卵结合等从而引起不育。

7 男性不育患者必须做精液分析吗

有些男士怀疑自己的生育能力不正常或计划怀孕前做优生检查

等，到男科门诊或者生殖中心要求检查，当医生让他做精液化验时，感到很难为情，经常要求医生改用其他方法，实际上没有别的办法，必须做精液分析。因为虽然通过体检可以初步了解男性的生殖能力，但对那些睾丸、附睾、输精管和阴茎等发育正常的患者，也只有通过精液分析才能了解精子和精液状况。通过精液分析，可以初步判定精子的质量，如精子数量、精子活动能力及精子形态等；可以了解精液的状态，是处于不凝固状态，还是在室温下 1 小时仍没有完全液化等（正常情况下，精液刚刚离体时处于水样状态，即液化状态，但很快又凝固，这是精子的一种自我保护现象，接着又液化，一般不超过 1 小时，否则就是精液液化不良）。如果需要查找导致精子质量低下的原因，就要做精浆生化检查；若要判定精子的受精能力是否正常，就要做精子功能测定等。所以说男性不育患者首先要做的实验室检查就是精液分析，别无选择，请患者朋友理解。

8 如何采集精液标本

正如上面所说，既然精液分析是不育患者的必查项目，那么如何获得一份完整的精液标本，就显得非常重要，因为一份完好的精液标本，是检测结果是否准确可靠的前提和基础。那么如何采集精液标本呢？常用的方法主要有以下 3 种。

（1）手淫法：用手淫的方法取出精液，将其射到广口玻璃瓶中，也可以用电动按摩器代替手淫。用电动按摩器一般射精较快，电动按摩法尤其适合于不习惯手淫取精者。手淫法是获得全份完整精液标本比较理想的一种方法。

（2）避孕套法：在性交过程中用避孕套收集精液，这种方法可以收集到全份精液，但缺点是避孕套从阴茎上拉下来时会发生精液外漏，而且避孕套上因涂有药物可以杀死精子，影响检查结果的准确性。目前临床多不主张用此方法。若的确需要，一定要对避孕套进行特殊处理。

（3）体外排精收集精液法：适用于不习惯手淫和电动按摩法者，就是性生活过程中，在有射精的预感时，把阴茎立即抽出，收集精液。

这种方法容易漏掉前面一部分精液，对精液分析结果造成影响。

9 采集精液标本时应注意哪些事项

精液分析的标本多由患者本人用手淫法自行采取，若采集不当就会对检查结果造成影响。所以患者在收集精液时必须注意以下几点。

●采集精液标本前必须禁欲，一般为 3～5 天，最多不要超过 7 天。在采集前最好用肥皂水清洗双手和外阴，尤其是包皮过长者。

●最好在医院标本留取室手淫采集。原则上不主张采用性交中断法及使用安全套取精。有条件的医院要尽可能把标本留取室布置得温馨些，床、沙发、电视和 DVD 等都要配备，这对患者获得足够性刺激，达到充分勃起完全射精，获得一份满意的精液标本非常重要。

●采集的标本必须是全段精液，并盛放于实验室提供的容器内，最好是广口玻璃瓶或者其他对精子没有毒害作用的容器，不能溢漏。

●应告知实验室工作人员具体采集精液的时间、有无遗漏等相关情况。

●如不在医院采集，精液标本必须在 1 小时内（保持适宜的温度下）送到实验室。

●精液标本采集后，在转送实验室过程中，其温度应该保持在 25～35℃，若在冬季应放于内衣口袋内。如低于 20℃或高于 40℃，则影响精子活力、活动率及精液液化，其分析结果对临床指导价值不大。

●如果一次精液分析结果异常者，应让患者至少间隔 2 周后，在自我感觉身体、心理状况都比较好的时候进行复查，一般要检查 2～3 次才能确诊。

10 如何看精液分析单

一个完整、准确的精液分析报告单，按照 WHO 编写的第四版人类精液及精子—宫颈黏液相互作用实验室检测手册中有关内容和 2010 年 4 月河南省卫生厅有关精液分析检查项目的要求，应包括以下项目。

(1)精液量:正常为2~6毫升,低于2毫升为精液量过少,超过6毫升为精液量过多。

(2)精液颜色:正常为灰白色。如果为黄色,其原因可能是禁欲时间过长,或者有生殖系统炎症;黄疸患者或服用维生素或某些药物者,精液也可出现黄色;如果为红褐色则为血精(精液中有红细胞)。

(3)液化时间:正常不超过1小时,精液应完全液化。如果超过1小时精液没有液化或没有完全液化医学上称为精液不液化或液化不良。如果精液始终处于不凝固状态,多提示精囊腺缺失或精囊腺功能下降。

(4)黏稠度:常用的检查方法是用一玻璃棒插入标本,提起玻璃棒,观察拉丝长度。如果拉丝长度超过2厘米,就可以判定为黏稠度升高。

(5)pH值:正常参考值,临界值7.2。如果pH值小于7,并伴有精液量少或无精子或少精子等情况时,可能存在射精管阻塞或者精囊腺、输精管缺如等。

(6)精子活动率:正常应大于60%(指精液离体1小时后测定)。低于该数值医学上称为弱精子症。

(7)精子活动力分级:就是对活动精子的能力进行分级。正常快速直线运动精子(即a级)应不少于所有活动精子的25%;直线运动精子或者说前向运动精子(包括慢速直线运动精子即b级)应不少于50%。低于25%或50%医学上也称为弱精子症。

(8)死精子率:要求必须通过伊红染色区分死精子和活而不动精子。正常情况下,死精子不能超过所有精子的40%,否则就是死精子症。

(9)精子畸形率:异常形态精子应少于85%。过高就为畸形精子症。

(10)精子密度:每毫升精液中含精子不低于2 000万,低于该数值医学上称为少精子症。如果精液中无精子,医学上称为“无精子症”。

(11)每次排精子总数:正常不低于4 000万。低于该数值也称为少精子症。

(12)每次排精的有效精子数:是指正常形态精子且前向运动精子的总数,正常不低于300万。

需要特别指出的是,由于精液液化时间、精子活动率、活动力等受到周围环境温度、精液标本留取得是否满意、精液离体时间、实验人员的技术水平等因素的影响较明显,所以患者一定要到具有男科实验室或开展生殖医学检验项目比较好的医院就诊;患者一定要严格按照采集精液标本的要求收集精液。第一次就诊的患者,决不可仅凭一次精液分析异常就急于下结论,最好按照要求在身体、心理状况较好的情况下,再检查1~2次,以免误诊,造成不必要的思想压力和精神负担。

11 精子活率和精子活动力是不是一回事

张先生,30岁,结婚4年,近两年计划生个宝宝,但妻子一直没有怀孕,妻子通过检查,医生告诉她生殖功能正常,没有问题,建议让他老公检查一下精液。张先生连续做了2次精液分析,精子活率均在85%以上,张先生开始还认为自己没有问题,但医生告诉他问题就出在他身上,是弱精子症。因为虽然精子活率正常,但前向直线运动精子(a级和b级精子)不足20%,经过不到3个月的调治,妻子怀孕,最后顺产一健康女婴。

像这样的事情临床上经常发生,患者拿到精液分析报告单,一看精子活率在60%以上,就认为正常,其实不然,精子活率和精子活动力是两个不同的概念,是两回事。后者是指精子的活动能力,一般将活动精子分为前向运动和非前向运动精子,其中前向运动精子的活动能力与怀孕有着密切关系,最有临床意义。而精子活率是指活精子的百分率,具有活动能力的精子肯定是活精子,但活精子不一定就有活动能力。或者说精子活率高的不一定活动能力就大,或者说活动力就高。

既然活精子不一定就有活动能力，有些不动的精子可能是假死精子，那么就应该把二者区分开来。搞清楚不活动精子是活精子还是死精子具有非常重要的临床意义。那么如何把死精子与活而不动的精子区分开呢？实验室一般采用伊红染色的方法。若把运动的精子比作航行的船的话，我们知道船的前行靠的是船桨驱使，那么精子的运动依靠的船桨就是精子的尾部。如果活而不能运动的精子占有很大比例，可能提示精子的尾部鞭毛有结构缺陷。这对治疗和预后的判断具有一定的指导价值。

12 畸形精子过高会生下畸形孩子吗

原先生，32 岁，因结婚后 2 年不育，经过多方治疗效果不好，参加河南省中西医结合男科会诊。从他的精液分析来看，精子密度达到了每毫升 4 000 多万，其中能够让卵子受精的主力兵团——快速向前运动的 a 级精子达到了 45%。但是通过精子形态学分析，发现精子的形态很不正常，要么是头部有缺陷，要么是尾部有缺陷等，正常形态精子只有 4%，畸形率达到了 96%。原先生治疗期间一直避孕，恐怕生下畸形宝宝。

像原先生这样的病例并不少见，患者发现畸形精子过高，在治疗期间就一直避孕，其实没有必要。因为引起畸形儿的原因较多，如夫妻双方的染色体、基因异常，怀孕初期或者怀孕前夫妻双方或一方有病毒（如医学界认可的巨细胞病毒、疱疹病毒、风疹病毒）感染、弓形虫感染、支原体和衣原体感染、碘缺乏与地方性克汀病、氟中毒、环境污染、受到放射线、电磁波辐射和某些药物及铅、汞等重金属等污染，这些均可导致畸形胎儿的发生。但是，畸形精子一般不会导致胎儿畸形，因为精子在与卵子结合之前，有一个优胜劣汰的过程，在经过女性生殖道时，大部分畸形精子会被淘汰出局，从而保证最后有一个最好的精子与卵子“会师”。

当然,治疗时要尽可能去除引起精子畸形的原因,最大限度地提升精子质量。如对于伴有精索静脉曲张者,要尽早手术并同时联合中药治疗;积极治疗泌尿系感染如附睾炎、睾丸炎;要尽可能少用电脑和微波炉等;要加强锻炼,一定要戒除烟酒,不要洗桑拿,养成良好的生活习惯等。

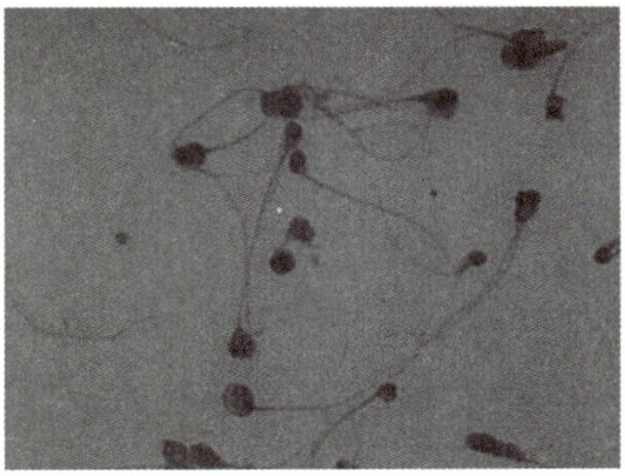

13 为啥要为男性不育患者做体格检查

张某,28 岁,2009 年 10 月以结婚 3 年有正常性生活没有避孕而妻子未孕来就诊。曾于多家医院就诊,多次检查精液提示无精子症。吃了很多中西药物,花费 2 万多,没有效果。我们让他再次复查精液,精液量仅为 0.5 毫升,而且像稀米汤一样,没有凝固状态,pH 值为 6.5。体格检查发现患者第二性征发育正常,双侧睾丸约 20 毫升,双侧附睾正常,双侧精索静脉无明显曲张,但在阴囊内双侧均没有摸到输精管。初步判断该患者可能是先天性输精管缺如。后经直肠精囊腺彩超检查,没有发现精囊腺。最后确定这是一例先天性输精管缺如所引起的无精子症,睾丸这个加工厂制造的精子没有问题,只是运输的通道出现了障碍。解决生育的唯一办法,就是从附睾或睾丸中获取精子进行辅助生育。吃药是治不好的,是白白浪费金钱。

刘某,25 岁,2008 年 6 月以继发性不育 2 年到医院就诊。曾在某省级医院做精液分析提示无精子症。我们让患者再次复查精液,精液量 3 毫升,pH 值 7.2,30 分钟完全液化。体格检查:双侧睾丸约20毫升，质韧，双侧输精管均可摸到，双侧精索静脉无明显曲张，但双侧附睾尾肿大，质地较硬。彩超提示双侧附睾慢性炎症表现。精浆生化检查，中性α-葡糖苷酶含量很低。最后诊断为输精管阻塞性无精子症。以活血通络，解毒散结中药治疗半年，精子密度达到每毫升1 200万，前向运动精子率大于32%。患者于2009年4月电话告知妻子怀孕。

孙某，31岁，以少弱精子症不育治疗2年，效果不好，于2009年6月到我们医院生殖中心就诊。精液分析提示：精子活动率43%，前向直线运动精子（a精子和b级精子）为23%，畸形精子率为97%。精子经伊红染色，死精子率为48%，精子密度为1 200多万/毫升。患者无烟酒嗜好，平素比较注意锻炼。体格检查：左侧精索静脉Ⅲ度曲张，左侧睾丸约12毫升，右侧精索静脉无明显曲张，右侧睾丸约20毫升，双侧附睾未见异常。彩超提示：左侧睾丸偏小，左侧精索静脉有返流。诊断为：①少弱精子症。②死精子症。③畸形精子症。由于病人患有严重的左侧精索静脉曲张，且已经治疗2年，效果不理想，因此治疗方案调整为，首先采取手术治疗，之后配合益肾通络中药。患者严格按照医嘱，坚持治疗5个多月时妻子怀孕。于2010年顺产一健康男婴。

从以上3个病例我们可以看到体格检查对男性不育患者治疗方案的制订与预后的判断是多么的重要。我们通过详细询问这三位患者得知，治疗期间医生没有给他们做过体格检查。对于张某来说，如果医生进行了体格体检，就会及早发现是先天性输精管缺失，患者就没有必要花费2万多元进行治疗了。如果进行了体检，就会及早发现孙某患有严重的精索静脉曲张，就会采用相应的中西医治疗方案，也许早就治愈了。如果没有体检怎么会清楚刘某可能是双侧附睾尾部炎症所引起的阻塞性无精子症呢。也正因为体格检查在男性不育中的重要地位，我们经常给进修的医生说，男科医生的手指就是“金手指”;检查与否是做医生的责任心问题,能否发现异常是医生的技术水平问题。那么如何做体格检查呢?

首先要对患者进行全身检查,了解患者是否有严重的慢性疾病,如果患者血压高、向心性肥胖、多毛等,要考虑皮质醇增多症、肾上腺是否有问题;如果患者皮肤白净、没有胡须或很少、没有喉结等第二性征发育不全或不发育,就要考虑睾丸发育可能有问题等。

其次要对生殖器官进行认真的检查,检查生殖器官发育是否正常,有无畸形,如阴茎是否短小,有无尿道下裂、上裂;睾丸是否正常,如睾丸的大小、质地等;有无隐睾或睾丸是否缺如;附睾是否有炎症或肿块;有无睾丸和精索鞘膜积液;有无精索静脉曲张,双侧输精管发育是否正常等,从而为男性不育的病因诊断提供依据,为临床治疗和预后的判断提供重要参考。因此对于男性不育患者来说,体格检查必须做。

14 何为精浆生化检查? 这项检查有何意义

曹某,28岁,因患弱精子症不育多方治疗1年半,疗效不好。于2010年3月通过网络查询来到医院生殖中心就诊。患者无不良嗜好。通过体检,患者睾丸、附睾、精索均未见明显异常。精液分析提示:精子活动率26.8%,前向直线运动精子(a级精子和b级精子)为9%,畸形精子率为88%。精子经伊红染色,死精子率为67%,其他项目正常。诊断为:死弱精子症。要求患者做精浆生化分析,于是患者就问,啥是精浆生化检查,查这有啥意义?

所谓的精浆生化检查,就是通过对精浆中某些物质含量的测定,来判断男性附属性腺功能是否正常,以查找引起精子质量下降原因的一种检测方法。因为我们知道精浆主要由精囊腺分泌的精囊腺液、前列腺分泌的前列腺液和附睾分泌的附睾液等所组成,其中含有很多对精子生存、运动有益的物质。如精囊腺分泌的果糖是精子体外活动的重要能量;前列腺所分泌的锌、酸性磷酸酶等,对精子的生存、运动和受精等至关重要;附睾所分泌的左旋肉毒碱和中性α-葡糖苷酶等对精子在附睾中成熟起着关键作用。因此我们通过专用试剂和仪器设备对这些物质的含量进行测定,可以初步了解附属性腺的功能,从而为精子质量低下原因的判断提供依据。一般来说,一个完整的精浆生化分析,其检测指标主要有:

(1)pH值:正常精浆或者说精液的pH值是7.2。这是男性各种附属性腺分泌物的一种混合物的pH值,其高低主要由精囊腺液和前列腺液的多少所决定,精囊腺液的pH值较高,呈碱性;前列腺液的pH值一般为6.5左右。如果pH值低于7.0,提示患者可能存在射精管阻塞,或双侧输精管缺如,或者精囊腺先天发育不良,也可能因较大精囊腺囊肿或前列腺囊肿压迫所致。这时就要结合其他检查结果综合分析。

(2)锌:精浆中含有非常高的锌,主要由前列腺所分泌,如果精浆中的锌较低,就表明前列腺分泌功能低下。

(3)酸性磷酸酶:如果精浆中的酸性磷酸酶降低,就意味着前列腺分泌功能下降。

(4)果糖:精浆中的果糖降低,表明精囊腺功能下降。或射精管阻塞,或先天性输精管缺如等。要结合其他检查综合判断。

(5)中性α-葡糖苷酶:有的实验室测定α-葡糖苷酶,但精浆中的这种酶既有来自前列腺的酸性α-葡糖苷酶同工酶,也有来自附睾的中性α-葡糖苷酶同工酶,因此若测定中性α-葡糖苷酶的含量,则更能反映附睾的功能。如果精浆内的中性α-葡糖苷酶降低,就表明附睾功能低下,就会表现为精子活率和活动力低下。

(6)精浆中白细胞含量:正常精浆中的白细胞含量一般每毫升不超过100万,超过该数值就可以诊断为白细胞精子症。可能存在着附属性腺感染,或者免疫功能异常。

一般来说,对于原因不明的弱精子症、死精子症、畸形精子症和少精子症所引起的不育,建议做该项检查,尤其对长期治疗效果不好的患者,更有必要。

15 精液分析各项指标都正常，为啥妻子不能怀孕

苏某,32岁,2008年5月以结婚3年,没有避孕2年余妻子没有怀孕来医院就诊。妻子26岁,有关生殖功能检查正常。苏先生是一个体育教练,体格看起来很健壮,无不良嗜好。曾在几家医院做精液分析都提示正常。再次复查精液,精子密度、精子总数、精子活动率、精子活动力、精子形态和有效精子数等各项指标均高于正常值许多。体格检查也没有发现明显异常。于是苏先生在我们的建议下做了男性不育的抗精子抗体检查和精子功能测定。结果混合抗球蛋白反应试验(MAR)阴性,但通过对精子头部顶体内一种酶的测定,这种酶医学上叫做“顶体酶”,它可以间接反映精子的授精功能,发现顶体酶含量较低。这就会导致虽然精液分析结果正常,但精子与卵子的“门卫”——透明带,二者并不“亲热”,它们不能很好结合或者能结合但不能很好地发生顶体反应,精子没有办法通过卵子的“门卫”——透明带,与卵子成为一家人“受精卵”,所以就不能怀孕。根据这种情况,我们对苏先生采取中医调理,并进行受孕指导,结果调理不到半年妻子怀孕。

精液分析可以对男性生殖能力是否正常作出初步判断,主要包括精子的量、pH值、精子的活力、死精子率、活精子率、精子活动率、精子密度、一次射精的精子总数、精子的正常形态率和有效精子数等,是男性不育患者的首查和必查项目,但它不能直接表明精子的受精能力是否正常。如苏某,虽然精液分析的各项指标都很好,但其受精能力较差,致使妻子很长时间没有怀孕。也有些患者精子活动力和死精子率都很高,但妻子却能正常怀孕。我们曾遇到一位患者因妻子反复流产5次来参加全省男科疑难病会诊,可以引起流产的原因如风疹病毒、巨细胞病毒、疱疹病毒、弓形虫、支原体、衣原体、封闭

抗体和染色体等相关检查都做了，均没有发现异常，他的多次精液分析均提示精子活动力在20%左右，死精子率在65%以上，然而只要不采取避孕措施，妻子每次都能怀孕。那么如何才能更为精确地估计男性的生育力呢？就要进一步做精子功能测定。目前，临床上常用的精子功能测定方法主要有：精子顶体酶含量测定、精子尾部低渗膨胀试验、精子毛细管穿透试验和性交后试验，可以根据患者的具体情况在医生的指导下选择使用。

16 啥是男性免疫性不育

谢某，30岁，2009年1月以不育2年到我们医院生殖中心就诊。妻子28岁，生殖功能正常。谢先生曾做3次精液分析都提示正常。我们通过对患者体格检查也没有发现问题。再次复查精液分析，精子活动率、活动力等各项指标都正常。于是谢先生在我们的建议下进行了免疫学检查和精子—宫颈黏液穿透试验，结果发现混合抗球蛋白反应试验（MAR）为阳性，精子—宫颈黏液穿透试验显示精子穿透力减弱。最后诊断为免疫性不育。经过3个多月的中西医结合治疗，妻子怀孕。

有时当我们把免疫性不育的诊断结果告诉患者时，他们经常要问，啥是男性免疫性不育？为了让大家更好地理解这一概念。我们首先要明白什么是免疫反应。所谓免疫反应是机体对进入体内的异物的一种防御性反应。如果异物是抗原物质（如蛋白、多肽等），机体就会按着抗原的特性，产生相应的抗体来中和这种抗原，以达到清除体内异物的目的。这就是抗原抗体反应，即免疫反应。如果人体内某种免疫反应影响到了男性的生育能力，就称为男性免疫性不育。男性的这种免疫反应是自身免疫反应，其抗原来自自身的精子和精浆，因为精子和精浆中含有许多蛋白质，这些蛋白质就成了抗原。正常情况下，由于睾丸中有一种叫“血睾屏障”的结构，可将精子保护在男性生殖道中,防止血液中的免疫细胞与精子接触,所以不会发生免疫反应。但是当有损伤、炎症和输精管道阻塞等其他原因时,“血睾屏障”受到破坏,致使精子溢出生殖道之外,进入血液中,成为一种异物起到了抗原作用,刺激机体的免疫系统产生一种对抗自身精子的抗体来与之中和。可以说,男性免疫性不育是抗精子抗体与精子自相残杀的结果。附有抗精子抗体的精子在通过女方子宫颈时,会发生震颤现象,影响精子运行,降低精子穿透子宫颈黏液的能力。抗精子抗体还可阻碍精子穿透卵子外面的透明带,导致精子和卵子不能结合,从而引起不育。据不完全统计,在原因不明的不育夫妇中,有近 10%的患者是免疫因素造成的。尤其是近些年来,因环境污染的加重和生殖道感染的增加,免疫性不育的发生率有逐渐升高之势。

男性免疫性不育的诊断要依靠实验室检查,主要方法有:一是采用新鲜精液标本或用洗涤过的精子进行精子表面抗体的试验,也就是“直接试验”;另一种是检测没有精子的体液(如精浆和血清等)中抗精子抗体的试验,即“间接试验”。目前,WHO 编写的人类精液检查与处理实验室手册中推荐采用“直接试验”,其方法主要有混合抗球蛋白反应试验(MAR)和直接免疫珠试验(IB)。

一般来说,对于妻子生殖功能正常,原因不明的男性不育如果具有以下几种情况,如生殖系统感染或损伤或输精管道阻塞,上述精液免疫学检查异常,同时精子穿透宫颈黏液试验提示精子穿透力下降者,就可以诊断为男性免疫性不育。

17 用避孕套能治疗男性免疫性不育吗

治疗男性免疫性不育的目的是使精子膜表面的抗体减少或者消失,从而使精卵可以正常结合,而怀孕生子。

采用避孕套治疗的是女性抗精子抗体阳性的免疫性不育。在正常情况下,由于女性生殖道的屏障作用,精子作为同种异体抗原与女性体内的免疫系统并不直接接触。加之精浆中又含有一种免疫抑制因子,可以对免疫反应产生抑制,因此性交后并不产生抗精子抗体。但在一些异常情况下,如生殖道感染或经期性交,精子及其抗原物质就易进入血液而激发女性的免疫反应，导致抗精子抗体的产生。这些抗体可使精子发生凝集或使精子失去活动力，难以受精，有时虽然可以勉强受精着床，也会受抗体的细胞毒作用而早期流产。采用避孕套治疗的目的就是使精子与女方脱离接触，不再产生新的抗精子抗体，原有抗体可逐渐消失。一般避孕治疗半年后，多数女性免疫性不育都能怀孕。但对男性免疫性不育采用这种方法却没有任何治疗价值。因为男性免疫性不育是自身产生的抗精子抗体引起的不育，用避孕套是无法把精子这一抗原与自身产生的抗精子抗体分开的。

目前对导致男性免疫性不育的原因尚不完全清楚。一般认为与生殖道感染、损伤等原因使“血睾屏障”受到破坏有关。现代医学主要采用抗生素或糖皮质激素治疗，但效果并不理想。近年来我们采用中医药辨证治疗男性免疫性不育收到了良好效果。

18 增加性交次数能提高受孕率吗

我们在门诊上经常遇到一些患者，为了提高受孕的概率，常采取增加性生活次数的方法，结果事与愿违。其实，这种方法不可取。因为性交次数过频，精子的生成与供给平衡就会遭到破坏，不能保证每次排精的精子数量。较多的精子甚至发育不成熟的精子被排出，精子的生存和活力差；再加上过多过频的性刺激可使附属性腺器官长期处于充血状态，造成腺体分泌失调，影响精液成分和酸碱度，从而对生育造成不良影响。

另外，性交次数过多使妻子频繁接触丈夫的精子、精液，对某些能产生特异性免疫反应的女性来说，这些精子、精浆作为一种同种异体抗原物质，容易激发女性体内产生抗精子抗体，很有可能导致女性免疫性不育的发生。正确的做法是，夫妻双方把握好排卵期，必要时可用 B 超监测卵泡发育情况，在卵饱成熟的 1～2 天内可适度增加性生活频度，做到有的放矢，只有这样才能提高妻子的受孕率。

19 性病能引起男性不育吗

董某，某公司营销经理，28 岁，2010 年 3 月以继发性不育 2 年半到医院就诊。患者 3 年前妻子意外怀孕，由于工作忙，加上又没有要孩子的计划，就到医院做了流产术。现在计划要宝宝了，结果 2 年多没有怀上。妻子赶紧到医院检查，除了有点宫颈炎外，其他相关生殖功能化验都正常。于是就让丈夫到医院检查，结果发现没有精子。之后又去两家医院生殖中心做精液分析，还是没有发现精子。这下夫妻二人着急了。到我们医院后再次复查精液，提示精液量 0.8 毫升，pH 值 6.6，精液离心后未见精子。体格检查：患者双侧睾丸、附睾和精索静脉均没有发现异常，双侧输精管可摸到。精浆生化分析，果糖和中性 α-葡糖苷酶都很低。最后通过输精管道造影，证实是射精管道阻塞。根据我们的经验在没有手术、外伤的情况下，首先考虑可能是生殖道慢性炎症引起的。经过我们反复询问得知，3 年前的一个晚上由于招待客户，喝多了，之后去了某娱乐场所，在服务小姐的诱惑下，发生了不该发生的事情。结果第二天，就出现尿道灼热疼痛并有分泌物外流，直到第三天症状越来越严重，知道出事了，才到某医院诊治，通过检查，医生告诉他得了急性淋病和支原体感染。医生在给他输液的同时还做了尿道灌注，治疗了 2 天，症状基本消失，因出差去外地就没有再治疗，但半个月后只要吃些辛辣刺激的食物，就会出现会阴部疼痛，有时尿道还流出些分泌物。一直当成慢性前列腺炎治疗，症状反反复复。由此我们推断，这是由于急性淋病和支原体感染没有彻底治愈，加上急性期尿道灌注，可能导致病菌上行感染，最终诱发前列腺炎和射精管炎症等，长期的慢性炎症刺激导致射精管道阻塞。

这是一例因为急性淋病没有彻底治愈和治疗方法不当所引起的

无精子症不育。有些性病如果失治、误治，或采取的治疗方法不适当，就有可能诱发男性不育。最常见的性病就是淋病和非淋菌性尿道炎（主要由支原体和衣原体引起）。如果治疗不彻底，就有可能并发附睾炎、精囊腺炎和前列腺炎，可以引起精液不液化、精子畸形率升高、精子活动率下降甚至出现无精子症，从而导致不育。所以我们提醒大家，为了自身健康和家庭幸福，为了生一个健康宝宝，一定要洁身自好。如果一不小心得了性病，一定要到正规的医院科学、规范、正确地治疗，千万不要抱任何侥幸心理，切记！

20 得过流行性腮腺炎（痄腮）会影响生育吗

王某，30岁，农民，曾生育1女，已14岁，按照当地有关规定，可以再生1胎，可是计划了2年未采取任何避孕措施，夫妻恩爱，性生活和谐，可妻子始终没有怀孕，在当地医院多次化验精液提示无精子症。后经朋友介绍于2010年8月到医院就诊。他妻子经检查生殖功能正常。再次复查精液，精液量4毫升，pH值7.2，精液离心检查没有发现精子。精浆生化检查，各项指标均正常，表明附属性腺如附睾、精囊腺和前列腺功能正常，输精管道通畅。但性激素检查发现促卵泡生成素（FSH）较正常值高8倍，表明睾丸生精功能严重破坏。体检发现：左侧睾丸萎缩，体积约10毫升，质地软，右侧睾丸约12毫升，质地尚可，双侧附睾、精索和精索静脉无明显异常，双侧输精管可摸到。这是一例因睾丸损伤，无法生产精子所导致的无精子症，这种类型的无精子症，医学上称为“真性无精子症”。是什么原因引起睾丸萎缩而出现无精子症呢？经询问得知，患者在28岁时左侧得了病毒性腮腺炎，几天后两侧睾丸也肿大，其中左侧最为明显，打针吃药近1个月肿痛才消失。

这是一例因患病毒性腮腺炎并发睾丸炎引起睾丸生精功能严重

破坏而导致的无精子症男性不育。为什么会发生这种情况呢？这是因为病毒性腮腺炎与睾丸炎之间有着密切联系，腮腺炎病毒对睾丸组织有特殊的亲和力，易通过血液循环到达睾丸而致睾丸炎，使睾丸组织损伤，可使生精功能下降，出现少精子症，严重者可致无精子症。这例患者如果不是已有1女，恐怕就不会有自己的孩子了。所以为了避免腮腺炎并发睾丸炎的发生，作为父母一定要按照防疫部门的要求，及时注射腮腺炎病毒疫苗。同时要注意锻炼身体，以增强抵抗力。但需要说明的是并非所有得过流行性腮腺炎的患者都会影响生育。这是因为：

(1)血睾屏障：这是一道有效的免疫屏障，使睾丸免受外来有害物质和突变原的损害；理论上讲，幼儿时期由于血睾屏障尚未形成，腮腺炎病毒直接损伤睾丸组织，可以造成严重后果。但腮腺炎并发睾丸炎者青春期和成年男子多见，儿童少见，这可能与儿童时期生殖系统发育还不完善有关。

(2)单侧睾丸受累者较常见：腮腺炎合并睾丸炎时，单侧睾丸受影响者最为常见，另一侧睾丸代偿性生精，表现为少精子症，生育能力下降，但通过治疗多数能够生育。

(3)睾丸的生精能力较强：每克睾丸组织1天可产生和释放1 000万个精子，即使腮腺炎损伤了双侧睾丸组织，但只要有一点点完好的睾丸生精组织，睾丸就会代偿性地生精，而且能达到生育的目的。

21 得过结核会引起不育吗

在2010年11月，31岁的张先生因结婚4年，性生活正常，妻子却迟迟不见怀孕来参加河南省男科疑难病会诊。精液分析发现，张先生的精液量不足1毫升，精子密度低下，而且99%的精子都是死精子。张先生四处治疗，总是查不出原因，治疗也没有效果。专家们仔细查看了以前的诊疗记录，并进行了仔细的体格检查。发现张先生的输精管摸起来疙疙瘩瘩，犹如一串珍珠项链，医学上有个形象说法叫做“串珠样改变”，这是输精管遭到结核菌侵袭后的典型表现，此外，他的附睾尾部也增粗变硬，这也是结核菌作祟的结果。但反复询问，张先生没有得过其他结核，也没有出现过低热、盗汗等症状，可见附睾结核隐匿性还是很强的，也就是说非常善于“潜伏”。

一提结核大家马上就会想到肺结核，因为肺结核最为常见，其实结核还可发生在骨、肠和生殖器官等，其中生殖器结核与不育密切相关。生殖器结核多由血行感染和后尿道感染，其中多数情况下前列腺首先受到感染，然后蔓延到精索、输精管和附睾。男性生殖器结核与泌尿系结核关系最为密切，肾结核病人的 50%～75% 并发生殖器结核。生殖器结核一般在附睾发生病变时才出现临床征象，所以当发现时已经是病情的晚期。由于附睾是精子成熟和储存的场所，也是精子得以进入输精管的通路，当附睾遭受结核菌侵犯后，不但破坏了精子成熟、储存的内环境，使精子活性降低，死精子增多，还可因结核结节和干酪样坏死、溃疡的出现，造成附睾管腔堵塞或不完全堵塞。附睾结核日久，会波及输精管，摸上去呈现串珠样改变，管腔因此而堵塞，使精子通过困难甚者无法通过，出现少精子症或无精子症或死精子症，从而导致不育。张先生就是如此。

关于得过结核是否会导致不育的问题，与发现结核的早晚、治疗效果的好坏有很大关系。患生殖器结核的病人，若能早发现、早治疗，可能对生育的影响不大。但临床上由于多数患者被医生发现时已经较晚，经过规范化治疗后，虽然结核得到控制，但恢复生育的可能性仍然非常小。所以对于一些原因不明的死弱精子症和少精子症不育患者，或者经常出现会阴部坠胀或出现血精的患者，要注意结核菌感染的检查，以便及早发现，及时治疗。

22 不做睾丸活检能判定少精子症或无精子症的病因吗

在临床上我们对一些重度少精子症或无精子症不育，一般要通过相关检查，来查找引起这种情况的原因。其原因主要有两类，一是输精管道可能出现了问题；另一类睾丸生精功能障碍。近些年来由于检测技术的快速发展，不做睾丸活检，完全可以判定睾丸的生精功能是否正常。睾丸活检就是对睾丸活组织病理检查的简称。通过该检查，能直接估计睾丸的生精功能和生精障碍的程度，迄今为止仍是判定睾丸生精功能是否正常的“金标准”，但毕竟这是一种创伤性检查，还容易使人体产生抗精子抗体，所以近年来逐渐被一些无创的检测技术所代替，如果非做不可的话，一般主张采用微创技术，或通过显微外科技术，使睾丸的损伤降到最低限度。另外，随着现代辅助生殖技术的发展和在临床的广泛应用，睾丸活检的主要目的已由原来的判定睾丸的生精功能，转变为通过活检来从睾丸中获取成熟的精子，用于卵泡内单精子卵泡注射（ICSI），治疗“假性无精子症”或阻塞性无精子症男性不育。

那么，如果不做睾丸活检如何判定睾丸的生精功能呢？

（1）睾丸、输精管检查：通过体检来判定输精管是否缺如，测睾丸容积大小，了解睾丸质地如何。我国成年男性睾丸容积一般不低于12毫升，质韧。否则生精功能就会下降，甚至完全丧失。

（2）精浆生化分析：通过对精液量、pH值和精浆中性α-葡糖苷酶、果糖的测定，综合分析能够初步判定输精管道如附睾、输精管和射精管是否阻塞及何处阻塞。

（3）性激素测定：由于血中促卵泡生成素（FSH）作用于精子的加工厂——睾丸的具体生产车间——曲细精管，所以通过测定FSH就可对睾丸的生精功能作出初步判断。若FSH明显升高，就表明睾丸生精功能障碍。其他激素水平如睾酮、雌性激素、促间质细胞生成素（LH）、泌乳素（PRL）等可根据情况测定。

（4）性染色体检查：性染色体异常患者，生精功能均丧失，如克氏综合征，典型染色体核型为47，XXY。XX男性综合征，染色体核型为46,XX,但内外生殖器均为男性。青春期男性第二性征发育稍差。

如果通过以上相关检查,仍不能确定睾丸生精功能状况者,可以考虑睾丸活检。

23 查找引起精子质量低下的原因需要做哪些检查

大家已经知道,判定男性生殖功能是否正常,首选的并且必须做的化验检查,就是精液分析。因为只有借助现代医学科技发展的新技术,才能确定精子质量如何,那些所谓的摸摸脉、看看舌就判定少精子症或死弱精子症等男性不育的“专家”,是忽悠人的,请不育患者谨防上当受骗。如果要进一步查找引起精子质量低下的原因,还要进一步做相关检查。常用的检查项目主要有:

(1)精液分析:通过该检查对男性的生育力作出初步评判。主要包括精液量、颜色、pH值、精液的液化情况、精子活率、精子活动率、精子活动力、正常形态率、精子密度、一次射精的精子总数和有效精子数等。

(2)精液支原体培养和衣原体检查:支原体可以黏附于精子表面,导致精子活力下降和畸形精子率升高等,致使男性生育力降低,有的即使能够受精也容易发生早期流产,或引起胚胎发育异常等,是导致不育和影响优生的常见原因。

(3)精液中白细胞测定:目前实验室采用的方法多为过氧化物酶法。正常每毫升精液中的白细胞数不能超过100万,超过就是白细胞精子症。许多学者认为,精液中白细胞升高,可以导致精子质量的下降。

(4)精子功能检查:精液分析是对男性生育力是否正常的初筛。精子功能检查能够对精子的受精能力是否正常作出较为准确的评价,尤其对精液分析正常且妻子生殖功能正常而长时间不育的患者,该项必须检查。常用的方法有精子尾部低渗膨胀试验、精子顶体酶含量测定和精子宫颈黏液穿透试验等。

(5)免疫学检查:如果精子显示凝集,例如活动精子以头—头、尾—尾或混合的形式相互黏附,就有可能存在抗精子抗体,当然没有出现精子凝集也不能排除抗精子抗体存在的可能。尤其对精液分析正常不育的患者。目前 WHO 推荐的方法是混合抗球蛋白反应试验(MAR)和直接免疫珠试验(IB)。

(6)精浆弹性硬蛋白酶检查:该项检查可以判断生殖道是否存在感染(包括隐性感染)。因为生殖道感染可以引起精子质量下降。

(7)前列腺液检查:通常用按摩法采集前列腺液,该检查是判定前列腺是否有炎症的常规化验项目。因为前列腺分泌异常是引起精液液化障碍的主要原因。

(8)内分泌检查:主要测定血中的性激素水平(详见有关内容),根据患者病情可做人绒毛膜促性腺激素刺激试验、促性腺激素释放激素刺激试验和克罗米芬枸橼酸刺激试验等,以了解下丘脑—垂体—睾丸轴的功能。如有必要可测定肾上腺皮质激素和甲状腺激素等。

(9)精浆生化分析:详见 15 页中的 14 题。

(10)影像学检查:通过对睾丸、附睾、精索的彩超检查,能够更准确地了解睾丸大小和附睾状况,是否存在精索静脉曲张、有无血液返流等作出客观评价。直肠彩超检查能对前列腺和精囊腺的情况作出更加准确的判断,这对查找精子质量低下的原因具有非常重要的临床指导价值。

24 无精子症患者还能生自己的孩子吗

蒋某,25 岁,农民,2010 年 3 月以婚后 3 年不育就诊。患者曾就诊于多家医院,多次做精液分析,提示无精子症。体格检查:患者男性第二性征发育基本正常,阴毛较少,阴茎发育较正常偏小,但睾丸很小,约 5 毫升,质地较软,血清性激素 6 项检查,睾酮含量略低,促间质细胞生成素(LH)和促卵泡生成素(FSH)超出正常参考值最高限几倍。染色体核型分析提示 46,XX。确诊为:46,XX 男性综合征。这是一种染色体异常性疾病。

张某,28岁,因不育3年,治疗效果不好,于2010年4月参加河南省男科疑难病会诊。专家们认真查看了患者的诊疗记录,发现多次精液分析均为无精子症,精液量在0.8毫升左右,pH值为6.8左右。性激素检查正常,表明患者的生精功能正常。精浆生化检查显示中性α-葡糖苷酶、果糖含量很低。专家们又对患者进行了仔细的体格检查,睾丸、附睾、精索静脉等都没有发现异常,双侧输精管存在。专家们初步判断可能是射精管阻塞引起的无精子症。在专家的建议下,患者做了经直肠彩色B超前列腺和精囊腺检查,结果发现一个大小约4厘米×3厘米的精囊囊肿。专家们考虑这是引起无精子症的根本原因,建议患者手术治疗该囊肿。患者于是在同年的6月通过精囊腺镜对精囊腺囊肿进行了手术。但于术后3个月和2011年3月两次复查精液分析,仍然是无精子症。

无精子症不育治疗上非常棘手。患者一旦被确诊为无精子症,情绪非常低落,总认为这一生是不会有自己的孩子了,其实不一定,这要看具体病情而定。

我们一般把无精子症分为真性无精子症和假性无精子症,所谓假性无精子症,是指精子的输送道路,也就是输精管道发生了阻塞,致使精子无路可走。这些患者的睾丸生精功能没有问题,我们可以针对阻塞的部位、阻塞的性质和阻塞的程度,采取相应的治疗方法,或中西医结合治疗,或通过相关手术等,有的患者还是能够自然生育的。对不能自然生育者,可以抽取附睾中精子或通过睾丸活检取出成熟精子,通过ICSI现代辅助生育技术,还是很有可能生育自己的孩子。如张某完全可以采用这种办法,达到自己的生育要求。

所谓真性无精子症是指睾丸生精功能障碍,也就是说生产产品——精子的加工厂遭到了破坏,原因可能是外在因素造成的如药物损伤、睾丸炎、睾丸外伤等,但只要通过睾丸活检能够发现并取出成熟精子,通过ICSI生育技术,也是有希望实现自己的生子愿望的。

但如果是先天性遗传性疾病,像 XX 男性综合征,除此之外还有克氏综合征、性逆转综合征(46,XY,表现与克氏综合征相似)、唯支持细胞综合征、XYY 综合征(即超雄综合征,染色体核型 47,XYY,或 48,XYYY。正常男性表现,身体高大,血清中雄性激素水平较高,可表现为无精子症)和无睾症等。这些无精子症患者是不可能有自己的孩子了。

25 通过治疗 Kallmann 综合征患者还能生育吗

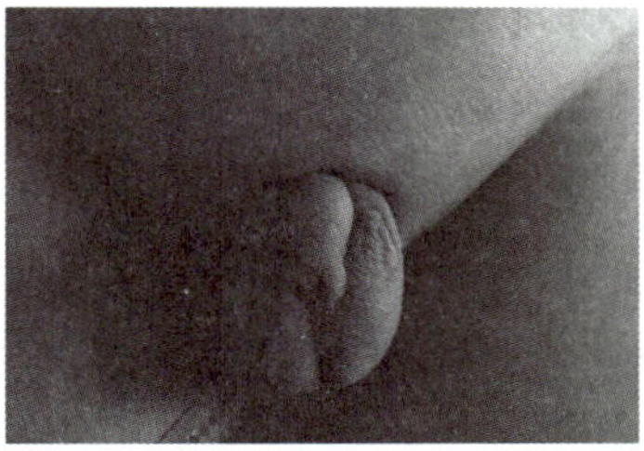

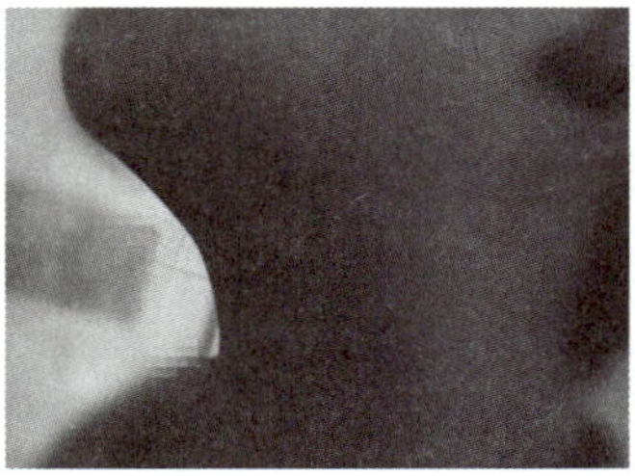

所谓 Kallmann 综合征,又名家族性嗅神经发育不全综合征,是一种遗传性疾病,主要表现为睾丸发育不全,到青春期后不出现第二性征,无喉结,无胡须,或胡须很少,皮肤比较光滑。睾丸很小,阴茎如幼童。患者的先天性嗅觉减退或缺失。实验室检查可见血中促性腺激素促间质细胞生成素(LH)和血中促卵泡生成素(FSH)低下,睾酮含量明显低于正常。可表现为无精子症。我们曾治疗 1 例 Kallmann 综合征,21 岁,务农,结婚半年因没有怀孕来医院就诊。通过体格检查和性激素测定,发现睾丸小,阴毛少,阴茎小,血清中 LH、FSH 和睾酮含量低下。精液分析精液量 0.4 毫升,精液离心检查没有发现精子。性生活基本不能完成。患者嗅觉很差,可以说香臭不分。据此诊断为 Kallmann 综合征。每周肌内注射 2 次绒毛膜促性腺激素(HCG),每次2 000单位,同时再注射尿促性腺激素(HMG)每周 2 次,每次 75 个单位。治疗半年后患者第二性征明显发育,睾丸增大,阴茎增粗,能够完成性生活。让患者继续治疗半年。1 年后精液分析发现精液中出现了少量精子，患者最后通过 ICSI 辅助生育技术妻子怀孕，并生下一健康女婴，实现了自己当爸爸的梦想。然而 2009 年参加河南省男科疑难病会诊的李某兄弟二人就没有那么幸运了，弟弟 28 岁、兄长 30 岁，因结婚多年妻子没有怀孕，多方治疗无效，通过朋友介绍来参加会诊，专家们通过认真查看有关检查报告和体格检查，最后二人都被确诊为 Kallmann 综合征，经采用上述方案治疗 1 年余，虽然第二性征获得了一定程度的发育，但精液中始终没有发现精子。我们分析可能与其年龄偏大有关。由此可见 Kallmann 综合征患者通过治疗能否达到生育目的，及早明确诊断、及时科学正确治疗尤为关键。

26 为啥不育症的疗程较长

不育症的治疗疗程较长，一般为 3 个月。这是根据精子从产生到成熟这一过程所需要的时间而确定的。我们知道精子是由睾丸的曲细精管产生的，一般而言精子的生成要经过三个阶段，第一阶段是从较小的幼稚精原细胞，经过几次分裂，形成体积较大的初级精母细胞；第二阶段是初级精母细胞分裂形成两个次级精母细胞，次级精母细胞再经过一次成熟分裂，形成两个精子细胞；第三阶段是精子细胞再经过一系列的变化发育而成精子。然而此时的精子还比较娇嫩，并没有运动和受精能力，还得在附睾（男性的一个附属性腺）中逗留一些日子，这样才能具有运动和受精能力，这个过程称为精子的功能成熟。精子在睾丸曲细精管内的产生过程大约需要 74 天，之后进入附睾继续成熟大约需要 16 天时间，这样一个成熟精子的产生过程大约需要 90 天。因此接受药物治疗的患者千万不要着急，一定要坚持治疗，不要频繁更换医生或更换治疗方案，不要频繁复查精液来验证治疗效果，尤其对少精子症或无精子症且原因又在睾丸的患者更要注意。

27 精液液化不良可引起男性不育吗

张先生,28 岁,2 年前计划生个宝宝,可是 2 年过去了,妻子的肚子始终没有变化,妻子赶紧去医院检查,结果一切正常。于是医生建议张先生在 3~7 天不过性生活的情况下,到医院做一个精液分析,张先生在医生的建议下 1 月内检测了 2 次,结果都显示精液液化不良,精子质量很好,也就是说张先生的精子密度、精子的活动率、活动力、精子的形态以及每次射精的精子总数都没有问题。迟迟没有怀孕的原因在于精液液化不良。那什么是精液液化不良呢?它为啥会引起男性不育?

为了便于大家理解,我们先了解一下精液离体后的有关变化。精液刚射出时是黏性的,排入女性阴道后,首先发生暂时的凝固,形成凝块,这时的精子无法自由运动,这样有利于精液在阴道里停留较长时间,能使精子得到充分休息和获能,也是人类自然防止精子流失的一种保护措施。促使精液发生凝固,起关键作用的是精囊腺所分泌的凝固因子。精液在室温下(或者在 25~37℃)通常在 15 分钟内,精液又从凝固状态完全变成水一样的状态,一般不会超过 60 分钟,这个过程医学上称为精液液化,一旦液化,精子就有足够的运动能力和能量来穿透宫颈黏液,并向生殖道深处继续挺进,最终到达输卵管壶腹部,如果遇到成熟的卵子就有可能结合成为受精卵而怀孕。这一液化过程的正常完成,主要依靠前列腺分泌的一种酶,我们称为液化因子。如果精液超过 60 分钟仍然没有液化或者液化不完全,临床上就诊断为精液不液化或者精液液化不良。精液不液化是引起男性不育的常见原因之一,据有关资料统计,约占男性不育症的 8%。由于精液不液化使精子在精液凝块中的时间延长,不能有效地活动,如果把运动的精子比作一匹奔驰的骏马,精液不液化就如同给骏马系上的绳索,限制了精子的运动,使精子不能正常向前运动而受精,从而引起男性不育。

从以上精液离体后的变化过程可知，如果精囊腺出现炎症或者先天性精囊腺缺如，精液就有可能一直处于液化状态，没有凝固这一过程，反之如果出现前列腺炎等疾病，液化因子分泌不足，就会发生精液液化不良。

另外，有患者还经常问医生，精液分析报告上写的是精液黏稠度正常，为啥还说是精液不液化。其实这是两个不同的概念。精液黏稠度的判断，通常是在精液液化后进行，一般用一支广口径（直径约1.5毫米）一次性的塑料吸液管轻轻地将精液吸入，然后使精液借助重力滴下，观察拉丝的长度。正常精液形成不连续的小滴从吸液管口滴下。如果精液的黏稠度异常，液滴会形成超过2厘米的拉丝。精液的高黏稠度同样也干扰精子的活力等，从而影响受孕。

28 治疗精液液化不良不育要注意哪些问题

刘先生，司机，32岁，因精液液化不良不育治疗了1年余，不但精液液化没有好转，反而出现了精子活动率和活动力的明显下降，刘先生非常郁闷。2010年2月经朋友推荐到我们医院就诊。体格检查：睾丸、附睾大小质地正常，精索静脉无明显曲张。精液分析提示：1小时精液不液化，且伴有精子活力和精子活动率低下。刘先生百思不得其解，怎么会越治越差呢？我们仔细查看了刘先生的诊疗记录，有的医生按慢性前列腺炎治疗，使用氟罗沙星等喹诺类抗生素达4个月之久，有的医生以中医的“阴虚火旺型”治疗，在补益肝肾养阴填精的同时，大量使用苦寒类中药，如知母、黄柏、栀子等。有的是抗生素和中药联合使用，治疗时间一般都在2个月以上。我们认为长期大量服用抗菌药物和苦寒类药物是出现精子质量又下降的主要原因。于是我们调整方案，在采取中西医结合治疗的同时，结合生活调理和妻子排卵期指导，4个月后妻子怀孕。具体来说，精液液化不良在治疗过程中作为医生和患者应该注意哪些问题呢？

●作为医生一定要尽可能明确引起精液液化不良的原因，如果是因前列腺炎或精囊腺炎所引起，使用抗生素治疗一定要把握一个度，切不可长期大量应用；如果要采用中医中药治疗，一定要依据辨证选方用药。据临床资料统计，精液液化不良阴虚火旺、瘀阻精室这样的证型虽然常见，但因精寒所引起者也并不少，如果不分证型，见到液化不良就用凉性或寒性药物治疗，岂不是雪上加霜，非但治不好液化，还会导致精子活力下降。即使针对阴虚火旺型液化不良，也要尽可能不用或少用苦寒类药物，如知母、黄柏、天花粉等，若用也要短疗程，中病就止。更何况许多精液液化不良的患者同时伴有精子质量的下降，所以在治疗时一定要综合分析，统筹兼顾，切不可顾此失彼。

●作为患者，一定要严格遵守医嘱，要加强锻炼。改变不良的生活方式，如戒烟酒，不要久坐，尽可能少看或不看电视和电脑，不要洗桑拿。要多吃水果尤其是苹果和绿叶蔬菜，因为它们之中含有丰富的维生素C、维生素E、锌和硒等利于精液液化和精子质量提高的成分。要有一个良好的心态，积极、乐观地配合医生治疗。

●每月要监测妻子卵泡发育情况，指导受孕。也可以在医生的指导下，使用一些促使精液液化的外用药，以缩短疗程，提高受孕率。

29 用于精液液化不良不育的食疗方有哪些

患者如能在积极治疗的同时，配合适合自己的食疗方，将会收到事半功倍的效果。

(1)苡仁小豆黑米粥：生薏苡仁50克，赤小豆50克，黑米适量。加水适量熬粥。具有清利湿热的功效。用于湿热蕴结证液化不良性不育。症见精液色黄，阴囊潮湿。舌红，苔黄腻。

(2)鳖肉银耳汤：鳖1只，银耳15克，盐、姜各适量。制法：将鳖宰杀洗净，切块；银耳水发，与鳖肉、姜同炖，熟后加盐调味。食鳖肉、银耳并饮汤，每日1剂，连用7~10天。该汤具有滋阴降火的功效。用于阴虚火旺型精液液化不良性不育。可见腰膝酸软，潮热盗汗，心烦，阴茎易勃起，精液黏稠。舌红，少苔，脉细数。

（3）山药黄精大枣粥：用黄精30克，加适量水煎煮2次去渣取汁。取山药100克，洗净切成细段；大红枣3枚去核切碎，2个核桃取仁。将山药、核桃仁、大枣与黄精煎煮的汁混在一起，每日早上用豆浆机制粥，坚持食用。具有补益肝肾阴精和益气健脾的功能，用于脾肾亏虚型液化不良性不育。

（4）双冬女贞子虫草汤：天冬10克，麦冬10克，女贞子10克，冬虫夏草10克，蜂蜜30毫升。将以上4味药水煎取汁，加蜂蜜调服。温服，每日1剂，连用数剂。具有滋阴降火功能。适用于阴虚火旺型精液不液化性不育症。

（5）山楂熟地汤：生山楂15克，熟地黄20克。加适量水连续煎2次取汁混匀，加少量冰糖服用。有养阴活血的功能。用于阴虚瘀阻型精液液化不良性不育。

30 精液量过少能引起男性不育吗

武先生，公务员，28岁，身体健壮，无烟酒嗜好，妻子是一位大学教师，漂亮贤惠，夫妻恩爱，和谐幸福。准备了1年多要生个宝宝，可是妻子一直没有怀上。妻子经检查生殖功能没有问题。武先生在医生的建议下，按照有关要求连续做了3次精液分析，都提示精液量较少，最多一次也仅有1.5毫升，但精子其他指标都正常。武先生不解地问，精子活动力低下能引起不育这我能理解，那精液量少为啥也会导致不育呢？何种情况下才算精液量过少？

一般而言，正常情况下，男性每次射出的精液量是2~6毫升，如果不足2毫升，就属于精液量过少。其原因主要有以下3点。

●精液量过少不能形成精液池。在男性的精液通过性生活射入阴道后，大部分都沉积在阴道的后穹隆部位，然后形成一个精液池，而正常的子宫颈都是由后上方向前下方突入阴道内，宫颈口就沉浸于精液池中。排卵期时，宫颈黏液变得稀薄易于被精子穿透，精液池中的精子就有可能向上通过宫颈黏液而进入宫腔、输卵管去与卵子“约会”。如果精液量过少，精液就只能铺盖于阴道壁底层表面，不能形成精液池，因而宫颈口就悬垂于其上而不能与之接触，这种情况下，即使精子的密度极高、活动力极强，也无法进入宫颈口内。所以会导致男性不育。

●精液呈现弱碱性，精液量过少，就不能较好地中和阴道中的酸性分泌物，影响精子活力和活率。

●大家知道精液由精浆和精子两部分组成。精浆既是把精子输送到女性生殖道内的介质，或者说载体传送器，同时又能为精子的生存、运动和受精提供营养物质和能量。如果精液量过少，就会影响精子的新陈代谢和活力，从而影响生育。

精液量过少临床上并不少见，输精管道的不全梗阻、逆行射精、精囊腺炎和前列腺炎等是引起精液量过少的常见原因，治疗时要尽可能查明，这样才能取得较好效果。

31 精液量过多会引起男性不育吗

所谓精液量过多，是指按照精液分析要求，如果一次排精量超过8毫升，且连续3次以上者就称为精液量过多。精液量增多实际上是精浆的分泌或渗出增多。常见原因是精囊炎症或垂体促性腺激素分泌过高。精囊炎是青壮年男性较为常见疾病，多由大肠杆菌、变形杆菌及假单胞菌等引起。

精液量过多同样也可以引起男性不育。这是因为精液量尽管增加但精子总数并没有变化，这样就会引起精子密度的降低，使受孕概率下降；精液量过多，还会使性生活后过多精液带出大量精子从阴道流失，使受孕率降低；另外，过量分泌的精浆因炎症等病理因素的影响，也会干扰精子的运动和受精能力。

32 精索静脉曲张不育患者是否必须手术

精索静脉曲张是导致男性不育的常见原因之一，据有关资料统计精索静脉曲张伴不育的发病率为35%～40%。有50%～80%的精索静脉曲张患者有精子质量异常，睾丸活检可见双侧精子发生障碍。曲张导致不育的机制迄今为止还没有完全清楚，一般认为可能与以下机制有关。①睾丸温度升高。睾丸生精功能得以正常维持，依赖于睾丸适宜温度的保持。精索静脉曲张时，睾丸周围的静脉血液郁滞，精索内静脉血液返流，使腹腔内较高温度的血液直灌到睾丸而使睾丸温度调节障碍，从而使睾丸温度升高，使睾丸的生精过程发生障碍。②血管活性物质及毒性代谢产物对睾丸的损伤。精索内静脉的血液逆流使肾上腺、肾脏的内分泌产物如类固醇类、儿茶酚胺等随逆流的静脉血进入睾丸，影响睾丸精子的产生。③睾丸、附睾微循环障碍。据研究，精索静脉曲张患者在睾丸局部区域，毛细血管和静脉瘀血，动脉血流下降。这样势必影响睾丸和附睾的功能。④精索静脉曲张对附睾功能的影响。有人以人工诱发大鼠精索静脉曲张做附睾超微结构检查，发现附睾组织发生退变，精液中α-葡糖苷酶活性降低，肉毒碱含量下降，表明附睾功能受到损伤。⑤其他原因，如可能会引起男性性腺轴功能紊乱、免疫屏障遭到破坏等。近年来，许多学者从分子水平对曲张性不育的发生机制也进行了研究。总之精索静脉曲张不育的发生是通过多种途径、诸多因素共同作用的结果。精索静脉曲张不育是否一定就要手术治疗呢？先看下面这个病例。

几年前某省一位知名专家发生了这样一个医疗纠纷。患者曹先生，34岁，因继发不育2年慕名求诊于该专家。经过2次精液分析都提示重度少精子症（每毫升低于100万），经体格检查发现曹先生患有Ⅱ度精索静脉曲张，在专家的建议下做了精索静脉高位结扎术。按照专家的要求3月后到医院复查精液分析，结果没有发现精子，过了1个月再次复查还是没有精子。于是曹先生一气之下把该专家告了，说是给他治坏了。最后经过专家会诊，手术做得没有问题，之所以会出现无精子症，可能还有其他引起睾丸损伤的原因。

大家知道男性不育是多种原因共同影响所导致的一个最终结果。精索静脉曲张仅是其中的原因之一。对于精索静脉曲张伴有不育的患者来说，我们很难明确曲张对不育的影响究竟有多大，或者说是主要影响因素，还是次要影响因素。假若是主要影响因素，但如果精索静脉曲张已经对睾丸造成不可逆转的损伤，即使手术效果也不会理想。另外，精索静脉曲张手术本身也会对睾丸的生精功能造成一定影响。例中之所以由术前的重度少精子症变成术后的无精子症，这也是一个原因。由此可见精索静脉曲张伴有不育患者治疗方案的选择一定要慎重，是否采取手术治疗要综合分析各种检查结果而定，如精子质量状况、精索静脉曲张的程度、睾丸大小和质地、性激素水平、精浆生化等。但需要给患者说明的是，精索静脉曲张手术后，可能会有 4 种结果，一是精子质量好转，妻子怀孕；二是虽然精子质量好转，但妻子没有怀孕；三是精子质量没有明显变化；四是精子质量较手术前更差。

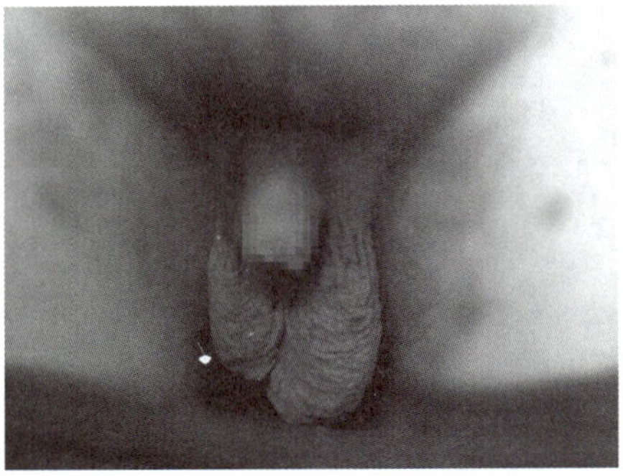

对精索静脉曲张性不育患者来说，手术的主要目的就是为了提高精子质量和授精能力，尽早怀孕。所以在手术适应证不好把握时，我们通常的做法是首先保守治疗，如果通过 3 个月中西药的调治，妻子没有受孕或精子质量没有明显好转者，再考虑手术治疗，术后第 7 天加用中药。近些年来，我们在中西医结合治疗精索静脉曲张性不育方面做了大量和深入的研究，研制出了“益肾通络”中药方，“益肾通络方联合手术治疗精索静脉曲张性不育的研究”也荣获

2010年河南省科技进步“二等奖”,研究结果显示,该疗法在妻子的怀孕率、精子质量的改善率等方面明显优于单用中药或手术疗法。该成果已在临床推广应用。

33 不育是否都是“肾虚”造成的

郑先生,28岁,某医药公司营销部经理,因婚后1年半妻子没有怀孕到某医院就诊。最后医生诊断为弱精子症并以中药汤剂治疗。郑先生严格遵守医嘱,把吸了近10年的烟和喝了近8年的酒统统戒掉了,并坚持每周3次游泳,定期到医院调整方药。坚持治疗3个月,结果连续复查了3次精液分析,精子活动率由治疗前的39%,降到了15%,前向运动精子(a级和b级)率也由用药前的28%,降到了8%。郑先生非常失望,对治疗失去了信心。经朋友介绍到我们医院生殖中心治疗。我们认真查看了郑先生的诊疗病历,发现所用药物均是鹿茸、海狗肾、锁阳、仙灵脾等补肾壮阳之品,而郑先生阴囊潮湿,口臭,舌红,苔黄厚腻,按中医辨证应是湿热蕴结证。所谓湿热就如同夏季气候又炎热又潮湿一样,精子活力低下的原因不是肾阳亏虚精子运动缺乏能量,而是由于湿热之邪束缚和烧灼了精子使得精子活动率下降,如果仍然用补肾助阳的药物,无疑是火上加油,精子质量肯定会下降。

这个病例就明确告诉我们,男性不育并非都是“肾虚”所引起。按照现代医学的观点,我们已经知道导致男性不育的原因有先天生殖器官发育问题,有后天外伤、药物、感染、污染和不良生活方式等因素的影响。现代医学和中医学是两个不同的医学体系,对男性不育的认识有着各自阐述。中医学认为男性生育功能的正常维持,有赖于脏腑(尤其是心、肝、肺、肾、脾五脏)、气血和经络等功能的正常以及他们之间相互关系的协调。肾藏精(即先天之精),主生殖;两千年前的《黄帝内经》就确立“肾”在男性生殖活动中的“核心地位”。脾主运化，为气血生化之源，以滋养先天之精；肝藏血，主疏导宣泄，调畅人的气血和情志，精血互生；心主神志，主血脉，为正常生殖活动的统帅。在脏腑之中，与不育关系密切的为肝、脾、心和肾，其中肾尤为重要。肾精充盛，则生长发育良好，精力旺盛，生殖功能正常；若肾精亏虚，则生殖功能减退，可以导致不育。但脾、肝、心功能失调同样也可以出现不育，如脾虚气血乏源，则先天之精不能得到充养，也可出现精子质量下降；肝气郁结，可以出现勃起障碍或早泄等。引起男性不育的病因主要有湿热、毒邪（相当于现代医学所说的生殖道感染）、瘀血（如精索静脉曲张、慢性前列腺炎和慢性附睾炎等）和痰浊等。在采取中医治疗时一定要认真辨证，要依据患者的不同表现来判断其证候，把握导致精子质量低下的中医机制。如郑先生就是湿热蕴结所引起的不育，也有可能是气血亏虚、或瘀血阻络、或肝气郁结等所引起。那种不辨虚实，针对不育一概补肾的做法是错误的。另外，大家也要明白，中医所讲的肾、肝等脏腑，与现代医学所说的脏腑，尽管字面一样，但不是一回事，中医的肾虚，未必肾脏就有损伤。

34 哪些性功能异常能引起男性不育

党先生，28 岁，结婚 2 年妻子没有怀孕，到我们医院就诊。妻子通过检查生殖功能正常。我们建议党先生检查精液。于是夫妻二人进入标本留取室，结果半天也没有取出精液。我们告诉他不要太紧张，过几天再来检查。这时他妻子告诉我们说结婚 2 年了从来没有见过丈夫射出精液。最后我们又详细询问党先生，原来他患有逆行射精症。这才是引起他们一直没有生育的原因。

男子的性功能包括性欲、阴茎勃起、性交、射精和情欲高潮，是一系列条件反射和非条件反射构成的复杂生理活动。这一活动中的任何一个环节出现问题，就会发生性功能障碍。正常成年男子在受到有关性的刺激（包括视、触、嗅、听等感觉，生殖器官局部的刺激）后便会产生性欲，继之出现阴茎海绵体充血膨大，阴茎变硬勃起得以插入女方的阴道进行性生活。临床上因性功能障碍所引起的不育并不少见，他们常常以不育来就诊。譬如例中就是因为射精这个环节出现了麻烦所引起的不育，这种性功能障碍医学上称为“逆行射精”。

所谓逆行射精就是指有正常的阴茎勃起，性交时有射精感觉，可以达到性高潮，但精液不能从尿道口射出，而逆行射入了膀胱，性生活后尿液中含有精子，因精液没有射入阴道内，故引起不育。逆行射精的主要原因是膀胱颈括约肌收缩功能失灵，射精时尿道内口不能关闭，从而使精液流入膀胱。常见的病因有手术损伤，如某些手术损伤膀胱颈部的肌肉和弹性纤维，如盆腔手术、脊髓损伤等也可造成膀胱颈功能丧失；先天畸形，如糖尿病、脊柱裂、膀胱憩室等，某些阻断交感神经功能的药物亦可造成逆行射精。如通过中西医治疗仍然不能改善者，可收集性生活后尿液中的精子做人工授精。除逆行射精外，还可以引起不育的性功能异常性疾病主要有以下几种。

(1)不射精症：所谓不射精是指阴茎虽然能正常勃起和性交，但达不到性高潮，没有性快感，不能射出精液；或者说有性兴奋、有阴茎充分勃起、有充足的性交时间，但是无性高潮、无射精动作、无精液排出体外。其中功能性不射精占90%以上，发生的原因绝大多数是因为对性知识缺乏所造成的，也有对妻子过于尊重或惧怕所引起的。

曾有一个患者因结婚3年没有生育参加河南省男科会诊，精液分析正常，其他生殖功能检查也没有发现问题。专家发现他通过手淫能够射精，于是就问他性生活时有没有快感，他说不知道，专家又问他有没有舒服的感觉，他说没有，就是害怕，专家问他害怕啥？他说他妻子脾气大，很要强，经常训斥他，平常就想离她远点，对她有些恐惧，性生活时阴茎插入阴道后就慢慢运动，恐怕妻子训他。由于对性器官的刺激强度不够当然不会射精，没有精液射入阴道怀孕也就不可能。

对于类似这样的患者我们要加强性教育，普及性知识，给予必要的性指导。对于因过度纵欲，使射精中枢疲劳衰竭而不能射精者，在采取中西医疗法积极治疗的同时，适度节制性生活，加强锻炼和营养，多数也会获得理想效果。

（2）勃起功能障碍：也称阳痿，通常是指阴茎不能勃起，或虽然勃起，但勃而不坚，以致不能插入阴道进行性交的一种疾病。这是引起男性不育最常见的性功能障碍。有关病因和调治详见有关章节。

（3）早泄：是指男子在与女性性器官接触之前、之时或之后的很短时间内即发生射精的现象。一般认为阴茎在未插入之前或者插入阴道不足1分钟就射精者就可判断为早泄。其原因绝大多数是由精神因素造成的，如长期过度手淫、或惧怕性交失败、或未婚性交、或生活工作压力大或性生活环境不适宜等造成精神紧张，引起中枢神经功能紊乱，对脊髓射精中枢抑制作用减弱，从而诱发早泄。凡是阴茎能插入阴道射精者，无论时间有多短，一般不会影响生育。只有阴茎未插入就射精者，由于精子无法进入子宫才会引起男性不育。

（4）性欲低下：下面例中的张先生是因性欲低下而致的不育。

张先生，32岁，计划要宝宝前夫妻二人到医院做了优生系列检查，包括男性精子质量检查，一切都好。可是1年过去了，妻子仍没有怀孕。于是妻子又做了排卵功能检查和输卵管是否通畅检查，结果没有发现问题。张先生在妻子的陪伴下又做了精液分析，正常。最后经过详细询问二人性生活情况后才得知，尽管张先生性功能没有问题，但由于张先生是一上市公司的总经理，工作压力很大，并且还经常出差，身体很疲惫，性欲很差，每月有1次夫妻生活就很不错了。试想，这样的性生活频率妻子怀孕的机会能多吗？

35 得了男性不育是看中医好还是看西医好

张先生，26岁，因结婚2年妻子没有怀孕而求诊于某知名老中医，没做任何检查，中药吃了半年，妻子仍然没有怀孕。张先生经朋友推荐到我们医院就诊。精液分析提示无精子症。体格检查阴囊内没有发现睾丸，但双侧腹股沟处摸到类似睾丸样组织，最后又经过彩色B超证实是睾丸。该患者是由双侧隐睾所引起的无精子症不育。由于隐睾时间太长，睾丸已经完全丧失生精功能，需要马上切除睾丸以防癌变。生育问题只能通过其他方式来解决。

胡先生，30岁，因患死精子症不育在某医院做了相关检查，精液分析精子活动率和前向运动精子率都为0，精子染色检查死精子率为96%。精浆生化检查除中性α-葡糖苷酶含量略低外，其他指标正常；精液白细胞为每毫升16×10^{6}（正常不超过100万），精浆弹性硬蛋白酶为每毫升4 500纳克（超过1 000提示存在生殖道感染）。体格检查双侧附睾稍大，压痛明显，其余正常。诊断为生殖道炎症、双侧附睾炎所引起的死精子症不育。在用抗生素（曾用罗红霉素、氟罗沙星等）的同时配合维生素E和三磷酸腺苷等，治疗近半年患者的精子质量仍没有明显好转。于是医生推荐胡先生找我们看中医。我们经过辨证胡先生为湿热瘀阻型不育，治疗以清热化湿，活血化瘀为大法，同时配合少量补肾中药，并加用提高精子能量的左卡尼丁口服液。3个月后复查，精子活动率上升到45%，前向运动精子率上升到36%。根据患者的病情变化调剂方药继续治疗，在调理过程中妻子怀孕。

从以上案例我们可以清楚地看到中医、西医在诊治男性不育方面各有优势和不足，中医和西医是两个不同的医学体系，在诊疗方法、诊疗路径和诊疗思维等方面有着本质区别。不能简单地说，男性不育看中医好，或者说看西医好。时代在变迁，社会在发展，技术在进步，我们不能仅仅为了传承老祖先给我们留下的宝贵财富，更需要在新的历史时期借助现代医学科技发展的新技术和新成果，使之得到更好、更大的创新和发展，为人类的生殖事业和健康作出更大的贡献。所以我们一直倡导男性不育的诊疗要中西医结合，这样才能更好地发挥各自的特色和技术专长。

大家知道，很多男性不育是多种原因共同影响所引起的一种结果，并非是一个单独的疾病。如能查出病因，对其治疗方案的制订和预后判断具有重要指导意义。对不育患者而言，医生首先要询问患者，其次就是必须给患者进行体格检查，了解生殖器官的发育情况，如阴茎大小、睾丸大小、质地和输精管等情况。必须让患者做精液分析，其重要性前面已经说过。根据精子质量情况，在医生的建议下做有关病因学检查，如精浆分析、精子形态学分析、精浆弹性硬蛋白酶检查、精子功能检查、精子宫颈黏液穿透试验、精液支原体、衣原体检查、血清性激素测定、精浆免疫学检查（如混合抗球蛋白反应 MAR）、精索、睾丸附睾的 B 超检查、经直肠精囊腺和前列腺彩超检查、输精管道造影等。如能明确病因，针对性治疗一般能够获得较好效果。因此，对不育患者来说，必要的检查一定要做，不要总认为检查花费多，检查半天也未必能找出原因，不如吃药治疗，这样也比较实惠，其实是错误的。在这个病因学检查问题上要宁信其有不信其无，如果出现万一怎么办，譬如张先生，如果当时医生做个体检和精液分析，患者就没有必要再吃药治疗了。

谈到这里，大家可能要问，胡先生病因不是很明确吗？为啥治疗了那么长时间效果不好呢？我们首先说明，采用抗炎治疗没有错误，效果不好的原因可能还有别的影响因素，只是在现有医疗条件下还不能查出。像这样的案例的确不少，如前面我们提到的精索静脉曲张性不育患者，看起来病因很清楚，结果术后竟然没有了精子。临床上还有一些死精子症、少弱精子症、免疫性不育症和无精子症就是找不到具体原因，这种情况医学上称为特发性男性不育。现代医学的治疗方法相对来说比较单一，要么抗炎，要么手术，要么补充性激素等。而中医药治疗男性不育的优势就体现在针对不同的患者，采用辨证论治的方法,实施个体化治疗,能够通过多种渠道(中药的内服、外用、针刺和艾灸等)、多种作用机制(如通过益肾可调整内分泌;通过活血可改善附睾睾丸等器官的微循环;通过清热解毒可以起到抗菌、抑菌和消炎等作用;通过益气健脾可以增强免疫能力改善免疫状况;等等),对有可能影响生育的各种不良因素进行综合调理。因此往往能取得较好效果。

36 如何识别男性不育的治疗骗局

目前男性不育的治疗市场可以说是鱼龙混杂,非常混乱,存在着不规范、不科学等现象。甚至有些医疗机构或个人,把男性不育的治疗当做重要的发财致富之路,无道德操守,把本来对生育影响不大的疾病,当成大病去治疗,结果造成"终生不育"。对一些没有必要再治疗的不育患者,医生却手拍胸脯包治,等等。每当我们看到那些失望无助上当受骗的患者,就非常痛心。为避免这种骗局的发生,患者首先要加强有关生殖方面相关知识的了解,同时我们根据近些年来的所见所闻和体会,把男性不育的常见治疗骗局告诉大家。

骗局1:前列腺炎一定引起不育。前列腺炎尤其是慢性前列腺炎,是男性的一种常见病。它对生育的影响是有限的,并不是得了前列腺炎就一定引起精子质量下降和精浆异常而引起不育。它们二者之间没有必然联系。如果有的医生一再灌输这种观点,让你治疗,你可要小心了,他在忽悠您!!现在有的医疗机构,打着男科最新技术、最新治疗手段等旗号,治疗各种男科疾病,其实最终治疗的仍是前列腺炎。因为他们把所有男科疾病如性功能障碍、男性不育等的根源,或者说出现这种情况的罪魁祸首统统归结为前列腺炎。你说前列腺冤枉不冤枉!!特别要奉劝那些没有结婚或没有生育的患者,切不可采用腔内消融等有创伤的疗法,以防发生射精管道的阻塞而出现无精子症不育。

骗局2:祖传秘方验方包治不育。我们不否认有些方子对有些原因引起的男性不育是有一定效果，但若不加区分，不分析是何种原因引起的不育，所有患者都用该方该药，并承诺包治的这种做法，显然是不科学的。先天睾丸发育不良性无精子症（如克氏综合染色体核型47,XXY）、46,XX男性综合征、先天输精管缺如性无精子症等不育，无论你吃何种药、吃多长时间，都是没有用的，结果是“人财两空”，也就是说既不会治好病症，也白白浪费了自己的辛苦钱。对那些故弄玄虚，把自己的疗法搞得很神秘，把自己奉为神医且一口为您包治的医生，您要当心了！！

骗局3：把脉看舌就断定不育原因。有的医生水平的确“很高”，一把脉看舌就说你的精子质量如何如何，你的睾丸输精管怎样怎样等。我们知道中医、西医是两个不同的理论体系，就如同北京和上海是两个不同的城市一样，各有自己的特色。中医学由于受当时条件的限制，它对男性生殖器官的认识比较模糊笼统，没有睾丸、附睾、输精管和精索静脉等名称，这些都是现代医学术语，更不知道精液由精子和精浆两部分组成，更没有弱精子、死精子等疾病名称。他们对精液的分析仅限于眼睛看，患者说，如精液清稀、精液黏稠、精液清冷、精液色黄、精液量少、精液量多以及有无精液等。中医对男性不育发病原因和机制的认识，常以湿热蕴结、热毒壅盛、痰湿瘀阻、瘀阻精室或者肾虚、肝气郁结、阴虚火旺、脾气虚弱等来描述。这和现代医学所讲的病因和机制如附睾炎、睾丸炎、输精管阻塞、睾丸发育不良等原因引起的不育完全不同。对那些不做任何检查，不看任何化验报告，摸摸脉，看看舌，说的全是现代医学词汇或名称的医生，患者朋友要当心了，这是忽悠您！这就如同您在上海，问搭乘几号地铁或者几路公交车到天安门广场或圆明园一样，风马牛不相及，人家不笑您有神经病才怪呢！再想想，如果他确有这样高的水平，诺贝尔医学奖早就给他了，医院也就没必要花费巨资建实验室和购买核磁等现代设备了。

骗局4：不管精子质量如何统统建议您做辅助生育。现代辅助生育技术的发展和在临床的大规模推广应用，为许多不孕不育患者带来了福音。但有些医疗机构把该技术过于商品化，只要查出男性精子质量有问题，就让患者做人工授精，或做试管婴儿。其实，绝大多数患者通过中西医结合治疗和综合调理，完全能够自然生育。做人工授精或试管婴儿，是没有办法的办法，是不能自然生育的补救措施，是有严格适应证的，切不可滥用。一切还是自然的好，孩子更是如此！

37　男性朋友如何自我判断生殖能力是否正常

在门诊我们时常遇到这样的不育患者，如果能早期诊断早期治疗的话，有的患者完全可以自然生育或通过辅助生育有自己的孩子，或者避免毫无价值的治疗。也就是说如果男性朋友在日常生活中，留意自己生殖能力的表现，如有异常及时去医院诊治，有些患者就可以避免终生不育等情况的发生。男性生殖能力是否正常主要体现在3个方面：即生殖器官（包括内外生殖器）发育是否正常；男性性功能是否正常和精液质量是否正常。作为男性如何自我判断生殖能力是否正常？我们认为主要应该做好以下几点。

●注意自己的第二性征发育是否正常。如果进入青春期或已经成年要留意自己的第二性征情况，如是否有喉结，阴毛是否茂密，阴茎是否短小，摸摸阴囊内是否有睾丸。如有异常请及早到医院检查。

●皮肤是否过于细腻和白净。

●注意阴囊一侧或双侧是否下垂，或者有坠胀疼痛的感觉，或者一侧睾丸较另一侧明显肿大，甚至疼痛等。以便及早发现是否患有精索静脉曲张，或睾丸鞘膜积液，或睾丸附睾炎甚至睾丸肿瘤。

●不管是青春期前或后只要得过流行性腮腺炎并伴有一侧睾丸肿痛者，在治愈至少半年后一定要到医院做精液分析检查，以了解腮腺炎性睾丸炎对生殖能力的影响。

●夫妻生活是否和谐"性福"。是否有不射精（无性生活快感，无射精动作）、逆行射精（有射精动作和性快感）以及阴茎不能正常勃起插入阴道，或者阴茎勃起正常但尚未插入就射精等情况发生。

●在没有过度自慰或者纵欲的情况下，是否经常出现精液清稀清冷，并伴有四肢怕冷、腰膝酸软等症状。或精液色黄黏稠，阴囊潮湿和盗汗等临床表现。如有上述情况，建议到医院做精液分析检查，以了解精浆和精子质量状况。

●嗅觉是否正常，如果香臭不分，进入青春期或成年人睾丸小、阴茎小者，要尽快检查。如诊断是 Kallmann 综合征，及早治疗有可能还会有自己的孩子。

●青春期后或成年人没有出现过遗精或很少遗精或即使遗精量也很少，或偶尔的一次手淫精液量也很少；或结婚后每次性生活精液量都很少者，应尽早到医院做精液分析和体格检查，以明确睾丸、输精管和精囊腺是否发育异常，是否存在射精管阻塞等。

●如果您是厨师、电焊工、油漆工、IT 职业者以及从事放射工作人员等，或有烟酒嗜好者，应做精液分析了解生殖能力。

●如果您患有糖尿病、甲状腺功能异常、溃疡性结肠炎、类风湿等疾病，经常服用柳氮磺胺嘧啶、雷公藤多苷及强的松等药物者，一定要注意检查精液。

38 不育症患者在治疗过程中需要避孕吗

男性不育除了极少数患者（如输精管道梗阻无精子症）需要手术治疗外，对大多数患者需要采取中西医结合治疗。治疗的最终目的就是为了怀孕。大家应该明白，弱精子症、少精子症、死精子症、畸形精子症和精液液化异常等原因所导致的不育，只是相对于在 1 年内能够使配偶怀孕的概率降低而已，是相对性不育，并非绝对不能使配偶怀孕。服用中西药物就是为了提高精子质量和精子的受精能力，使配偶尽快怀孕。所用药物都是一些强精、生精类药物，对生育没有任何不良影响，有些中药本身就可药食两用，像枸杞子、山药等。所以我们经常要求患者如果夫妻双方不存在影响优生的不良因素，如支原体、衣原体、弓形虫、风疹病毒、巨细胞病毒感染等，治疗期间不要避孕，要过正常的性生活。如有条件能够B超监测卵泡发育，指导受孕更好。千万不要等到经过治疗精液分析的各项指标都正常了才怀孕。那种恐怕精子质量不好，将来会生个不健康宝宝的认识是错误的。试想，如果一个质量不好的精子，他能够在上亿个精子当中脱颖而出，越过层层关卡，最后与卵子结合成为受精卵而怀孕吗？再说了，那些正常怀孕的夫妇，丈夫精液分析的各项指标也不一定都正常。不健康宝宝的发生是由多种原因造成的，如遗传因素、病毒感染或者环境污染等。我们曾对100例男性不育患者在吃药期间怀孕所生宝宝的健康状况进行随访，未发现1例有健康问题，最大的今年已经13岁。因此，不育症患者在治疗期间不要避孕，这样可以缩短疗程，降低医疗费用。

39 男性对自己生殖能力的判定存在哪些误区

我们曾经遇到一对夫妇因结婚3年没有生育到医院检查，妻子把该做的检查全都做了，生殖功能没有发现任何异常。让其丈夫做精液分析，不管妻子如何给他讲，就是坚决不检查，坚信自己没有问题，还给他妻子抛出一句话，“再让我检查就离婚”。之后我们得知她丈夫是再婚，与前妻曾生育1女。

有些男性朋友对自己很自信，总认为不会生育这种事与他无关，如让他检查就感到自尊心受到极大伤害，感觉很丢面子。其实是他们在对自己生殖能力的判断上存在着误区，常见的主要有以下几种。

(1)曾经有生育史，生殖能力不会有问题：如上面例子中的那位男士就是这样的情况。这种情况多发生在再婚男性、或生育二胎、或妻子曾有流产的患者身上。在男性，以往能够生育，只能说明那时候正常，但不能保证现在也正常。有些不良因素对精子质量的影响也有一个时间的累积性，譬如精索静脉曲张、高温、电脑辐射等。所以如果出现不育情况，夫妻双方应该同时检查。

(2)只要体格健壮，生殖能力就没问题：生育能力与体质有一定的关系，但并不存在必然的联系，身体强壮只能说明身体健康，但不能表明生殖能力就一定正常。临床上我们时常会遇到身高体健的男性，结果一检查却是无精子或重度少精子症不育患者。

(3)性功能正常，生殖能力就正常：性功能只是生殖能力表现的一个方面，性功能正常是保证正常生育的基本条件之一，最终能否生育还要看精子质量，或者说精液质量是否正常。有相当一部分精子质量低下男性不育患者，他们的性功能都很好，但你能说他们的生殖能力正常吗？

(4)不良习惯对生殖能力无影响：其实不然，一些不良生活习惯，对其生殖能力的影响是非常大的。比如吸烟、酗酒、久坐、长时间看电脑或电视、洗桑拿、穿紧身牛仔裤等都不利于精子的生成和成熟(详见有关内容)。

40 男性在日常生活中如何保护生殖能力

如果男性朋友在日常生活中能够注意以下几点，对保护自己的生殖能力将大有裨益。

●养成良好的生活习惯。不抽烟、不酗酒、饮食要均衡全面，不管吃任何食物都要“把握好度”。酒精是一种性腺毒素，过量或长期饮酒，可引起性腺中毒。男性可以发生血清睾酮下降，出现性欲下降、精子活力低下、死精子和畸形精子升高以及性功能障碍。据研究，酗酒男性中有 71%～80%的人或性欲减退或性无能，或二者兼有。吸烟对精子的生成和成熟的每个环节都有影响。有学者对精子浓度大致相同的情况下，选择 41 名吸烟者与不吸烟者进行对比研究。结果发现，吸烟者精液中畸形精子的比例远远高于不吸烟者。还有研究表明每天吸烟 20 支以上者比吸 20 支以下者的精子畸形率明显升高。并且吸烟时间越长,畸形精子越多,精子密度也开始下降,精子活动力也显著降低。其原因可能与烟草中所含的镉和尼古丁有关。尼古丁可影响睾丸生殖细胞,具有抑制性激素分泌和杀伤精子的作用。镉是一种金属污染物。进入机体的镉,较容易积蓄于睾丸组织上,超量的镉可导致睾丸组织的病理损伤。要养成良好的饮食习惯,不要偏食,不要经常食快餐,尽可能不喝或少喝咖啡饮料。少糖、少脂肪,避免食用含有防腐剂及着色剂的食物。水果、蔬菜在食用前都要反复清洗,不要用泡沫塑料饭盒装热饭热菜或者加热食物。

●不穿紧身内衣,不洗桑拿、不坐浴,不经常坐软沙发,以保证适宜的睾丸生精温度。“不染发、不焗油”,防止某些化学成分对生殖功能的损伤。不要长时间使用电脑等,注意防护电离子和射线辐射。

●最好不要用护肤品,尤其是女性化妆品。因为有些化妆品中具有一定的雌性激素,长期使用会引起男性性腺轴功能紊乱,影响睾丸生精功能。

●防止室内装修污染。室内装修最常见的毒性物质主要有甲醛、氡气、苯、二甲苯和某些放射性物质等,对男性精子质量和胚胎发育有很大影响。尤其是氡气,主要存在于一些建材如花岗岩石板、混凝土或煤渣砖等之中,它是一种无色、无味的气体,由铀、钍等元素衰变而产生。所以对新建和刚装修的房子,一定要通过相关部门的检测,达标后方可入住,无论冬夏都要注意开窗通风。

●从事某种职业的男性要增强对生殖功能的防护意识。某些职业如油漆、电焊、皮革制造业、一些化工企业、厨师等,由于这些职业对男性的生殖功能有一定影响,建议未婚或未育者,要做好防护;对本来生殖能力就有所下降的男性,最好能够更换工作。避免得了“票子”,没了“孩子”这种情况的发生。

●普及性知识,倡导性文明。要加强有关性知识和生殖常识的学习,了解男性生理特征和保健知识。

●洁身自爱,预防性病。不少性病如淋病、非淋菌性尿道炎、生殖器疱疹等对男性的生殖能力影响很大,所以男性朋友一定要经得起诱惑,要洁身自好,预防性病。男性朋友最好不要泡大池洗澡,尤其对包皮过长者。

●调畅情志，加强锻炼。良好的心态，愉悦的心情，强健的体格，可以提高人体的免疫能力，可有效预防各种细菌和病毒的感染，如睾丸附睾炎、病毒性腮腺炎性睾丸炎等；研究证实肥胖可导致精子质量下降，而通过锻炼可以避免肥胖的发生。

●定期体检，尤其是生殖系统的体检，建议最好每年1次。如果发现睾丸有异常变化，如肿大、变硬、凹凸不平、疼痛等，一定要及时看医生。

●注意安全，避免骑跨伤。如有骑跨伤不管轻重都应及时到医院诊治，以明确对生殖功能的损伤程度。

41 对精液检查认识的误区有哪些

精液分析是判定男性生殖能力是否正常和男性不育患者的必查项目，但在临床上我们发现不少人对精液分析的认识存在着误区，常见的主要有以下几种：

(1)精液分析任何时候都可以到医院做：我们知道一个精子由加工厂——睾丸生成，再转输到具有给精子加油功能的附睾中使之成熟，这个过程大约需要3个月。成熟的精子也有一个衰老的过程。为保证精液分析的准确，一般要求3~7天不排精。如果不排精时间过长，老精子、死精子可能会多；时间过短，精子数目有可能会受到较大影响。当然这样的结果就没有多大参考意义。另外，在不排精的3~7天前也不能有过频性生活或者过度手淫的情况。否则也会造成检测结果的不准确。我们曾诊治过一位弱精子症患者，治疗期间复查精子密度和每次排精总数都正常，精子活力也是逐渐提高。但有一次在禁欲5天后复查精液精子密度仅为200万，患者非常失望，我们也很吃惊。详细询问得知，在检查禁欲5天前的10天内，几乎每天都有夫妻生活。让患者1个月后再复查，结果精子密度正常。

(2)只要取出些精液就可以检查：一定要保证精液的完整性，因为在射精时，前段射出的精液和后段射出的精液中所含的精子数是有很大差别的，射精一定要完全，一定要尽可能达到充分的性兴奋。

（3）精液检查结果正常，就证明自己没问题：我们在临床上经常遇到有些男士拿到精液分析报告后一看各项指标都在正常范围，就认为自己没有问题，不孕的原因在妻子。其实并非如此。前面我们说过精液分析只是判断男性生育能力的最基本检查，是对精液和精子质量的一个初步评判，精液分析正常并不表明生育能力就正常。根据患者情况，需要进一步做精子功能检查、精子的免疫学检测和精子穿透宫颈黏液试验等以全面了解男性的生育能力。

（4）一次精液检查有问题，就认为自己的生殖能力不正常：精液质量的状况，诸多因素的影响，如精液标本的留取是否规范、禁欲时间、环境温度、近期身体状况是否最佳、检查前是否服用影响精子质量的药物等。因此如果一次精液检查有问题，并不表明生殖能力就低下。最好的办法是过一段时间在身心状况最佳时，严格按照标本留取的有关要求再复查 1 次精液分析。

42 何为人工授精？ 何种情况下可以用该技术

所谓人工授精是指通过非性交方式将精液放入女性生殖道内，以达到怀孕目的的一种技术。根据所用精液来源不同，分为丈夫精液人工授精（AIH）和供精者精液人工授精（AID）。

（1）夫精人工授精主要适用于：①男性不育。因重度少精子症、死弱精子症、逆行射精等原因所致不育，通过系统规范的中西医治疗或综合治疗，仍然不能授孕者；②宫颈性不孕。宫颈狭窄，严重宫颈糜烂等所致不孕；③免疫性不孕以及某些“原因不明性不孕”。

宫腔内人工授精是目前较为常用的人工授精方法，但因输卵管因素不能怀孕者，或者女方患有生殖泌尿系统感染或性传播性疾病，或女方患有遗传病、严重躯体疾病、精神心理障碍；有先天缺陷婴儿出生史并证实为女方因素所致；以及女方接触致畸量的射线、毒物、药品并处于作用期者严禁做人工授精。

（2）供精人工授精主要用于：①因睾丸发育障碍性无精子症、严重的少精症、弱精子症和畸形精子症；②射精障碍；③梗阻性无精子症治疗失败。

在实施该技术时，医务人员应向患者交代清楚，除睾丸发育不良性无精子症外，其他原因所引起的男性不育可以通过卵胞浆内单精子显微注射技术，可能会有自己血亲关系的后代。该疗法其禁忌证同夫精人工授精。

43 何为卵胞浆内单精子显微注射技术？哪些原因引起的男性不育可以使用该技术

所谓卵胞浆内单精子显微注射技术(ICSI)是直接将精子注射入卵胞浆中的一种高新技术，是男性不育的一种治疗方法。该技术的开发和临床应用，使一些男性不育的治疗发生了革命性的变化，颠覆了人们的传统生育观念。原来不能生育自己孩子的梗阻性无精子症和某些睾丸功能低下的男性不育，也可能会有自己的孩子。

该技术的适应证主要有：①严重的少、弱、畸形精子症不育，经综合治疗没有明显效果者；②不可逆的梗阻性无精子症；③生精功能障碍(排除遗传缺陷疾病所致)性无精子症；④体外受精失败；⑤免疫不育；⑥精子顶体异常；⑦需行植入前胚胎遗传学检查者。

44 治疗男性不育常用的西药有哪些

我们主张对男性不育的治疗综合调理，中西结合，西药的使用原则上是针对病因而选择。目前临床上常用的西药主要有：

(1)促性腺激素：主要用于促性腺激素低下引起的男性不育。常用的有绒毛膜促性腺激素释放激素(HCG)和绝经期促性腺激素释放激素(HMG)。有时二者联合交替使用。常用量前者多为 1 000~2 000单位，每周 2~3 次肌内注射，后者多为 75~150 单位，每周 2 次肌内注射。使用时间至少 3 个月以上，以促进睾丸发育而诱发精子产生。

(2)左卡尼丁口服液：左卡尼丁(又名左旋肉碱，L-肉碱)是一种天然存在的类维生素物质，在人体的能量代谢中起着重要作用。在男性的附睾、精子和精液中含量最高。临床研究表明，在少精子症和死弱精子症不育男性的精液中左卡尼丁的含量明显降低,左卡尼丁治疗后精子质量明显好转。机制可能与左卡尼丁把脂肪酸运进精子的线粒体中产生能量等有关。每次10毫升,每日3次口服。

(3)精氨酸:是精子代谢过程中所需要的物质,每天口服4克。可以提高精子活力。

(4)三磷酸腺苷片:能够提供精子细胞代谢过程的能量,增加精子的活力。每日3次,每次2片(每片20毫克)口服。

(5)激肽释放酶:研究表明该酶参与了精子的生成、成熟和排出,可以提高精子的活动力。用于原发性精子减少症和弱精子症。每日口服600单位口服;或每次40单位肌内注射,每周3次。

(6)枸橼酸氯米芬片:是一种非甾体类雌激素,通过与下丘脑胞浆内雌性激素受体竞争结合,反馈性增加下丘脑GnRH脉冲释放,使促间质细胞生成素和性激素检查发现促卵泡生成素分泌增加,促使精子的发生。常用于特发性少精子症男性不育。每次25~50毫克,每日1次口服,连服25日休息5日,连用3个月为1个疗程。

(7)他莫昔芬片:也是雌激素拮抗剂,但雄激素效应要比前者为弱。用于特发性少精子症不育。

(8)抗感染药物:用于生殖道感染所引起的男性不育。具体选择应根据病情和药敏试验结果而定。

(9)维生素E和维生素C:维生素E对生精功能具有一定的促进作用。口服维生素C对精子质量的提升和精液的液化具有一定效果。

(10)其他:如泌乳素增高的不育患者可用溴隐亭治疗,对免疫性男性不育可用强的松或地塞米松治疗等。

45 治疗男性不育常用的中成药有哪些

中医药对男性不育治疗的优势越来越凸显,逐渐被更多的人所认可。但不育患者由于疗程较长加上中药汤剂的煎煮烦琐、携带不便和口感不好等原因,部分患者往往难以坚持服用,极大影响了中医治疗效果的发挥。如能辨证选用一些疗效肯定、无明显毒副作用的中成药,对进一步提高疗效将大有帮助。

(1)龟龄集胶囊:主要由人参、鹿茸、海马、枸杞子、穿山甲、雀脑、牛膝、锁阳等药物组成。具有强身补脑,固肾补气等功效。用于肾虚型死弱精子症、少精子症引起的男性不育。症见腰膝酸软,头晕耳鸣,四肢怕冷,性功能下降,舌淡,苔薄白,脉沉无力。每次3粒,每日2次,淡盐水冲服。

(2)五子衍宗胶囊:由菟丝子、枸杞子、覆盆子、五味子、车前子所组成。具有填精益髓,补肾助阳之功效。用于肾精亏虚少精子和弱精子症不育等。表现为腰膝酸软,头晕耳鸣,性能力下降。舌淡,苔薄白,脉沉无力。每次3粒,每日2次口服。

(3)六味地黄浓缩丸:由熟地黄、山萸肉、山药等组成。具有滋阴补肾的功能,用于肾阴不足引起的不育症。症见腰膝酸软,头晕耳鸣,舌红,少苔,脉细数。每次8粒,每日2次口服。

(4)右归胶囊:主要由熟地黄、山药、山萸肉、鹿角胶、菟丝子、肉桂、当归等组成。具有温肾助阳,填精益血的功效。用于肾阳亏虚型男性不育。症见畏寒肢冷,腰膝酸软,阳痿遗精,神疲乏力,精液清稀,精子活动力下降。舌淡,苔白,脉沉无力。每次3粒,每日3次口服。

(5)左归丸:主要由熟地黄、山药、枸杞子、鹿角胶、龟板胶、菟丝子等组成。具有滋阴补肾、填精益髓的功能。用于肾阴亏虚型男性不育。表现精液少,或少精子症,腰膝酸软,头晕耳鸣,潮热盗汗,遗精滑泄,性欲降低。舌红,少苔,脉细数。每次10粒,每日2次口服。

(6)金匮肾气丸:主要由熟地黄、山萸肉、山药、附子、肉桂等。具有温补肾阳的功效。用于肾阳亏虚型不育。症见腰膝酸软,四肢怕冷,性能力下降。舌淡苔白,脉沉。每次8粒,每日2次口服。

(7)清浊祛毒丸:主要由熟地黄、山萸肉、山药、茯苓、泽泻、蒲公英、虎杖、大血藤、金沙藤等组成。具有清热解毒,利湿祛浊的功效。用于阴虚湿热下注型男性不育。表现为腰膝酸软,阴囊潮湿,小便黄,舌红,苔黄腻,脉滑数。每次6克,每日3次口服。

(8)龙胆泻肝丸:主要由龙胆草、栀子、泽泻、黄芩、车前子、生地黄等组成。具有泻肝胆火,清下焦湿热的功能。用于湿热下注型男性不育。症见阴囊潮湿，口苦，小便黄。舌质红，苔黄腻，脉弦数。每次 6 克，每日 2 次口服。

(9)补中益气浓缩丸：主要由黄芪、人参、白术、当归等组成。具有益气健脾之功能。适用于脾气亏虚型男性不育。症见少气懒言，神疲乏力，食少便溏，头晕，易感冒。舌淡，苔白，脉细弱。每次 8 丸，每日 3 次口服。

(10)血府逐瘀胶囊：主要由桃仁、牛膝、红花、当归、川芎等组成。具有活血化瘀的功能。主要用于瘀血阻络型男性不育。症见阴囊坠胀或睾丸疼痛。舌质暗，有瘀点或瘀斑，脉涩。每次 4 粒，每日 3 次口服。

46 不育症患者有哪些饮食宜忌

精液的主要成分有蛋白质、维生素类、精氨酸和各种微量元素。一些成分的缺乏不仅可导致精浆的异常，还可影响精子的生成和成熟，从而引起精子质量下降。所以在一日三餐中如果能够注意这些营养物质的摄入，对男性不育的辅助治疗和预防男性不育的发生都具有积极意义。

锌元素对男性附属性腺(如前列腺)功能的正常发挥、精子产生和成熟非常重要，锌缺乏可以出现性欲下降、精子减少和精子活动力下降，因此要注意吃一些含锌量高的食物。例如：牡蛎、瘦肉、鸡肉、鸡蛋、鸡肝、坚果等，在吃这些食物的时候，注意不要饮酒，以免影响锌的吸收。谷物中的锌被发现主要存在于胚芽和麦麸这样的包裹物中，所以提纯和加工提炼会使食物的外层包裹物丧失殆尽，使得存在于其中的大量的锌丧失，只有少量的锌被保留下来。因此锌的总量减少。例如，提纯过的面粉将失去 77%的锌，提纯过的大米会损失 83%的锌，并且谷类的精加工会使原天然的未加工的粗糙谷物平均丧失 80%的锌。谷物精加工的益处是，它们的肌醇六磷酸含量降低了，而肌醇六磷酸是限制锌被身体吸收的物质。所以更多的锌实际上从加工过的面包和谷物里被身体吸收了，这就是为啥有人主张多吃面包有益精子的产生的原因了。

优质蛋白质是形成精液的主要原料。食品中如牛肉、狗肉、猪肉、鸡、鸭、蛋类、鱼、虾和豆制品等还有优质的蛋白质，要适当多吃。精氨酸是精子形成的必要原料，并能增强精子的活动能力，对男性生殖系统正常结构和功能的维持有重要作用。富含精氨酸的食物有鳝鱼、泥鳅、鱿鱼、鲑鱼、带鱼、鳗鱼、海参、墨鱼、蜗牛、豆制品等。

适当补充各种维生素。维生素 E 与生殖系统关系最为密切，具有预防性器官老化，增强精子活力等作用。可生吃一些花生或水煮花生。当维生素 A 缺乏时，生精上皮细胞可能发育不良。要多吃一些新鲜蔬菜（注意用清水浸泡和冲洗）和水果（如猕猴桃和苹果中富含维生素 C）。番茄又名西红柿，是国内外闻名的十大健康蔬菜之一。番茄，除了富含维生素 C 外，还富含番茄红素。番茄红素有抗氧化、抗紫外线、抗突变、抗癌作用，是人体健康的保护神。经常吃番茄对预防前列腺疾病和维护男性正常生殖功能具有一定帮助。番茄可以生吃，也可以熟食。为了补充维生素 C，应当生吃，以免加热烹调使维生素遭到破坏；如果为了补充番茄红素，则应当加热熟食，这是因为天然的番茄中，其番茄红素的化学结构式为反式结构，而人体内的番茄红素多为吸式结构，经烹调加热，生番茄中的番茄红素发生转化后，其番茄红素的释放量能增加 5 倍，并提高其吸收率。

要忌吃芹菜。因为常吃芹菜可引起男性精子数量减少。有人选择 18~20 岁的男子进行试验，每天让他们吃一定量的芹菜，连续食用 1~2 周后，发现受试者的精子量明显减少。但停吃一段时间后精子数量又恢复正常。不育症患者不宜吃辛辣刺激性食物，忌吃环境污染严重、靠激素生长的蔬菜瓜果。

47 治疗不育症常用的单方、验方有哪些

古今医家在男性不育的治疗方面积累了丰富经验，在辨证治疗的基础上创造了许多著名的单方、验方。现简单介绍如下：

- 鹿茸 60 克，酥炙为末，每服 3 克，分早晚各 1.5 克冲服。适用于肾阳亏虚型男性不育。
- 补骨脂 15 克，鱼鳔 20 克。水煎 1 小时后，饮汤食鱼鳔。用于

肾精亏虚型男性不育。

●益肾生精方为熟地黄 20 克，黄精 20 克，覆盆子 15 克，枸杞子 20 克，菟丝子 20 克，山药 15 克，泽泻 6 克，仙灵脾 10 克，丹参 15 克。具有益肾填精功能。每日 1 剂，水煎服。用于少精子症男性不育。

●海参强精方为枸杞子 15 克，五味子 10 克，菟丝子 20 克，茯苓 10 克，人参 10 克，海马 5 克。每日 1 剂，水煎服。用于少精子症或弱精子症不育。

●每日食用枸杞子 30 克，3 个月为 1 疗程。用于少弱精子症不育的调治。

●三七粉 5 克，每日分 2 次冲服。具有活血化瘀的功效。30 日为 1 个疗程。用于血瘀型男性不育。

●紫河车粉 5 克，分早晚 2 次温开水冲服。具有补肾益精、益气养血的功能。用于肾精亏损、气血虚弱型男性不育。

●红参 10 克，每日用沙锅小火煎服。具有补脾益肺、养精种子的功效。用于弱精子或死精子症所引起的男性不育。

48 男性不育常用的食疗方有哪些

对男性不育在积极治疗的同时，若能辨证食用某种食疗方，可进一步提高疗效，缩短疗程，提高怀孕率。常用的食疗方主要有：

●韭菜 250 克洗净切段，加河虾 250 克，料酒适量。共炒熟食用。长期食用可增强精子活动力。

●羊肉 250 克（洗净切片），肉苁蓉 50 克（酒浸一夜，去皮切片），共炖熟，吃肉喝汤。久用可提高精子活力。

●益气强精汤为人参 15 克，黄芪 20 克，水发香菇 15 克，山药 20 克，母鸡 1 只，精盐、料酒、葱、姜和味精各适量。将母鸡清洗干净，放锅内水煮。约七成熟时，加黄芪、山药、水发香菇和精盐、料酒、葱、姜、味精，用文火煨烂为止。人参用开水泡开，再放笼上蒸 30 分钟。喝汤吃肉嚼人参。用于精液异常性不育。该方可增强精子活力。

●牛鞭枸杞汤为牛鞭 1 条，枸杞子 30 克，放盐少许，小火炖熟，喝汤吃肉，分 2 次吃完。有补肾益阳，收敛精子的功效。用于肾阳亏虚型男性不育。

●锁阳煲粥为锁阳30克，粳米适量。先将锁阳水煎2次取汁。再加入粳米适量，小火炖烂熟。喝粥。用于肾阳亏虚型男性不育。

●益肾生精汤为枸杞子20克，鹿角胶30克，鱼鳔胶30克，黑豆200克，大枣10枚（去核），猪骨髓200克，牛鞭100克组成。制作方法：将枸杞子、鹿角胶、鱼鳔胶、黑豆、大枣、猪骨髓、牛鞭一同加入沙锅内，加水适量煮熟后，放入食盐、味精各适量，用小火炖到烂熟后食用。具有补肾养阴填精的作用。用于少精子症男性不育。

●生薏苡仁粥为生薏苡仁适量，洗净加水，煮酥烂如粥食用。具有健脾利湿，清热解毒之功能。用于湿热下注型男性不育。

●核桃大枣粥为核桃仁60克，枸杞子30克，大枣5枚（去核），黑米适量。洗净放入豆浆机中打碎煮粥，每日早上食用。用于弱精子症不育的调理。

●茯苓芡实大枣粥为芡实15克，茯苓15克，大枣5枚（去核），粳米适量。洗净后加水适量用豆浆机打碎煮粥，每日早上食用。用于脾胃虚弱型不育症的调理。表现为精子活力低下，神疲乏力，食少腹泻，舌淡，苔薄白，脉弱。

●牛鞭膏选用牛鞭带睾丸者最好，洗净，切段，清水煮沸，弃腥水，再仔细去毛及杂物，须用筷子通净尿道内“臊物”。加黄酒500~1 000毫升，白酒250毫升，葱、姜各适量，窍门加1匙红糖及半杯啤酒，不必加水，放入高压锅，烧开后用小火炖烂如膏。牛鞭膏主要是吃蛋白质和各级水解物（胨、氨基酸）。每天早晨吃适量。用于虚证男性不育的调理。

●核桃红枣糊为核桃仁30克，大红枣（去核）10颗，花生30克，黑米、水各适量。用豆浆机打碎制糊。每日早餐食用。具有补肾健脾功效。用于脾肾虚弱型男性不育的调理。

●杞子百合莲子粥为枸杞子30克，百合20克，莲子（去心）20克，生薏苡仁30克，小米、水各适量。用豆浆机制成糊。每日早餐食用。具有益肾养心，清热利湿功效。用于肾虚湿热型男性不育的调理。

●芝麻山药粥为黑芝麻50克，生山药50克，黑米、水各适量。

用豆浆机打碎制糊。每日早餐食用。具有补肾填精功效。用于肾精亏虚型男性不育的调理。

49 怎样提高男性不育的治疗效果

由于男性不育病因复杂，相当一部分患者的确切原因在现有技术条件下还无法查清楚，这就为我们采取针对性的治疗带来了一定困难，满意的疗效就难于保证。那如何才能提高男性不育的治疗效果呢？我们认为主要应做到以下几点：

（1）明确诊断：如果您怀疑自己的生殖能力有问题，一定要到信誉好、诊疗水平高的生殖中心或男科就诊，一定要按照要求留取精液标本检查。如果您是第一次检查且化验结果又不正常，请千万不要急于治疗，应过一段时间重新复查。更不要相信有些医生对您不做任何检查，只是问一下、摸摸脉、看看舌就说出一些现代医学词语，而诊断您是不育症。切记这是在忽悠您，务必当心，切勿受骗！

（2）查明原因：如果已经诊断明确，就要尽可能查出导致不育的原因。如什么原因引起的无精子、少精子、弱精子、死精子或畸形精子，是何种因素导致的精液量少等。应在医生的建议下进行相关检查。

（3）中西医结合治疗：如能查出病因，首先要采取针对性治疗措施。我们以无精子症不育为例，如果确定是梗阻引起的，就要依据输精管道的梗阻部位和原因，或施以复通术，或中西医结合治疗，或采用单精子注射辅助生育技术等；如因睾丸生精功能低下引起者，应采取中西医结合治疗 1 年后，若附睾或睾丸内有精子，可以采用单精子注射辅助生育技术，可能会有自己的孩子；如因克氏综合征引起者，应建议患者采用人工授精达到生育目的。但患者一定要明白，由于男性不育是多因素共同影响的结果，如少精子、弱精子、死精子症和畸形精子症不育，某些病因查清了，有的病因没有查出，所以仅对某些病因治疗，可能仍不能获得满意效果。这样的案例在前面有关内容中已经谈过。因此，对不育的治疗我们主张一定要综合调理，中西结合，做到辨病与中医辨证相结合，这样才能优势互补提高疗效，缩短疗程。

（4）患者一定要戒除不良因素的影响：许多患者非常重视治疗，但对精子质量有不良影响的坏习惯、不好的一些生活方式却不在乎，如烟酒、久坐、穿紧身裤子、洗桑拿、长时间看电脑、电视等。不及时调换对生精有影响的工作如厨师、油漆工、制革厂工人、加油工、电焊工等。大家要明白，不良因素的去除，与治疗有着同样效果，做得好就是一种合力，就会更有利于精子质量的提高。否则，难以取得满意疗效。

（5）做好心理疏导：由于不育患者病程较长，有的可能已经看了不少医生，思想包袱很重，精神压抑，沮丧，悲观等，这些不良情绪可以影响大脑皮质功能，从而使全身的神经内分泌功能、性功能和睾丸生精功能处于一种不稳定状态。所以作为医生对患者一定要和善，诊疗上不但要细心、倾心，更要充满爱心和耐心地加强与患者的交流，要让患者以良好的心态，积极乐观地配合治疗。

（6）治疗期间不要避孕：治疗期间避孕是许多患者最易犯的一个错误。夫妻双方只要没有影响优生的不良因素，原则上治疗期间不要避孕。要注意性生活频度，详见有关问答。

（7）坚持治疗，不要频繁更换医生和复查精液：由于男性不育的疗程较长（3 个月），所以患者一定要找一个信誉好、水平高，值得您信赖的医生坚持治疗，切勿频繁更换医生，更不要治疗没有 1 个月就复查精液，一旦发现精子质量还不如治疗前就非常沮丧，这对以后治疗非常不利，尤其对无精子症和少精子症患者更无任何意义。另外，如果确需复查精液时，建议最好在同一个实验室检查。

（8）坚持锻炼：无论您有多忙，一定要坚持每日锻炼，选择一个适合您的运动项目，如散步、打球、慢跑、游泳等，每日不能少于 1 小时。如果您肥胖，一定要设法减肥。这对精子质量的改善很有帮助。

（9）注意饮食调理：详见不育患者的饮食宜忌和食疗方。

50 怎样预防男性不育的发生

男性不育的病因复杂，治疗难度大，有些原因导致的不育也无法通过治疗达到生育的目的。因此如何预防不育的发生就显得非常重要,那么应该如何做呢?我们认为预防不育要从婚前、孕前、孕期、宝宝出生后以及男性的自我保护等几个环节着手。具体如下:

●做好婚前健康检查。婚前检查包括全身一般检查和生殖器的检查及必要的化验检查,以便及时发现生殖器官发育上的缺陷或性功能障碍,这对预防男性不育的发生非常重要。

●避免近亲结婚。因为近亲结婚与遗传病的发生和延续有着密切关系,所以一定要避免。

●避免高龄生育。生育年龄超过35岁,卵子老化,染色体易发生突变,更易受外界不良因素的影响,生产畸形胎儿的概率就高,当然就有可能生产生殖器官发育畸形的胎儿。

●怀孕前夫妻双方要做优生系列检查。详见有关内容。

●孕期不要浓妆艳抹。有研究表明每天浓妆艳抹者胎儿畸形的发生率是不化妆的1.25倍。其原因主要是化妆品中的砷、铅和汞等有毒物质,这些物质被孕妇的皮肤黏膜吸收后,透过血睾屏障,进入胎儿血液循环,影响胎儿发育。

●怀孕早期尽可能不要用药,如需要一定要在医生的指导下使用。

●宝宝出生后要及时检查阴囊内睾丸情况。一般情况下,在怀孕7~8个月时胎儿的睾丸就会自动降入阴囊内。如果出生后阴囊内没有睾丸或者仅有一个睾丸,就要密切关注。如果是隐睾,若在1岁前没有降到阴囊就要及早手术,原则上不要超过2岁,以免时间过长造成对睾丸生精功能损伤。

●做好儿童免疫接种。要按照计划免疫部门的有关要求,及时接种腮腺炎疫苗,从而避免流行性腮腺炎伴睾丸炎的发生,预防睾丸生精功能受到影响。

●男性在日常生活中要注意保护自己的生殖能力。

慢性前列腺炎

1 前列腺是一个什么样的器官

前列腺是男性最大的附属性腺，家住“盆腔”，与“周围邻居”即组织器官关系很“融洽”，前列腺的前面是膀胱，后面是直肠，距肛门口 5 厘米左右，所以检查前列腺有无问题时常通过指诊进行。前列腺的长相犹如一个倒置的“栗子”，可分为底、体、尖三部分及两个侧面，上端宽大部分形成前列腺的基底部，紧靠膀胱颈部下方，约 3 厘米长的后尿道由前列腺包绕，尖端向下；前列腺前方是耻骨后间隙，后方与直肠下段前壁相邻，中央有一条纵形的浅沟，医学上称为“前列腺中央沟”。正常成年男性前列腺大小为：基底部横径约 4 厘米，纵径约 3 厘米，前后径约 2 厘米，重 20 克左右。前列腺的两侧外上方是男性另一个附属性腺即精囊腺，精囊分泌的精囊腺液，是精液的主要组成部分。精囊的排泄管与输精管末端膨大部分逐渐变细，形成一条射精管，穿越前列腺后部进入尿道，前列腺中部有尿道穿过。精阜位于前列腺部尿道的中点，由精阜将此段尿道分为近侧和远侧两部分，近侧尿道具有在射精时防止精液逆流的作用，它本身也有控制尿液排放的功能。

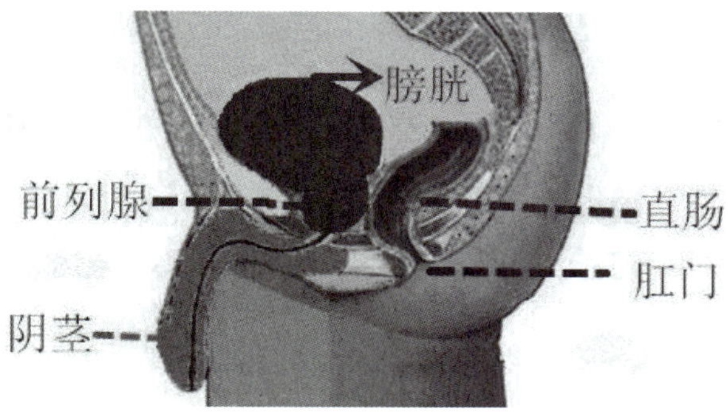

前列腺主要由腺体组织和平滑肌构成，汇集 50 多条管状腺泡组

成，它们由 15~30 条排泄管汇合成前列腺腺管，开口在精阜两侧，前列腺液就是通过这些管道排入尿道。需要说明的是前列腺发炎时，可以是前列腺的所有排泄管都有炎症，也可以是其中的几条排泄管有炎症。如果在取前列腺液时，没有按摩到有病的“腺管”，化验结果就会正常，但并不表明前列腺就没有炎症，必要时要再次复查，或者有前列腺炎的表现时就要积极治疗。

前列腺的主要功能概括起来主要有两个方面：首先是控制尿液排泄和射精。前列腺构成了近端尿道壁，包括尿道内括约肌，控制尿液从膀胱内排出；在射精时它的收缩功能可使前列腺部尿道的近侧部分闭合，防止精液返流入膀胱内。如果前列腺发炎或增生，出现排尿异常的原因就在于此；若某些手术或药物等造成该括约肌损伤就会出现逆行射精。其次，前列腺具有外分泌功能，它每天分泌 0.5~2 毫升的稀薄液体即前列腺液，占精液的 25%以上，前列腺液中含有许多精子的营养物质，同时还参与精液的正常凝固和液化过程，对维护男性的正常生殖能力起着重要作用。

2 啥是前列腺炎

前列腺炎是指前列腺受到病原体感染（致病的微生物）和（或）某些非感染因素刺激（如久坐、过食辛辣等）而出现的睾丸或者骨盆区域如小腹部、会阴部等处疼痛或不适，排尿异常如尿频、尿急、排尿困难等临床表现。该病多见于成年男性，一般分为急性前列腺炎和慢性前列腺炎两类。

3 尿频就是得了前列腺炎吗

张某，28 岁，尿频 4 年余，认为自己患有前列腺炎而到处治疗，用了很多中西药，花费数万元，无效。于 2006 年 7 月来医院诊治。我们给他做了相关检查后，未发现异常，问他晚上起夜次数是否多，他说不多；白天尿频，每次解的小便量也正常，且除了尿频之外无其他症状。由此可以基本判断该患者根本没得前列腺炎。

之所以会出现上述情况，一是患者对尿频这一症状认识不足，有的尿频属于正常，是因喝的汤水较多，或者饮食比较清淡，排泄较快所致；二是其被某些前列腺炎的不良宣传所迷惑，在自己的大脑中已经形成，尿频就是前列腺炎的认识；三是有些不良医生顺从患者所说，你认为你得了前列腺炎，就是前列腺炎。慢性前列腺炎临床表现复杂，没有“标签”样症状，尿频见于很多疾病，如尿道炎、膀胱炎、急性肾盂肾炎、尿道综合征等，所以出现尿频症状可不能轻易诊断为前列腺炎。

4 阴囊潮湿就是前列腺炎吗

临床上，许多患者说自己阴囊潮湿就是得了前列腺炎，实际上这一症状与前列腺炎没有任何关系。所谓阴囊潮湿是指阴囊皮肤表面无任何变化，但患者经常感到局部湿淋淋的，非常不舒服。出现这种情况主要是由于阴囊皮肤皱褶较多，汗腺分泌旺盛，加上穿紧身内裤，特别是化纤类，局部通透性差，汗液不能及时散发所致。我们曾对 200 多位男性患者做过调查，结果 70%以上男士有阴囊潮湿，其中 40%以上有饮酒习惯，近 30%形体过度肥胖，约 15%卫生习惯较差。

中医认为阴囊潮湿主要是因脾虚湿胜、肝胆湿热、阴虚内热迫津外泄所致。如何消除这一症状呢？我们认为首先要注意个人卫生，洗澡后可用爽身粉或者滑石粉涂撒阴囊部；要禁食辛辣食物，肥胖者要加强锻炼减肥；要穿透气性较好的棉质内裤；其次可辨证使用中药治疗。

5 为啥会得前列腺炎

引起前列腺炎的原因很多，概括起来主要有以下几种：

（1）致病微生物感染：主要包括某些细菌、病毒、霉菌等，其中以细菌感染最常见。急性前列腺炎由细菌感染所致。慢性前列腺炎可由急性前列腺炎未彻底治愈转化而来，但大多数无急性感染过程。

（2）不良生活习惯：不良生活习惯所导致的前列腺长时间充血，是诱发该病的重要因素。如过度手淫、房事过度、忍精不射、长时间骑车、久坐、过食辛辣等，均可引起前列腺被动充血，久而久之就可诱发前列腺炎。

（3）尿液返流：有资料表明，非细菌性前列腺炎占慢性前列腺炎的80%～90%，有学者指出解脲支原体和沙眼衣原体可能是其致病原因，但证据不足，有待进一步研究。有人对非细菌性前列腺炎进行排尿期膀胱尿道造影，也就是说注入显影剂后进行照相，发现尿液返流严重，所以认为前列腺内尿液返流所造成的化学性损伤，可能是非细菌性前列腺炎发生的重要原因。

（4）其他：有研究发现，慢性前列腺炎患者的前列腺液和精浆中锌元素的含量较低。现已知，人体前列腺中含有抗菌物质，医学上称之为前列腺抗菌因子，是一种锌的化合物，但究竟是锌缺乏引起的慢性前列腺炎，还是慢性前列腺炎导致的缺锌，尚未证实。也有学者指出慢性前列腺炎不仅仅是局部的炎症，也是一种内分泌、免疫和神经系统等功能紊乱的全身性疾病，精神神经因素异常如紧张、焦虑等，对慢性前列腺炎的发生起着重要作用。

6 慢性前列腺炎要做哪些必要的检查

我们在门诊经常遇到一些患者，因怀疑自己得了前列腺炎到医院就诊，结果有些医生既让查血常规、内分泌，又让做性功能检测等，其实这些检查对前列腺炎的判断毫无价值。应做的检查主要有：

（1）前列腺液分析：通过医生按摩前列腺收集前列腺液做常规分

析，主要包括 pH 值、卵磷脂小体、白细胞，并做霉菌、滴虫检查。正常前列腺液的 pH 值为 6.5 左右，当有炎症时会升高。卵磷脂小体由前列腺分泌，是精子的主要营养物质，正常者为圆形或椭圆形、分布均匀、有折光性的小体，其形体略小于红细胞。在正常前列腺液中可见大量或满视野的卵磷脂小体，有的报告单上记为(++++)。当有炎症时卵磷脂小体会减少，并可出现成堆现象。这是由于炎症时炎症细胞大量吞噬卵磷脂小体的缘故。白细胞数量在前列腺正常时显微镜下每个高倍视野应在 1~10 个，当有炎症时会升高，一般超过 10 个以上。但有的慢性前列腺炎白细胞数可以正常(详见前列腺炎的分类)。前列腺液中霉菌、滴虫检查应为阴性。有时在前列腺液检查的报告单上会写发现红细胞、精子，主要是因为按摩前列腺时用力过大或按摩到精囊腺所致，大可不必担心。

(2)前列腺指诊：指诊时主要了解前列腺的大小，质地，是否有结节，中央沟是否变浅或消失，是否有波动感，表面是否光滑等。前列腺有炎症时，有的腺体会有轻度压痛，有的腺体会增大，有的会变硬缩小。

(3)B 超检查：常用的有经直肠探测法和经耻骨上腹部探测法两种。前者无需膀胱充盈(不用憋尿)就能检查，后者只有膀胱充盈后才能检查。可以检测前列腺大小、前列腺包膜是否光滑或增厚，回声是否均匀，经腹 B 超检查，还能够检测膀胱残余尿的多少等。一般而言，经直肠 B 超检查的前列腺大小等情况与实际情况更相符。

(4)尿流率检查：如果条件许可，最好做该项检查，尿流率的测定对判断慢性前列腺炎患者是否存在下尿路梗阻和治疗效果好坏，具有重要参考价值。

此外，如怀疑前列腺肿瘤可做 CT 或磁共振成像(MRI)检查；判断是否已引起下尿路梗阻，可做尿流率检查或尿流动力学检查等。

7 尿流率检查对慢性前列腺炎患者有无必要

所谓尿流率就是指尿流速度，即在单位时间内从尿道排出体外的尿量。尿流率检查临床上主要用于下尿路(也就是膀胱到尿道口这个通道)是否存在梗阻及其存在程度的判定。正常排尿主要取决于尿路通畅无障碍和膀胱逼尿肌功能的正常,尿液排出的力量主要来自膀胱逼尿肌的收缩。由此可见如果尿流率检查异常,在排除膀胱逼尿肌功能异常的情况下,问题就出在尿路上,表明有梗阻存在。

尿流率检查有专门的尿流率测定仪器来完成,它可以描出曲线、测得最大尿流率、平均尿流率、排尿时间和总排尿量。尿流率的检查在良性前列腺增生的诊断中广泛应用,以判定是否存在下尿路梗阻。

但近年来,尿流率的检查在慢性前列腺炎诊疗中也广泛应用。有研究表明:慢性前列腺炎可导致功能性尿道梗阻。有人报道,慢性前列腺炎患者尿流率检测发现,病人最大尿道压力明显增高,部分患者膀胱颈压力增高。最大尿道压力增高的原因可能是慢性前列腺炎导致盆底及尿道外括约肌交感神经兴奋性增高,尿道外括约肌及盆底肌痉挛。膀胱颈压力增高可能为尿道内括约肌 α 受体兴奋性增高,导致尿道内括约肌痉挛。尿道内外括约肌及盆底肌痉挛进而导致功能性尿道梗阻。功能性尿道梗阻又可使尿液或致病微生物返流进入前列腺内,形成化学性前列腺炎,或者引起前列腺感染发生慢性细菌性前列腺炎,或者导致病情进一步加重。由此可见尿流率的检查,对慢性前列腺炎患者病情程度轻重的判断以及治疗效果好坏的评估,具有非常重要的参考价值,所以我们建议慢性前列腺炎患者如有条件还是要做尿流率检查,慢性前列腺炎患者做该项检查还是很有必要的。

为使检查的结果更加准确可靠,患者应在检测前多喝水,因为如果尿量低于 150 毫升,其检查指标包括最大尿流率,其可靠性就很差。一般而言,尿量应在 200 毫升以上,最大尿流率大于 15 毫升 / 秒者,可以排除下尿路梗阻;小于 10 毫升 / 秒提示梗阻存在。

8　影响前列腺液检查结果的因素有哪些

临床上经常有患者问我们,为啥我的前列腺液检查结果比上次还差,是不是病情加重了。病情是否加重除了参照化验结果以外,关键要看患者的症状是否缓解。这是因为前列腺液的检查结果受很多因素的影响。为使检查结果更加可靠,患者要像做精液分析一样,禁欲3~5天,最好不要超过7天,近2天不要长时间骑车和久坐,不要吃辛辣刺激性食物,否则就有可能引起前列腺液中白细胞数目高于正常;医生按摩前列腺时方法要正确,要在前列腺的两侧叶自外上方向内下方按压2~3次,我们称之为"倒八字",手法要柔和,用力要均匀,切忌手法粗暴,用力过猛。若患者同时伴有尿道炎,前列腺液中的白细胞也会升高。此外,不同的实验室、不同的检测人员对检查结果也存在一定的差异。所以在对前列腺炎的诊断和治疗效果进行评估时,不能仅凭1次前列腺液检查结果,最好要做2~3次检查,并且要对其检查结果综合分析,只有这样才能客观、真实反映前列腺的实际情况。

9 做B超检查能确诊前列腺炎吗

慢性前列腺炎的诊断主要依据症状、病史、前列腺指诊和前列腺液分析。但某些情况下,如患者嫌不舒服不让按摩,或前列腺液无法取出,或需更准确地了解前列腺大小等情况,应首选B超,如有条件最好做经直肠前列腺B超。经腹壁B超检查,正常前列腺的上下径线为32.2毫米±5.1毫米,前后径线23.3毫米±4.8毫米,左右径线42.4毫米±3.8毫米。此外,为避免前列腺液分析的假阴性和反复检查,我们主张两项检查最好同时做,以互相参照更加准确。

10 怎样自我判断慢性前列腺炎

慢性前列腺炎表现各异,没有"标签"样症状,且炎症轻重与症状不成正比。有的患者前列腺液中含有大量白细胞或脓细胞,但无症状或症状不明显,也就是说慢性前列腺炎并非都有症状,但有的前列腺液检查几乎正常,患者却有明显的症状表现。常见症状归纳如下:

(1)排尿异常:尿频、尿急、尿余沥不尽、尿等待、尿道灼热,有时患者在小便末或大便时尿道口有白色液体溢出,由于为前列腺液,故称为前列腺溢液,也叫尿道滴白。

（2）疼痛坠胀：由于持续的慢性炎症刺激，常可引起下腹部、腰骶部、腹股沟、会阴部、睾丸等处坠胀、疼痛。

（3）性功能障碍：主要表现为性欲降低、勃起障碍、遗精等。但需要指出的是许多慢性前列腺炎患者伴有的性功能障碍，其原因不在前列腺炎本身，而是由于患者紧张、恐惧、焦虑等心理因素造成的。

（4）全身症状：可表现为乏力、腰膝酸软、头晕耳鸣、注意力不集中、失眠多梦等。

一般根据以上症状表现，结合病史如有无泌尿系感染史、有无过度手淫史或者房事过度史、久坐等，可以作出初步判断，必要时应做相关检查，明确诊断及时治疗。

11　慢性前列腺炎应与哪些疾病相区别

尹某，25岁，2009年5月以排尿困难伴小腹疼痛2周就诊。曾在某医院诊断为慢性前列腺炎以抗生素和中药治疗10余天症状未见缓解，且排尿困难逐渐加重。彩超检查前列腺未见明显异常，双肾、输尿管也正常，膀胱残余尿为120毫升。前列腺液常规分析正常。由此我们基本可以排除前列腺炎的可能。由于患者因排尿困难而非常痛苦，立即导尿处理，在导尿管进入膀胱口时阻力很大，通过后尿液顺利排出，去除尿管后患者小腹疼痛也缓解，排尿恢复正常，且排出大小约0.8毫米×0.6毫米的1枚结石。该病例是将尿道结石误诊为慢性前列腺炎。

刘某，40岁，2008年9月以尿频、尿急伴小腹、会阴部坠胀疼痛3年为主诉就诊。曾辗转上海、北京等国内各大医院治疗，使用各种抗生素和中药治疗，花费数万元，症状无任何好转。前列腺液分析：pH值7.5，卵磷脂小体减少（+），白细胞明显升高（++）。泌尿系彩超检查双肾、输尿管、膀胱未见明显异常。但尿液常规分析提示镜下血尿。鉴于此我们建议患者进行膀胱镜检查，最后经检查并取膀胱活检诊断为“间质性膀胱炎”。这是一例慢性前列腺炎合并间质性膀胱炎的患者，之后我们以治疗间质性膀胱炎为主，兼顾前列腺炎，治疗2个月后患者各种症状明显好转。可能本例患者的症状与慢性前列腺炎没有直接关系。

据有关资料报道，由于慢性前列腺炎临床表现复杂，没有“标签”样症状，慢性前列腺炎的误诊误治情况比较常见，作为医者和患者都有责任。医者对相关疾病了解较少，体检不全面，病史询问不详，必要的辅助检查不做，或者太信任病人得了慢性前列腺炎的判断；而患者对有关慢性前列腺炎常识性东西了解太少，或者被某些有关前列腺炎的错误宣传信息所诱导，坚信自己的判断，我就是得了前列腺炎，对医生的诊治建议不听、不信、不做。根据我们的体会需要与慢性前列腺炎相区别的疾病主要有以下几种。

（1）尿道结石：患者会出现排尿困难，如尿线变细、尿滴沥甚至点滴而下，尿道疼痛，小腹胀痛或会阴部胀痛等。其症状常与尿道结石的大小、所在尿道位置有关。如果这些症状出现比较突然，尤其对年轻患者，就要高度怀疑本病的可能。有时由于结石较小，或者结石所在位置特殊，或者检查时受患者体位变化的影响，可能彩超也难以发现，如尹某即是这样。一般通过体检触摸尿道，彩超、尿道平片或尿道造影就可明确诊断。如果条件不允许，可直接导尿看效果如何。

（2）间质性膀胱炎：该病以尿频、尿急、排尿困难、小腹部疼痛、会阴部疼痛、血尿为主要临床表现，与慢性前列腺炎的症状非常相似。尽管慢性前列腺炎有的也可以出现血尿，但比较少见。如果患者有血尿的表现，无论是肉眼血尿还是镜下血尿，都要查清出现血尿的原因。间质性膀胱炎可以与慢性前列腺炎同时存在。诱发间质性膀胱炎的致病微生物可以通过尿液的返流进入前列腺，或者通过淋巴系统直接蔓延到前列腺，引起前列腺感染；慢性前列腺炎的特殊病理变化，也可以使前列腺内的致病微生物返流进入膀胱，彼此相互影响，使病情加重。

间质性膀胱炎目前病因不明,可能与自身免疫反应异常有关。临床诊断也较复杂,一般要通过膀胱尿道镜检查和膀胱活检方能确诊。刘某之所以出现误治是因为有的医生考虑问题过于简单,必要的检查如尿常规没有做,从而导致非常重要的一个信息“血尿”被漏掉。

(3)尿道狭窄:可以出现排尿困难,尿线细。B 超检查膀胱残余尿明显增多。一般通过详细询问病史,必要时通过尿道造影就能确诊。这类患者一般有尿道器械操作史如多次反复导尿,或通过尿道操作的一些手术如前列腺电切术,或有性病史如淋病、非淋菌性尿道炎等。

(4)精索静脉曲张:可以引起阴囊或睾丸坠胀疼痛,但多在患侧,站立、负重或长时间行走后症状加重,休息后可缓解或消失。此外,症状的轻重与精索静脉曲张的严重程度不成正比。一般通过体检,必要时 B 超检查就能确诊。据有关资料统计,患有精索静脉曲张的患者多数伴有慢性前列腺炎,所以在治疗时要详细评估一些症状与精索静脉曲张、慢性前列腺炎的关系,做到统筹兼顾,主次分明。

(5)慢性附睾炎:一般都有急性过程,多因急性附睾炎没有彻底治好而引起,也有少数患者没有急性过程。可出现睾丸、阴囊、会阴或小腹坠胀或疼痛。一般通过体检、详细询问病史,必要时通过 B 超检查可以明确诊断。

(6)前列腺增生:发病年龄多在 50 岁以上,排尿异常是常见症状,所以对 50 岁以上的患者,我们一定要考虑到这一点。前列腺增生与慢性前列腺炎可以同时并存。一般通过必要的检查不难鉴别。

除以上疾病外,其他如膀胱肿瘤、非淋菌性尿道炎、急性膀胱炎、急性肾盂肾炎、前列腺肿瘤、膀胱结石、输尿管结石等也要注意与慢性前列腺炎相鉴别。

12 慢性前列腺炎会引起哪些并发症

(1)精囊腺炎:这是慢性前列腺炎最常见的并发症之一。精囊腺是一对椭圆状囊性器官,位于前列腺的后上方,二者均开口于后尿道，在性生活或遗精时排出的炎性前列腺液可逆行进入精囊，从而诱发精囊炎。精囊炎典型的临床症状就是排出的精液中带血，即血精。

（2）附睾炎：有时慢性细菌性前列腺炎可诱发附睾炎，可急性发作，也可直接表现为慢性附睾炎。急性期可突然出现睾丸肿大疼痛，局部阴囊皮肤发红；慢性期睾丸坠胀，体检附睾肿大，质地较硬。一般睾丸、附睾界限清楚。如果双侧附睾同时发炎，又没有彻底治好的话，有可能会引起输精管阻塞或不完全阻塞，导致少精子或无精子症。

（3）精液不液化：刚射出的精液呈"果冻"状，这是保护精子的一种自然方式，而这一状态的维持，需要由精囊腺分泌的一种"凝集素"来完成。但精液很快就变成水一样的液体，以便于精子游动而受精。这个过程医学上称为"精液液化"，发生在室温下一般不能超过 1 小时。而这一状态的转变，取决于前列腺分泌的一种"液化素"，并且与"凝结素"要保持一种稳定的平衡状态才能实现。如超过 1 小时，就是"精液液化障碍"。患慢性前列腺炎时"液化素"常分泌不足，从而引起精液液化障碍，致使男性生育力下降。

（4）神经官能症：由于不少患者对慢性前列腺炎的有关认识比较肤浅，再加上受到某些不正确宣传的误导，如慢性前列腺炎可引起性功能障碍，会导致不育，影响"传宗接代"等，致使他们整日忧心忡忡、焦虑恐惧，久而久之就会出现失眠、多梦、头晕耳鸣等症状。慢性前列腺炎本身对身体造成的伤害，远没有这种心理压力大。这样的心态，性功能不出现问题才怪呢！

13 哪些人易得慢性前列腺炎

有一次在河南省男科疑难病会诊现场，会诊一位 40 岁的慢性前列腺炎患者，专家让他讲讲他的主要症状，于是他从包里拿出一个本子，就如同做报告一样开始念了，从头到脚都不舒服，每天的一丁点儿变化和不舒服都记录得一清二楚，足足写了 20 多页，专家一看这阵势，只好让他说主要的。

由此可见有些患者的心理障碍有多严重。研究表明慢性前列腺炎的发病与患者的性格有着密切关系。一般来说,那些性格内向,平素寡言少语,多愁善感,办事认真,不善于或不乐意与朋友、同学交流者,最易患慢性前列腺炎。他们得了前列腺炎也最不易治疗,因为他们过度关注病情,任何一个症状的变化他都能描述得“惟妙惟肖”,就如同上面会诊的那位患者,他能把每天每时每刻的症状变化记录得非常清清楚楚,如何时出现尿道滴白,何时小便是黄色,小便时尿道有何不适,何时阴囊潮湿,等等。整日处于一种担忧、紧张和不安之中,造成了很大的心理负担,这样又可加重病情,形成恶性循环。那些做事大大咧咧,爱开玩笑,心胸宽阔,整日无忧无虑者,不易患慢性前列腺炎,即使得上了前列腺炎也容易治疗。

14 儿童、青少年会得前列腺炎吗

经常有家长问医生,小孩会得前列腺炎吗?青壮年男性是慢性前列腺炎的高发人群,儿童和青少年得前列腺炎的也时有发生,尤其是近些年来有增加的趋势。因为青春期发育成熟后,前列腺开始分泌前列腺液,通过遗精、手淫或性生活方式等定期排出体外,此时前列腺发生感染的概率就会增加;不良性刺激,过度手淫是引起青少年前列腺炎的主要原因。儿童、青少年患前列腺炎的特点是,常与其他尿路感染如尿道炎、慢性肾盂肾炎等并见,易导致误诊;常见症状多为尿频和排尿困难,特别是以往没有遗尿病史的儿童突然出现遗尿的,应怀疑前列腺炎的可能,要及时到医院就诊。

15 手淫会引起前列腺炎吗

手淫又称自慰,偶发自慰是男性性生理发育成熟的标志,适度自慰可以缓解性紧张和性压力。对慢性前列腺炎而言,定期的、适度的自慰可引流前列腺液,畅通腺管,排出细菌和毒素,对炎症的恢复具有一定益处。但过度自慰会使前列腺经常处于一种充血状态,且在充血的情况下也容易导致细菌的侵入，从而诱发前列腺炎。由此可见手淫是否可导致前列腺炎，关键在“度”的把握。

16 尿道口滴白就是得了慢性前列腺炎吗

患慢性前列腺炎时，由于前列腺充血、肿胀、分泌增加，在小便末、大便时，尿道口常有白色液体溢出，即滴白。滴白是诊断慢性前列腺炎的一个重要参考症状，但尿道口滴白并非都是慢性前列腺炎。正常人也可出现滴白现象。青壮年由于正处于性活跃期，前列腺分泌功能较旺盛，尤其夜间持续的阴茎勃起（性功能正常的反应），使尿道内有些腺体的分泌也增加，经常的前列腺充血，使腺管扩张，在小便末或大便时前列腺受压，尿道口会偶尔出现滴白现象，如有便秘，滴白就较频繁，此为正常，不必紧张。此外，运动量较大，饮水较少或过食肉类及蔬菜后，导致草酸盐、磷酸盐类代谢过剩，而产生盐类结晶尿积于膀胱，排尿时小便浑浊或出现滴白。

但需要说明的是，若出现尿道滴白同时伴有尿急、尿痛等症状，且有不洁性生活史，多为淋菌性尿道炎（淋病）；若长时间不排尿或晨起尿道口有白色清稀液体溢出并伴有尿道灼热、痒等症状者，可能为非淋菌性尿道炎。若见以上情况应及早就医，正确治疗。

17 前列腺液常规检查正常，为啥还诊断为慢性前列腺炎

张某，31岁，以少腹、会阴部坠胀疼痛就诊，检查前列腺液正常，又通过相关检查排除其他疾病后，我们还是给他诊断为“慢性前列腺炎”，患者非常迷惑，前列腺液不是正常吗？为啥还诊断为前列腺炎？实际上这涉及前列腺炎的分类和诊断问题。

传统分类：将前列腺炎分为急性前列腺炎和慢性前列腺炎；又根据不同的病原微生物感染分为：细菌性前列腺炎、非细菌性前列腺

炎、前列腺痛、真菌性前列腺炎、滴虫性前列腺炎和淋菌性前列腺炎等。这种分类方法虽然临床使用很多年，但其不足之处也逐渐显现，尤其对前列腺痛的诊断，因为症状和前列腺根本没有任何关系。为此，1995年，美国国立卫生研究院（NIH）在以往分类的基础上提出了新的分类方法。

Ⅰ型：急性细菌性前列腺炎。前列腺的急性感染，主要为革兰阴性细菌，主要表现为发热和尿路感染症状。前列腺指诊触痛明显。

Ⅱ型：慢性细菌性前列腺炎。以反复发作泌尿道感染为特征的慢性前列腺感染。目前许多慢性前列腺炎患者的前列腺液培养中可出现革兰阳性细菌，其中以金黄色葡萄球菌居多，但这种细菌是否一定存在于前列腺内，另外对前列腺是否有致病性也存在争议。

Ⅲ型：慢性非细菌性前列腺炎／慢性盆腔疼痛综合征（CPPS），又分为ⅢA型（炎症性的慢性盆腔疼痛综合征）和ⅢB型（非炎症性的慢性盆腔疼痛综合征）。Ⅲ型前列腺炎是临床最为常见的类型。患者以盆腔疼痛如小腹、会阴、睾丸等处不适或疼痛为主症，可伴排尿异常和性功能下降症状。

ⅢA型前列腺炎也称为无菌性前列腺炎，是前列腺炎中最常见的一种。其特征是患者的前列腺液或按摩前列腺后的尿液标本中存在有诊断价值的白细胞。ⅢB的特征是患者的前列腺液或按摩前列腺后的尿液标本中不存在有诊断价值的白细胞。如张某就是这类前列腺炎。

Ⅳ型：无症状的炎症性前列腺炎（AIP）。患者无任何症状，但在前列腺液或前列腺按摩后尿液标本或前列腺的活体组织中存在炎症反应的证据。对待这类患者，如果不存在生育方面的问题，我们原则上不予治疗。据有关资料报道，临床上Ⅰ型、Ⅱ型前列腺炎占5%～10%，Ⅲ型前列腺炎占90%～95%。NIH分类的各类型前列腺炎临床特征见下表。

NIH 分类的各类型前列腺炎临床特征

前列腺炎类型	尿路感染病史	肛诊异常	前列腺液白细胞	前列腺液培养	常见致病菌	抗生素治疗反应	对尿流率影响
Ⅰ	有	有	+	+	大肠杆菌	有	有
Ⅱ	有	±	+	+	大肠杆菌	有	±
ⅢA	无	±	+	-	无	常无效	有
ⅢB	无	无	-	-	无	无	有
Ⅳ	无	无	+	±	±	±	无

+:代表有或超过正常标准,±:表示可疑;-:表示无,或没有意义。

18 前列腺液不易按出是不是就意味着病情严重

在门诊给患者做前列腺按摩时,有的前列腺液不能获得,或收集得很少,于是有的患者心理压力就很大,认为自己病情严重,不然为啥没有前列腺液呢?其实这种担心没有必要。我们知道前列腺的位置较深,其分泌的前列腺液,要经过前列腺管排入尿道,而个别人的前列腺管与尿道呈直角或斜行进入尿道,因此,分泌的前列腺液不易排出而发生淤积;尤其是当前列腺发生感染,前列腺充血加重,分泌物增多,很容易形成脓栓而填塞前列腺管,导致引流不通畅而淤滞于前列腺内。其次同一位患者在不同阶段,前列腺液的分泌量也有差异。

19 得了慢性前列腺炎是否需要禁欲

由于过度性生活可以导致前列腺充血,加重慢性前列腺炎,不利于康复;还有的患者害怕将炎症传染给妻子,所以就干脆拒绝性生活,其实这样做是错误的。

首先,前列腺有炎症时,前列腺组织内会有相当数量的病原微生物及其产生的毒素和炎症细胞,如果没有性生活,前列腺液积聚在腺泡内无法排出。这些微生物不断繁殖,即使某些微生物被杀死,它们也会以一种“死尸”的角色继续危害人体。所以应该将它们排出体外,以推陈出新。如何排出体外呢?最好的方法就是有规律的性生活。此外，性生活过程中的射精动作，可使前列腺的平滑肌收缩，促使前列腺液排入尿道，所起的效果比前列腺按摩还好。至于担心性生活会把炎症传给妻子，更是毫无必要，因为我们知道90%以上慢性前列腺炎为慢性非细菌性前列腺炎，即使是细菌性前列腺炎，也是一般的致病菌，不具有传染性。只有一些特殊感染的前列腺炎才会传染，如淋菌性前列腺炎、霉菌性前列腺炎、滴虫性前列腺炎，只要排除了这些，大可放心。若实在是担心，可以使用避孕套。

其次，从避免前列腺充血的角度来看，禁欲也不可取。因为慢性前列腺炎患者多为青壮年，处于性活跃期，前列腺液分泌比较旺盛，长时间不能排出，或者长时间没有射精，就会产生一种把充满的东西排出去的欲望，如欲望不能满足不仅不能降低性兴奋，缓解前列腺充血，反而还会使前列腺充血加剧，加重慢性前列腺炎。

再者，如果长时间没有性生活，还会导致患者性欲下降，甚至出现性淡漠、勃起功能障碍、早泄等，也就是大家经常所说的“废用性功能障碍”。

由此可见，慢性前列腺炎患者不可禁欲，应根据自己的年龄和身体状况，保持有规律的性生活，一般应每周或10天1次，未婚青年也应10天左右排精1次，以促使炎症消退，加快慢性前列腺炎的康复。

20　慢性前列腺炎影响生育吗

李某，28岁，以不育3年余前来医院就诊。患者已看过多家医院，都说是慢性前列腺炎引起的，治疗前列腺炎的方法如抗生素静脉滴注、尿道给药、磁疗微波，还有所谓的“新疗法”等，结果精子质量不但没有好转，反而越来越差。前列腺液分析：pH值：6.5，卵磷脂小体为(++)，白细胞(1~5)，的确是患有前列腺炎；精液分析：死弱精子症；生殖系体检：左侧精索静脉Ⅱ度曲张，双侧睾丸、附睾、右侧精索未见明显异常。我们采取中西医结合疗法治疗3个月后精子质量明显好转，4个月后妻子怀孕。

有些医疗机构为了吸引病人，宣传上故意夸大慢性前列腺炎对生育的影响，使患者产生了很大的思想压力。慢性前列腺炎到底是否影响生育？从理论上讲，由于前列腺液是精液的重要组成部分，当患慢性前列腺炎时，对精液的量、pH 值、精子活动率、精子活力、精液液化等会有影响，从而导致不育，但事实并非如此。有些患者症状很重或者前列腺液中有较多的白细胞，但并未影响生育力。

北京协和医院李宏军教授曾组织 7 家医院的男科医生进行了大规模的“慢性前列腺炎对生育能力影响”的调查，他们选择因不育来就诊的患者，详细询问前列腺炎相关病史和临床症状，做前列腺指诊、前列腺液和精液分析，结果发现慢性前列腺炎在男性不育患者中相当普遍，在 534 例男性不育患者中有 209 例伴有慢性前列腺炎，同时发现慢性前列腺炎可增加不育男性的精液不液化的发生率（22.7%），但对精液的其他参数没有明显影响，表明前列腺炎对生育力的影响不大。

有些男性不育患者虽然同时伴有慢性前列腺炎，如李某就是如此，一般而言它对生育的影响是有限的，由于男性不育是多病因导致的结果，治疗时切不可盲目只治疗前列腺炎，要全面分析，综合调理，只有这样才能获得满意效果。

21 慢性前列腺炎会传染吗

慢性前列腺炎患者经常担心炎症会传染给妻子，因此长期拒绝性生活；有些妻子也因惧怕被传染而故意冷落丈夫，日久不但不利于前列腺炎的康复，还会影响夫妻感情。那么，慢性前列腺炎到底会传染吗？我们知道慢性前列腺炎中绝大多数为非细菌性前列腺炎，即使是慢性细菌性前列腺炎，一般都是大肠杆菌等感染所致，这种感染医学上称之为前列腺的非特异性感染，这种类型的前列腺炎一般不会传染给女方，这是因为女子阴道内有较强的自洁抗菌能力；如果是淋球菌、霉菌、滴虫感染所致的前列腺炎，医学上称之为特异性前列腺感染，具有一定的传染性，此时应禁止性生活，以免传染给女方而致淋菌性阴道炎或霉菌、滴虫性阴道炎；对非细菌性前列腺炎的前列腺液中或精液中培养出支原体者，也应在支原体转阴前禁止性生活。需要指出的是一旦男方查出前列腺特异性感染，妻子或性伴侣都要及时检查同时治疗。一般而言，致病菌明确后，经过20多天的针对性、规范化的治疗，致病菌多可杀死，而它所引起的前列腺炎症变化仍可存在，仍有相应的症状表现，但此时已无传染性，可进行正常性生活。

22. 慢性前列腺炎影响性功能吗

许多慢性前列腺炎患者害怕会影响性功能；有的患者已伴有性功能障碍如早泄、性欲淡漠或者勃起障碍（ED）等，认为就是前列腺炎所导致。实际上出现这种情况多因患者得了前列腺炎后紧张、焦虑等心理压力过大所诱发，或者性生活后导致小腹、会阴或睾丸疼痛加剧而逐渐对性生活失去兴趣。有些患者出现ED与慢性前列腺炎本身没有必然联系。因为我们知道正常的阴茎勃起有赖于阴茎的正常生理结构（阴茎海绵体、阴茎动静脉等正常）、各种神经支配功能的正常发挥、阴茎海绵体供血正常及内分泌功能的正常调节。而慢性前列腺炎的基本病理变化就是前列腺组织的充血、水肿和腺体的分泌不畅，不影响阴茎正常勃起的任何一个环节。

国内梁朝朝等调查了1 786例慢性前列腺炎患者，早泄的发生率为26%，阳痿的发生率15%，7.7%的患者同时伴有早泄和阳痿。其根本原因为心理因素，包括自主神经功能紊乱在内。由于很多患者对慢性前列腺炎的相关知识了解较少，或者性知识缺乏；或受某些广告夸大宣传所误导，出现紧张、恐惧、焦虑等消极情绪，从而降低性兴趣，抑制性兴奋，或拒绝性交，长此以往最终出现“废用性阳痿”。

所以慢性前列腺炎患者首先要有良好的性心理和性态度，非特殊情况（如急性期或具有传染性）下，不要禁止性生活，要保持其规律性，这样对慢性前列腺炎的恢复也有利；其次，不要相信某些广告的“夸大其词”，不要轻信那些所谓的“前列腺炎的新疗法”，要到正规的医院男科诊治；另外，对伴有性功能障碍的慢性前列腺炎患者，治疗时要统筹兼顾,主次分明,切忌专治前列腺炎,而贻误病情。

23 慢性前列腺炎久治不愈会导致前列腺增生和前列腺癌吗

不少患者都有这样的顾虑:慢性前列腺炎久治不愈,是否会转变为前列腺增生或前列腺癌,结果整日胡思乱想,思想压力很大。其实,从目前的研究结果来看,它们之间并无必然联系。

慢性前列腺炎常见于青壮年男性,而前列腺增生多发生于50岁以后,炎症所引起的前列腺增大和增生所致的增大有着本质上的不同。另外,前列腺增生的发病机制尽管有很多学说,但大家共同认可的是:前列腺增生的发生和睾丸分泌的雄性激素及年龄增长有关。而前列腺的炎症并不损伤睾丸,不影响睾丸分泌雄性激素及其代谢,所以说慢性前列腺炎不会导致前列腺增生。在众多慢性前列腺炎患者中,进入老年后,其中有些人可能又患前列腺增生。但迄今为止还没有充分证据表明慢性前列腺炎患者到老年后其前列腺增生的发病率较正常人高。

前列腺癌的发病原因尚不完全清楚,但从切除睾丸的人从不发生前列腺癌这一事实来看,前列腺癌的发生和发展与雄激素有着密切关系。有实验研究表明,雄激素能加速前列腺癌的生长,应用雌激素和切除睾丸后前列腺癌的生长缓慢。而慢性前列腺炎并不影响性激素的变化。有学者认为,长期反复的慢性炎症本来就是癌症的诱发因素,因而提出了前列腺癌的病因可能与慢性感染和病毒感染有关的假设。但目前尚无充分的研究证据表明这一假设的成立。

24 慢性前列腺炎患者是否都要做细菌定位检查

慢性前列腺炎患者若能做细菌定位检查,对正确选择治疗方法,对慢性细菌性前列腺炎抗生素的合理使用,具有重要指导意义。常用的细菌定位检查方法有:

(1)四杯检查法:该检查方法被认为是前列腺炎诊断和疗效判断的“金标准”。具体方法是:先收集首段尿液5~10毫升(VB_1),以反映尿道情况；继续排尿液，再收集中段尿 5～10 毫升（VB_2），以反映上尿路（膀胱、输尿管和肾脏）的感染情况。然后按摩前列腺留取前列腺液（EPS），反映前列腺感染情况；之后再采集按摩后的尿液 5～10 毫升（VB_3），用于反映前列腺的感染情况。

但该方法操作烦琐，在标本的采集、运送、接种、孵化和结果判定方面存在一些不易控制的细节，所以目前该方法在临床上已较少使用。

（2）“二杯法”（PPMT）：以该方法代替传统的“四杯法”，方法是：仅取中段尿（VB_2），和轻按摩前列腺后的尿液（VB_3）进行尿常规和培养检查，可获四杯法同样的结果。由于该方法操作相对简单且准确经济，目前临床上应用较多。

（3）中段尿和前列腺液细菌培养：这是一种改进的细菌学定位检查方法。用中段尿（VB_2）的定量培养筛选菌尿，用前列腺液非定量培养筛选前列腺感染。若中段尿及前列腺液的细菌培养为阴性，则细菌性前列腺炎的诊断不成立；若中段尿培养结果为菌尿，则让患者服用氟哌酸 2 周后，再进行中段尿培养及前列腺液的细菌定位培养；如中段尿培养为阴性，前列腺液为阳性，则可诊断细菌性前列腺炎。

但由于慢性前列腺炎中非细菌性前列腺炎占 90%以上，另外上述的任何一项细菌培养定位检查方法相对于前列腺液常规分析来看，都比较麻烦，况且在标本的采集、运送等环节都有可能被干扰，所以检查结果的假阳性或假阴性时常发生。因此我们并不主张把该检查作为每人必查的常规项目，要根据具体病情而定。

25　前列腺液细菌培养阴性就是非细菌性前列腺炎吗

细菌定位培养是区分细菌性前列腺炎和非细菌性前列腺炎常用的方法。患慢性细菌性前列腺炎时，细菌的侵入并非涉及整个前列腺组织，可能仅限于前列腺的某一部分，或者炎症部位较深，按摩时医生不可能准确地选择到病灶部位，而只能按摩前列腺整体，采集的标本又仅限 1～3 滴，这就很容易遗漏含有细菌的前列腺液，使培养结果呈阴性。

慢性前列腺炎的反复炎症刺激导致病变周围纤维化，或者形成瘢痕组织，或前列腺结石的梗阻，或者炎症充血水肿使病灶部腺管不通，致使采集的前列腺液不含细菌，培养的结果当然为阴性。

另外，前列腺液的培养过程中要经过取样、运送、接种和孵化等几个环节，前列腺液中的细菌在此过程中有可能受外界的不良刺激而死亡，因为离开机体的细菌生命力相当脆弱，此时的培养结果可能为阴性。

由于以上原因，医生在诊断慢性细菌性前列腺炎时一定要慎重，不能凭 1 次培养阴性即排除细菌感染的可能，必要时要让病人再查。有时为了使诊断准确，前列腺液要培养 3 次，若均为阳性且均为同一致病菌生长，方能诊断。

26 霉菌、滴虫、支原体能引起前列腺炎吗

王某，36 岁，2009 年 6 月以尿频、尿道灼热 3 年余就诊。曾在几家医院诊治，细菌定位检查未见细菌生长；按摩前列腺后取尿道分泌物支原体培养，结果解脲支原体、人型支原体阴性。但前列腺液常规检查，pH 值升高，卵磷脂小体减少，白细胞数明显升高，给予头孢类、喹诺酮类、大环内酯类如阿奇霉素、四环素类如美满霉素等药物治疗，花费 2 万多元，却没有明显效果，又看中医吃中药也无效。我们查看了他的诊疗记录后，高度怀疑霉菌或滴虫感染，通过前列腺液涂片检查，发现霉菌，诊断为霉菌性前列腺炎，通过正规抗真菌治疗 1 个月，而获痊愈。同时建议其配偶积极治疗。

真菌又称霉菌，白色念珠菌是常见的病原体，是一种机会性致病菌。它在人体的口腔、肠道、男性的外阴尤其是包皮过长、女性外阴和阴道中广泛存在，一般不会引起任何症状，但当人的抵抗力下降或长期、大量使用抗生素，或使用糖皮质激素如地塞米松等，导致菌丛

失调，此时，它就成了致病菌。通过性接触，真菌可通过男性泌尿生殖道逆行感染到前列腺，而引起霉菌性或真菌性前列腺炎。

霉菌性阴道炎、滴虫性阴道炎是妇女的常见病，通过性接触，不但能得上霉菌性前列腺炎，同样也可传染上滴虫性前列腺炎。滴虫性前列腺炎常继发于滴虫性尿道炎，临床症状与一般的前列腺炎相似。

支原体能否引起前列腺炎，目前尚无定论，但我们认为如果配偶有支原体感染，或曾有不洁性生活史，或常规使用抗生素治疗效果不佳时，首先要排除支原体感染，或者诊断性抗支原体治疗。

如何诊断霉菌性前列腺炎、滴虫性前列腺炎和支原体性前列腺炎呢？其实很简单，按摩前列腺取液直接涂片就可查出霉菌或滴虫；取前列腺液支原体培养基本就能确诊，只是人们常常容易忽略。当慢性前列腺炎经过几个疗程的抗生素治疗后，症状未见好转，如王某，或配偶有霉菌、滴虫或支原体感染，或有不洁性生活史等，就要考虑霉菌、滴虫和支原体感染的可能。一旦确诊，就要科学规范治疗，要去除病因，积极抗病原体治疗，同时配偶也要积极诊治，在没有治好以前，严格禁止性生活。

27 为啥会得淋菌性前列腺炎

张某，28 岁，2009 年 3 月以尿道灼热、小腹和会阴坠胀疼痛 1 年余就诊。1 年前因生意招待一位客户，酒后去了洗浴中心，与服务小姐发生了不该发生的事情，结果不到 1 天就出现尿道疼痛，有分泌物，遂到某医院就诊，确诊为“急性淋菌性尿道炎(急性淋病)”，医生让他按疗程输液治疗，结果治疗 2 天，症状就完全消失，由于去外地出差，就没有再治疗，可是 3 周后又感觉尿道不适且伴有会阴部坠胀，某医院诊断为“慢性前列腺炎”，经过治疗症状缓解，但过不了多久，又复发，如此反反复复。根据其发病情况，我们通过相关检查，最后诊断为“慢性淋菌性前列腺炎”，经过规范的中西医结合治疗 4 个月痊愈。2010 年 10 月随访未复发。

淋菌性前列腺炎，常发生于淋菌性尿道炎之后，有急性和慢性之分，其中慢性淋菌性前列腺炎较常见，多是从急性迁延而来，其致病菌为淋病奈瑟菌（俗称淋菌、淋球菌），好发于性活跃人群。多因急性淋病没有彻底治愈所引起，如未选用敏感抗生素，或抗生素用量不足，或者疗程过短，或性伴侣没有治疗，致使病情反复发作等。

淋菌性前列腺炎其临床表现与一般的前列腺炎相似。因人类缺乏对淋病奈瑟菌的自然杀灭能力，淋病奈瑟菌感染前列腺后，往往"潜伏"在人体内，不易被发现和消灭，在人体抵抗力正常的情况下，与人体相安无事，一旦免疫力下降，或遇某些诱发因素如过食辛辣、久坐等，就再次发作。由于淋病奈瑟菌感染前列腺后的这种隐蔽性，所以就为我们确诊淋菌性前列腺炎带来了一定困难，往往需要对前列腺液的多次涂片检查或淋菌培养才能发现不典型的淋病奈瑟菌。

淋菌性前列腺炎一旦确诊，往往是首选敏感的抗生素静脉滴注，但效果并不理想，尤其对慢性淋菌性前列腺炎，我们建议可以采取前列腺内注射敏感抗生素的方法，同时配合口服广谱抗生素以治疗耐药的细菌以及可能存在的混合感染。在采用抗生素治疗的同时，可配合其他疗法，如中医药疗法（中药口服、坐浴、直肠给药等）、局部微波照射、局部磁热疗等，以缩短疗程，提高疗效，早日治愈。治疗期间多喝水，严禁性生活，禁食辛辣，加强锻炼，性伴侣也要积极诊治。3个月为1个疗程。在停用抗生素治疗1个月后，每周做1次前列腺液涂片检查，连续3次，如没有发现淋病奈瑟菌，才算基本治愈。

28 慢性前列腺炎患者如何规范化治疗

目前，各种媒体如报纸、电台、网络等有关治疗前列腺炎的广告很多，有些以现代医疗技术术语做包装，标榜自己的治疗方法为新突破，是新疗法、新技术和新成果，能快速根治前列腺炎。其实是忽悠人的，他们的目的很清楚，就是赚钱！我们经常给患者说，假如某个病治疗方法越多，就表明对它越没有好的治疗方法。对慢性前列腺炎而言就是如此。所以作为患者在就医时一定要慎重，否则，不但枉费钱财，还有可能对您的身体造成新的伤害。

●就医时要选一个信誉好，口碑好，值得信赖的医院和医生。切勿循着广告去看病，要多看看，多听听病友对他们的评价。

●要加强与医生交流，不要隐瞒自己的病史，这样有助于医生全面了解发病经过；不要轻易给自己下诊断，要听医生的检查建议；对曾经治疗的情况，要给医生讲清楚，最好带上以往的病例和相关检查报告单，这样可以避免采用以前用过但无效或者副作用比较大的治疗方案。对医生的治疗建议一定要坚持，要严格遵守医嘱。

●要有一个良好的心态，积极治疗。要养成良好的生活习惯，戒烟酒，不要久坐，不要长时间骑自行车，预防泌尿生殖系统感染，多喝白开水，选择一个适合自己的锻炼方式，如散步、慢跑、打球等以增强体质。

29 为啥说慢性前列腺炎难治

临床上确实有部分患者症状反复发作，迁延不愈，病程较长，以往总认为前列腺表面有一致密的脂质被膜，抗生素难以透入前列腺组织，不能达到有效的药物浓度，但随着透入前列腺组织更好的新一代喹诺酮类药物的广泛临床应用，前列腺液中的药物浓度不能说太低，然而其临床效果并没有大幅提高。究其原因，我们分析可能主要有以下几点：

●慢性前列腺炎也是一个多因素、多病因共同导致的一种疾病，确切病因并不清楚，这就为针对性治疗带来了很大困难。

●前列腺位置较深，其分泌液需经前列腺管排入尿道后再排出体外。有些前列腺管与尿道成直角或斜行进入尿道，使分泌物不易顺畅排出，尤其在发生感染时，易堵塞腺管，使一些细菌及其代谢产物不能排出体外，使炎症不易消退；相反，在尿道的一些致病微生物容易逆行进入前列腺，又引起感染。

●慢性前列腺炎日久导致前列腺组织纤维化，形成结节；有的前列腺局部性炎症与周围组织粘连形成瘢痕，缺少血管，这些原因使得药物不易到达，难以起到治疗作用。

●不规范治疗特别是使用一些未经临床验证的所谓的“新疗

法”，尤其是有创伤的治疗方法，导致前列腺损伤或感染；或者长时间、高级别和大剂量使用抗生素，引起菌丛失调，致使人体免疫力下降，使条件致病菌或耐药菌株生长，甚至导致真菌二重感染。

●前列腺“邻里”关系复杂，慢性前列腺炎常与慢性尿道炎、痔疮、精囊炎和睾丸炎等同时并存，互为因果。

●慢性前列腺炎多发于青壮年男性，正处于性活跃期，频繁的性冲动，如恣情纵欲，或自慰过度，使前列腺反复充血；或未婚青年缺乏规律性生活，使炎性前列腺液不能及时排出，产生瘀阻，炎症不能消退。

●不良心理因素的影响。由于过于紧张、焦虑和恐惧，过分关注自己的病情，使得症状时轻时重。

●其他因素，如患者对治愈该病缺乏信心，对治疗无耐心，如走马灯似的换医生或换医疗机构，或者跟着广告去看病，天天采用“新疗法”。不严格遵守医嘱，不改变不良的生活方式，如嗜食辛辣，喝酒吃辣椒，久坐，性生活无规律等，致使疾病反复发作，缠绵难愈。

30 慢性前列腺炎都需要治疗吗

临床上遇到不少慢性前列腺炎患者，四处治疗，思想压力很大，但患者却没有任何不舒服，只是无意之间听广播，或者在电视、网络上看到有关前列腺炎的宣传，结果自己到医院检查发现患有前列腺炎，于是就开始了漫漫的求医路。

我们知道在慢性前列腺炎新的 NIH 分类标准中，Ⅰ型为急性前列腺炎，Ⅱ型为慢性细菌性前列腺炎，ⅢA 型为炎症性的慢性盆腔疼痛综合征，ⅢB 型为非炎症性盆腔疼痛综合征，Ⅳ型为无症状性慢性前列腺炎（仅仅是前列腺液中白细胞升高）。前三种类型均有典型的临床症状和体征，而Ⅳ型前列腺炎没有症状。这一类型的前列腺炎是否治疗，我们的观点是：如果患者没有生育要求，原则上不予治疗；如果有生育要求，且精液质量异常如精液液化障碍或者死精子症、弱精子症、白细胞精子症、畸形精子症等，要在综合评估影响精液质量各种原因的基础上，适度治疗前列腺炎，以免影响精液质量的改善。

31 治疗慢性前列腺炎常用的方法有哪些

由于慢性前列腺炎的病因不明,发病机制不清,目前治疗方法很多,虽均有一定效果但也有一定的局限性。各种疗法归纳起来,可以分为:①内治法,包括抗生素内服、非甾体类抗炎药如消炎痛等,辨证施治口服中药汤剂、中成药等;②外治法,包括中药坐浴、中药栓剂塞肛、中药保留灌肠、直肠滴入、中药穴位外敷、针灸(体针、耳针)、穴位埋线及磁疗、激光、微波等各种理疗方法等;③心理疗法和常规治疗。由于慢性前列腺炎患者多有不同的心理障碍,近年来心理疏导在慢性前列腺炎的治疗中越来越受到重视,使用也越来越广泛。常规治疗应贯穿于前列腺炎治疗的全过程,主要包括多饮水、禁食辛辣、养成良好的生活习惯和适度锻炼等。

32 治疗慢性细菌性前列腺炎一般选用哪些抗生素

治疗慢性细菌性前列腺炎选用抗菌药物的原则是:药物脂溶性高、易透过前列腺包膜、血清蛋白结合少、弱碱性等。

(1)磺胺类药物(如复方新诺明、磺胺增效剂等):因易渗入前列腺,仍是治疗慢性细菌性前列腺炎的最佳选择。复方新诺明,每次2片,每日2次,4~6周为1个疗程。该药价格低廉,但有些人易出现过敏,易在肾小管形成结晶,对肾脏有损害作用,故在临床使用时要定期检查肾功能。

(2)喹诺酮类:目前是所有抗生素中透入前列腺组织最强,抗菌谱较广,对革兰阴性、革兰阳性、支原体、衣原体均有效的一类抗生素,是目前治疗慢性细菌性前列腺炎的首选抗生素。建议使用原则是由低级到高级,如诺氟沙星、环丙沙星、左氧氟沙星、氟罗沙星、洛美沙星等。

(3)大环内酯类抗生素:优点是有较强的穿透前列腺的能力,且能在酸性环境中离解为非脂溶状态,在前列腺液中浓度较高。常用药物有红霉素、罗红霉素、交沙霉素、阿奇霉素。据我们临床观察,交沙霉素耐药率很低，对没有条件做细菌培养，或支原体培养的单位，建议首选交沙霉素治疗。

(4)四环素类：如果使用以上抗生素效果不好，高度怀疑支原体、衣原体感染时，建议选择此类药物，常用的有：强力霉素、美满霉素。美满霉素为半合成四环素类抗生素，其抗菌作用在四环素类中最强。据观察解脲支原体或人型支原体对强力霉素的耐药率较低，具有较好的临床效果。

以上抗生素的使用，原则上要根据前列腺细菌定位培养或者支原体培养，结合药物敏感实验结果而定。但在实际临床工作中，由于这种检查方法的烦琐和各种因素的干扰，很难普遍开展，大多数医生还是经验性选择抗生素治疗为主。疗程最短为 4 周，如有效果可用到 6 周。

33 抗生素是治疗慢性前列腺炎的灵丹妙药吗

张某，39 岁，2008 年 8 月以尿频、尿急伴会阴坠胀疼痛 2 年就诊。曾在几个医院被诊断为慢性细菌性前列腺炎，各类、各级抗生素用了很多，花费数万元，症状反反复复，患者非常苦恼。我们接诊后采取“二杯法”(PPMT)进行了 2 次细菌定位培养，诊断为慢性细菌性前列腺炎(大肠杆菌感染)。由于患者长期应用抗生素，患者经常感到上腹部不舒服，吃饭也很少，精神不佳。鉴于此，我们停用所有抗生素，采取中医综合治疗方案，即辨证使用中药口服和中医外治包括中药穴位贴敷、针刺和中药熏蒸，治疗 1 个月后症状基本消除，治疗 3 个月后不但症状全部消失，而且做 2 次细菌培养(每半月做 1 次)，培养结果均为阴性，前列腺液常规检查正常，基本痊愈，2010 年 4 月随访情况良好无复发。

传统观点认为，慢性前列腺炎治疗效果不好的主要原因，是由于抗菌药物难以透过前列腺包膜，前列腺组织内达不到有效的药物治疗浓度,但随着喹诺酮类药物的开发成功,尤其是近年来新一代喹诺酮类药物的问世,这一问题基本解决。但遗憾的慢性前列腺炎包括慢性细菌性前列腺炎的治疗效果没有明显提高。为啥会出现这种情况呢?我们分析原因主要有以下3点:①慢性前列腺炎不是一个独立的疾病,而是一个由多种因素共同影响所导致的前列腺及其周围组织发生的炎症反应,让人体产生各种各样的不适症状如尿频,小腹、会阴及腰骶部等坠胀疼痛,是一个以前列腺为中心的综合征。即便是细菌感染所引起的炎症,使用敏感抗生素治疗也只能解决这一病因,而对其他致病因素无效果;②慢性前列腺的炎症并不代表都是细菌感染所引起,研究证实90%以上的慢性前列腺炎是非细菌性前列腺炎,因此对大多数慢性前列腺炎患者长期、大量使用抗生素是没有用的,且有滥用之嫌;③多数慢性前列腺炎患者由于对前列腺炎的相关知识了解较少,一些医疗结构故意夸大慢性前列腺炎的危害,使患者整日忧心忡忡,心理压力过大,从而影响治疗效果。

由此可见,抗生素治疗慢性前列腺炎已不是"第一选择",更不是什么灵丹妙药,鉴于抗生素对慢性前列腺炎治疗的有效性、安全性、经济性,使我们在选用抗生素治疗时,一定要慎重、慎重再慎重!近年来,我们在慢性前列腺炎治疗这一领域,提出了"绿色疗法"这一理念,主张"综合治疗",包括中医和中西医结合治疗,该疗法具有多渠道给药、多靶点治疗、多层次调节等特点,从而达到恢复局部神经功能、调整机体免疫功能,对各种病原体有较好的抑制和杀灭作用,张某就是很好的例证。

34 治疗慢性前列腺炎如何合理、规范使用抗生素

目前,在对慢性前列腺炎的治疗中,抗生素的滥用和不规范问题非常严重。如何才能做到合理、规范使用呢?一些专家提出了抗生素治疗的规范化原则,患者可在接受治疗时参考。①选择对已知的或高度怀疑病原体有较好敏感性且能较好穿过前列腺包膜的抗生素。若条件允许,一定要做细菌定位检查;②慢性前列腺炎的急性发作;③慢性细菌性前列腺炎;④对细菌培养阴性的慢性炎症性前列腺

炎，有典型的症状，细菌学或免疫学证据支持感染存在；⑤抗生素治疗周期最短是2周，若症状没有改善，则应停止治疗，重新评估治疗方案；若症状改善，则应至少继续进行2~4周的治疗达到临床治愈，并期望彻底清除病原体；⑥抗生素治疗无效者，治疗时间不能超过6周；⑦对伴有前列腺结石或者钙化斑的患者，但考虑到可能为细菌繁殖之处，即使前列腺液细菌培养阴性，也可考虑使用抗生素治疗；⑧由于喹诺酮类药物具有较好的穿透前列腺包膜和较广的抗菌谱，故首先推荐使用喹诺酮类药物。

35 前列腺内直接注射药物能治疗慢性细菌性前列腺炎吗

这种疗法前几年使用较为广泛，主要目的是解决抗生素不易透入前列腺问题，或者使某些药物作用更为快捷，由于临床疗效不理想，其治疗本身又造成对前列腺的损伤，目前非特殊病例或难治性病例，已较少使用。

前列腺内直接注射药物的途径主要有经直肠、经会阴和经耻骨后。经直肠进针，虽然直观、安全、痛苦小，但直肠内细菌多，尤其是大肠杆菌，很容易引起前列腺继发感染，甚至形成前列腺脓肿。经会阴进针，疼痛较剧烈，易形成血肿。经耻骨后进针，较安全，方便，但对操作者的技术和熟练程度要求较高。个别患者注射后会出现血尿、血精和排尿困难，但多为一过性，很快就会消失，无须特殊处理。另外，在操作过程中要避免穿破膀胱、直肠黏膜和不必要的反复穿刺。

该疗法效果好坏，主要取决于穿刺针能否准确进入前列腺和注入药物的选择。目前各家所注药物基本达成一致，即敏感抗生素或直接选用丁胺卡那+地塞米松+透明质酸酶+利多卡因，主要是为了达到消炎、软化前列腺瘢痕纤维、缓解疼痛和抑制自体免疫反应目的。每周1~2次，4次为1个疗程。我们知道由于慢性前列腺炎并非一个独立疾病，所以为取得较好效果，提倡在采用该疗法的同时，应配合其他疗法。

36 治疗慢性前列腺炎常用的理疗方法有哪些

慢性前列腺炎的理疗方法较多，其主要功能是改善前列腺局部的血液循环、促进治疗药物在局部的吸收，达到抑制或杀灭病原体的目的，从而缓解或消除症状，是慢性前列腺炎的辅助治疗，是综合治疗方法之一。常用的方法有：

(1)磁热疗：磁疗配合红外线。通过磁场的组织穿透作用，在局部产生磁效应，以抑制或杀灭病原体，配合红外线热疗，能够较好地改善前列腺血液循环。

(2)微波：对前列腺组织具有很强的穿透作用，通过高频电流的热效应达到治疗效果。

(3)短波与超短波：均为高频电流，对前列腺组织具有热治疗作用。

(4)激光疗法：主要使用氦氖激光治疗慢性前列腺炎。

(5)射频：射频是频率为100~300兆赫的中频类电磁波，波长较长，组织穿透能力强，均匀透入。

其他如局部热水熏蒸或中药熏蒸或中药坐浴、直肠内、耻骨联合上或会阴药物直流电导入法等，都可以根据患者具体病情选择使用。

37 治疗慢性前列腺炎为啥有时要用治疗增生的 α 受体阻断药

临床上有慢性前列腺炎患者拿着药问医生怎么让我吃治疗老年前列腺增生的药物，是不是开错了，非常不理解，很迷惑，有时还闹些不愉快。

实际上这种情况很常见，看病吃药不能仅看说明书，在医生的指导下治疗，一般是不会有问题的。现研究证实，多数慢性前列腺炎患者经过尿动力学检查(一种检查下尿路如膀胱、输尿管是否有阻塞的一种方法)表明膀胱颈和前列腺部尿道呈现功能性梗阻，不但出现排尿困难等症状，而且引起前列腺内和射精管内尿液返流，形成局部的“化学性前列腺炎”。此类患者多有膀胱颈和前列腺部尿道内括约肌的张力升高，并因此出现排尿异常。α-肾上腺素能受体是这种梗阻产生的重要因素，膀胱颈及前列腺平滑肌上具有丰富的这种受体，所以为使用其阻断类药物提供了解剖学依据。使用这些药物可以松弛膀胱颈和前列腺部尿道，改善排尿障碍，消除前列腺内和射精管系统的尿液返流，可较好改善前列腺炎症状，尤其对伴有尿流动力学检查异常的前列腺炎患者效果更好，所有类型的慢性前列腺炎患者都可应用，它同时可以进一步提高抗生素的治疗效果。这类药物常用的有多沙唑嗪（可多华）、盐酸坦索罗欣（哈乐）等，在医生的指导下根据情况选用。

38 什么是慢性前列腺炎的“绿色疗法”

所谓慢性前列腺炎的“绿色疗法”，是近年来我们针对目前慢性前列腺炎的治疗状况，提出的一种新的治疗理念，主张不用或少用抗生素，即便是慢性细菌性前列腺炎，倡导“综合治疗”，根据患者的具体病情选择中医和中西医结合疗法、各种理疗方法和心理疗法等，尽可能将治疗的副作用或者对人体的损伤降到最低。该疗法具有多渠道给药、多靶点治疗、多层次调节等特点。具体而言，中医疗法包括辨证使用汤剂、中成药、中药灌肠、中药熏蒸、中药栓剂、中药贴敷、针刺（体针、耳针和芒针）、灸法、穴位埋线疗法；西医疗法包括 α 受体阻断剂型、非甾体类抗炎药、肌肉松弛剂和抗抑郁药等。其他疗法如生物反馈疗法、局部盆底按摩等。

我们提出该治疗理念的依据：目前，抗生素的应用仍是治疗慢性前列腺炎的主要方法，Ⅱ型慢性细菌性前列腺炎要首选，并且主张使用 6 周以上；ⅢA 型慢性炎症性前列腺炎也主张使用抗生素。但是治疗效果并不理想，但长期应用抗生素所产生的副作用倒是不少，如菌丛失调、身体免疫力下降、耐药菌株增加等。可谓是得不偿失。效果不理想的原因，我们认为除了可能细菌定位培养有误差外，更主要的是慢性前列腺炎是一个多病因、多因素相互影响的疾病，所以在治疗上就不能单打一，必须综合施治。为避免抗生素使用的不合理，治疗上第一选择不用抗生素，使用中药和其他疗法相结合，治疗 1 个月后再根据效果调整治疗方案。

39 中医药治疗慢性前列腺炎有何优势和特色

慢性前列腺炎病因不明，机制不清，虽然目前抗生素的应用仍是治疗慢性前列腺炎的主要方法，但效果不理想是众所周知，尽管对慢性细菌性前列腺炎具有一定效果，但对非细菌性前列腺炎没任何治疗作用，已不作为治疗的第一选择。据有关资料统计，慢性非细菌性前列腺炎的发病率远远高于慢性细菌性前列腺炎。近年来，中医药在治疗该病方面取得了满意效果，显示了良好的发展前景。

首先，中医药对该病的治疗具有更强的特异性和针对性。中医针对不同的患者、不同体质、不同病情等辨证施治，现代医学称为“个体化治疗”，使得治疗更有针对性。即使同一个患者，但在慢性前列腺炎不同的发展阶段，所用方药也可能不同。如同为血瘀型，发病初期，正气充盛时，可用水蛭、䗪虫等活血破瘀通络之品，但到疾病的后期正气亏虚时，就只能用当归、丹参等活血养血类中药，否则会更进一步耗伐正气，不利于疾病的康复。其次，中医治疗该病具有整体调节作用，对慢性前列腺炎这样一个多原因、多因素所导致的疾病非常合适，中医药同样具有抗菌、抑菌、调整免疫和神经功能的作用。最后，中医对该病的治疗措施较多，可根据病情综合使用。除中药口服外，还可中药灌肠、中药熏蒸、中药栓剂塞肛、针灸、中药外敷、穴位埋线疗法等。

40 如何采用中医药治疗慢性前列腺炎

慢性前列腺炎是现代医学名称，中医学中并无此病名，但可属于中医的“精浊”、“肾虚腰痛”等范畴。中医学认为其发生原因为湿热毒邪内侵前列腺，或嗜食辛辣厚味如辣椒、酒等，蕴湿生热，下注精室；或长时间久坐、骑车或忍精不泄，或情志所伤，气血运行受阻，瘀阻精道而患该病；或手淫过度，或恣情纵欲，耗伐阴精，阴虚火旺，阳强易举，前列腺反复充血致使诱发该病；或平素体质虚弱，或房事不节，损伤肝肾，肝虚影响气血运行，肾虚则膀胱气化失司，从而引起慢性前列腺炎。

中医治疗慢性前列腺炎的核心就是辨证施治，或者说个体化治疗，它能够较好地将整体治疗和局部治疗相结合，将中医内治和外治相结合，能够对多病因同时治疗。

我们一般将慢性前列腺炎分为以下几种证型，根据患者的病情，可选择内治法或外治法。

（1）湿热瘀阻证：主要表现为尿频，尿急，尿余沥不尽，或尿道灼热，小便黄，小腹、会阴或睾丸坠胀或疼痛，可有尿道滴白。舌红，或有瘀点、瘀斑，苔黄腻，脉滑数。治疗清热利湿，化瘀解毒。常用药物有龙胆草、萆薢、栀子、黄芩、牡丹皮、赤芍、川牛膝、金银花、蒲公英、败酱草、红藤、车前子、川楝子等。该证型临床最为常见。

（2）瘀血阻滞证：主要表现为尿频，尿急，尿余沥不尽，尿等待，会阴、小腹或睾丸胀痛，或刺痛。舌暗，脉涩。治疗活血通络，行气止痛。常用药物有桃仁、红花、当归、川芎、丹参、荔枝核、橘核等。前列腺指诊前列腺腺体较硬，或有结节。病程一般较长。

（3）脾肾两虚证：主要表现为尿频，尿急，尿余沥不尽，少腹、睾丸坠胀明显，劳累后加重，腰膝酸软，神疲乏力，纳差腹胀。舌淡，苔白，脉沉细。治疗以补益脾肾为主，常用药物有菟丝子、枸杞子、覆盆子、五味子、车前子、黄芪、党参、熟地黄、山萸肉、金樱子等。

（4）阴虚火旺证：尿频，尿急，尿道口灼热，会阴及睾丸、少腹隐痛，腰膝酸软，头晕耳鸣，潮热盗汗，阴茎易勃起。治疗以滋阴清热，利湿导浊为主，常用药有知母、黄柏、熟地黄、山药、山萸肉、萆薢、泽泻等。

中医治疗慢性前列腺炎的效果好坏，除了与医生业务水平、患者的配合情况之外，还与药材质量密切相关，所以为了保证您的疗效，尽可能到信誉好、中药材质量好的医院或药店去购买。

41 如何使用中药灌肠治疗慢性前列腺炎

中药灌肠治疗慢性前列腺炎具有作用直接，起效迅速，不经过肝脏代谢，常常还能起到口服药物所不能达到的效果。目前常用的方法就是滴注灌肠法，具体方法如下：先把根据患者病情配制的中药煎好，浓缩取汁150毫升，温度控制在40℃左右，灌入输液瓶中，下接一次性输液器。灌注前让患者排空大便，取左侧卧位，臀部垫高，插入输液导管的前端用甘油或液体石蜡润滑，轻轻插入肛门14厘米左右，滴速控制在每分钟90滴左右，滴注结束后卧床休息60分钟左右，让药物在肠道中保留一段时间，便于吸收。每日1次，15次为1个疗程。

现推荐几方，供患者参考使用。

(1)解毒活血灌肠方：红藤30克，败酱草30克，大黄12克，赤芍20克，丹参30克，生水蛭10克，川楝子12克，生甘草10克。主要用于湿热瘀阻证慢性前列腺炎，症见排尿异常和少腹、会阴胀痛。平素大便稀者，慎用。

(2)前列腺灌肠Ⅰ号方：金银花30克，蒲公英30克，土茯苓30克，败酱草30克，黄柏20克，赤芍20克，川楝子12克。主要用于湿热蕴结型慢性前列腺炎，以尿频、尿急为主症，小腹、会阴胀痛不明显。

(3)前列腺灌肠Ⅱ号方：乳香20克，没药20克，丹参30克，赤芍20克，穿山甲10克，䗪虫10克，红花30克，苏木30克，延胡索30克，荔枝核12克，橘核12克。主要用于慢性盆腔疼痛综合征的瘀血阻滞型。

(4)前列腺灌肠Ⅲ号方：续断30克，巴戟天30克，仙灵脾20克，仙茅15克，乌药15克，小茴香15克，川芎10克，荔枝核12克。主要用于慢性前列腺炎的脾肾亏虚型，可见尿频，尿无力，尿余沥不尽，少腹、会阴坠胀、腰膝酸软等。

尽管灌肠疗法具有较好的疗效，但操作烦琐，使用不便，不利于临床推广应用，为此我们针对慢性前列腺炎的常见证型如湿热瘀阻型在中医理论指导下，开发研制了“前列栓”，该制剂融现代药物透入技术和现代医学科技发展成果于一体，具有清热解毒导浊，活血通络止痛之功效，以携带方便，使用便利，经济低廉，效果满意为众多患者所称赞，为此该研究荣获2007年度河南省科技进步二等奖。

42 如何采用中药熏蒸疗法治疗慢性前列腺炎

中药熏蒸或中药坐浴既能发挥热效应的治疗作用,同时中药成分又能借助热效应更好地促进其吸收,从而最大限度地发挥中药的活血化瘀、清热解毒等作用。中药熏蒸能较好地改善盆腔及前列腺部的血液循环,能迅速缓解症状,促进炎症的迅速康复。水温较高时,先用热气熏蒸,待温度降到40℃左右时,可坐在药液中,每次应在30分钟左右。由于熏蒸或坐浴时温度较高,可影响睾丸的生精功能,所以对未婚、未育者应禁止使用,或者短时间使用原则上不要超过10天。现推荐两方供患者参考使用。

(1)熏蒸方1:败酱草30克,白花蛇舌草30克,红藤30克,大黄15克,紫草40克,赤芍30克,红花30克,野菊花30克,土茯苓30克,川楝子12克。该方具有解毒活血功能,用于湿热瘀阻型慢性前列腺炎。

(2)熏蒸方2:苏木30克,红花30克,透骨草30克,丹参30克,川牛膝30克,乳香15克,没药15克,荔枝核15克,野菊花30克。该方具有活血通络止痛的功能,用于瘀血阻滞型慢性前列腺炎。

43 中药穴位贴敷能治疗慢性前列腺炎吗

采用中药对某些穴位贴敷能治疗很多疾病,如慢性支气管炎、哮喘、腹泻等,治疗慢性前列腺炎通常选用"神阙穴",即我们常说的肚脐。神阙穴在中医经络系统中是一个很重要的穴位,为先天之结蒂,后天之气舍,介于中下焦之间,是全身经络的总枢,为五脏六腑之本。现代研究表明,肚脐其表皮层最薄,皮肤下方脂肪组织与筋膜、腹膜直接相连;脐的血行除了与腹壁浅静脉、腹壁静脉相通外,还直接与其下部的腹膜静脉网相交通,具有较好的透皮吸收功能,"神阙穴"敷药能使药物较好地渗入血液进入体循环而发挥治疗作用。此外,药物的贴敷还可以刺激神阙穴及周围的神经,通过神经体液因素而调整机体的神经、内分泌和免疫系统,从而起到某种治疗作用。现介绍两方供患者参考使用。

(1)敷脐方1:丁香10克,全蝎10克,乳香10克,没药10克,丹参30克。丁香、全蝎共研细末。后三味用醇提取后与前2味细末混匀。用时取适量用酒调糊状敷脐,外盖纱布胶布固定。每日换药1次,15次为1个疗程。用于瘀血阻滞型慢性前列腺炎。

(2)敷脐方2:白芷10克,黄柏10克,王不留行10克,吴茱萸5克,赤芍10克,蒲公英10克。以上药共匀研成细粉。用时取适量用酒调糊状敷脐,外盖纱布胶布固定。每日换药1次,15次为1个疗程。用于湿热瘀阻型慢性前列腺炎。

44 如何采用针灸疗法治疗慢性前列腺炎

慢性前列腺炎在药物治疗的同时,如能配合使用针刺疗法,往往可以提高效果,缩短疗程。现介绍一些常用的穴位和方法,供大家参考使用。

常用穴位1:前列腺穴位(位于会阴穴至肛门的中点)。

方法:用28号3~4寸毫针直刺1.5~2寸深,得气后小幅提插2~3次,之后捻转,留针20分钟出针。每日1次,10次1个疗程。

常用穴位2:取穴:三阴交、肾俞、中极、水道、太冲为一组;膀胱俞、次髎、太溪、曲骨、阳陵泉、关元为一组。

方法:采用平补平泻手法,每日或隔日1次,10次为1个疗程。

常用穴位3:主穴:会阴、中极。血瘀型加内关、蠡沟;湿热蕴结型加三阴交、阴陵泉;阴虚火旺型加照海、涌泉等;肾阳虚型加肾俞、命门和太溪。针法依据不同证型采取相应的补泻法。

药物注射常用穴:会阴、秩边、阳陵泉、中极、关元、气海、三阴交等。常用药物如川芎嗪注射液、维脑路通注射液、维生素B_1注射液、维生素B_{12}注射液。每次选2~3个穴,药物穴位注射。

45 如何用耳针治疗慢性前列腺炎

中医学认为,耳与全身的脏腑经络有着密切联系,耳郭上的某些特定部位是身体某些脏腑功能的反映，采用一些方法刺激这些部位（医学上称为“耳穴”），就可以治疗某些脏腑的病变。由于耳穴贴压法较耳针疗法易操作，痛苦少，所以国内不少专家采取耳穴贴压法治疗慢性前列腺炎，并取得了较好疗效。该疗法具有调理气血，疏通经络，清热利湿之功效。

常用耳穴：内外生殖器、前列腺、肾、膀胱、缘中、皮质下。

由医生操作，每次选3~5个耳穴，用王不留行籽固定在耳穴上，胶布固定。用手按压用力由轻入重，使耳郭有酸、胀和灼热的感觉。让患者自行按压，每天5~6次。每2天换药1次，7次为1个疗程。

46 如何选用常用中成药治疗慢性前列腺炎

全某，30岁，以尿频、尿无力伴会阴部坠胀2年余就诊。曾在多家医院诊断为“慢性前列腺炎”，采用氟罗沙星、头孢类及罗红霉素等抗生素和中成药治疗，不但没效，有时还感到症状加重。前列腺指诊：前列腺大小正常，压痛不明显，质地较软，表面光滑，无结节。前列腺液容易按出。前列腺液分析：pH值，卵磷脂小体(++)，白细胞(2~6个)。患者平素乏力，吃饭差，会阴部坠胀每日早晨轻晚上重，或者劳累后严重，时有腰膝酸软。舌淡，苔薄白，脉弱。辨证属于脾肾亏虚型慢性前列腺炎，以中药治疗。起初，病人说中药用了很多，也用了很长时间，没有效，能否考虑用其他方法。我们仔细看了他以前所用的中药，发现全是清热解毒、活血化瘀类药物，这些中成药主要针对慢性前列腺炎的湿热蕴结证或湿热瘀阻证，之所以没有效果，药不对症是其主要原因。由于患者无法煎药，我们以中成药泽桂癃爽胶囊合补中益气丸，同时配合中药栓剂塞肛，患者坚持治疗2个月，症状完全消失。

由于慢性前列腺炎的治疗过程较长，为使患者携带便利、易于口服，近年来针对慢性前列腺炎的某些证型开发了一些中成药，但在使用时一定要辨证使用，绝不能不分青红皂白随便服用，否则非但无效有时可能还会使病情加重，仝某就是如此。我们曾对市场上治疗慢性前列腺炎的中成药进行过归类分析，发现80%以上药物的主要适应证型为湿热瘀阻型或湿热蕴结型。现将治疗慢性前列腺炎常用中成药的主要功效、主治和适应证介绍如下，供患者使用时参考。

(1)翁沥通胶囊：具有活血化瘀，清热利湿之功效。主要用于湿热瘀阻型慢性前列腺炎。症见尿频，尿急，小便黄，阴囊潮湿，会阴或小腹、睾丸坠胀疼痛。舌质红，或有瘀点或瘀斑。苔黄或厚腻，脉滑数。每次3粒，每日早晚2次口服。

(2)癃闭舒胶囊：功效与主治、主症同翁沥通。每次3粒，每日3次口服。

(3)前列舒通胶囊：具有活血化瘀通络，解毒清热利湿功能。用于湿热瘀阻型前列腺炎。每次3粒，每日3次口服。

(4)前列欣胶囊：功效与主治、主症同翁沥通。每次4粒，每日3次口服。

(5)泽桂癃爽胶囊：温补脾肾，化瘀散结。用于肾虚瘀阻型慢性前列腺炎。症见尿频、尿急、排尿困难等，会阴、腰骶、小腹和睾丸坠胀疼痛。舌淡，舌质可见瘀点，脉沉无力。

(6)复方玄驹胶囊：温补脾肾，填精益髓。用于肾阳虚或肾虚型慢性前列腺炎。每次3粒，每日早晚2次口服，用淡盐水送服更佳。

(7)补中益气丸：具有益气健脾功效。用于脾气亏虚型慢性前列腺炎。症见尿频，尿无力，尿后余沥，小腹、会阴坠胀，劳累后加重，神疲乏力，食欲差。舌淡，苔薄白，脉弱无力。每次8粒，每日3次口服。

(8)六味地黄丸：补益肾阴。用于肾阴虚型慢性前列腺炎。症见尿频，尿急，尿道灼热，舌质红，少苔，脉细数。每次8粒，每日3次口服。

(9)清浊祛毒丸：清热解毒，利湿除浊。用于湿热蕴结型慢性前列腺炎。症见尿频，尿急，尿痛，小便黄，阴囊潮湿。舌红，苔黄腻，脉数。每次6克，每日3次口服。

(10)龙胆泻肝丸：主要由龙胆草、栀子、黄芩等组成。具有清利肝胆湿热的功效。用于湿热蕴结型慢性前列腺炎。主要表现为尿频、尿急和阴囊潮湿等症。每次 6 克,每日 2 次口服。

(11)野菊花栓:主要由野菊花组成。用于湿热蕴结型慢性前列腺炎。每日 1 次塞肛。

47 为啥综合疗法治疗慢性前列腺炎比单一疗法效果好

虽然治疗慢性前列腺炎的方法很多,但每种疗法都有一定的局限性。如中西药物治疗远期疗效较好,但在迅速缓解症状方面,就不如物理疗法(如中药熏蒸、热水坐浴、超声、微波等)起效迅速;中药灌肠、中药穴位贴敷、中药栓剂塞肛对改善前列腺组织血液循环,畅通腺管,促使炎症消退,缓解局部症状等方面均有较好作用,但其抑菌、杀菌作用就不如抗生素针对性强;前列腺注射疗法虽然对难治性前列腺炎有一定效果,但由于副作用多,又需要与理疗方法相结合,以改善血液循环,软化瘢痕,比较烦琐;针刺疗法尽管能直达病所,常能起到药物不能达到的效果,但不少患者不易接受;有些患者虽然症状已消失,前列腺液检查也正常,但患者仍忧心忡忡,总担心自己的病不久又要复发,这就需要心理疏导。所以对慢性前列腺炎的治疗决不能单打一,仅靠一方一药,一种疗法,要根据病情,具体分析,选择几种治疗方法同时使用,以提高疗效,缩短疗程,加快疾病的康复。

48 如何采用前列腺按摩治疗慢性前列腺炎

定期前列腺按摩对慢性前列腺炎有一定的治疗作用,因为通过前列腺按摩,可使含有细菌和毒素的前列腺液排出体外,可畅通腺管,改善前列腺局部血液循环,从而促使炎症吸收和消退。有研究认为,按摩过的前列腺还能增加前列腺的通透作用,提高抗生素在前列腺组织的浓度。一般每周按摩 1~2 次,按摩时手法务求"柔、轻、缓",切忌"粗、猛、狠",一定要一边按摩一边询问患者的感受。按摩结束后,一定要让患者多喝水,多排小便,使积存于尿道的炎性分泌物随尿液排出,以防感染。

当然，对按摩疗法也有持不同意见者，他们认为按摩前列腺本身就是一种刺激，反复按摩会加重前列腺充血、水肿，对炎症的恢复不利。对此，我们的观点是：对已婚并有规律性生活的男性和未婚但遗精较频繁的男性，因前列腺液可以自然排出体外故不主张按摩。对少有性生活或遗精少者以及尿道口常常有“滴白”发生，前列腺摸着饱满，质地柔软，前列腺液较易按出且按摩后患者感到舒服者，可以定期施行前列腺按摩。若按摩后患者感到症状加重，或者感到非常痛苦者，这种情况下应禁止按摩前列腺。

49　为啥慢性前列腺炎患者不宜久坐和长时间骑车

如果坐的时间和骑车时间不长，一般对前列腺无不利影响。如果久坐，会使会阴部血液运行速度变慢，可导致会阴和前列腺部慢性充血、瘀血，会使前列腺局部的代谢产物堆积，阻塞腺管，使分泌液排出不畅，日久导致慢性前列腺炎。调查发现，慢性前列腺炎患者中，汽车司机占的比例较大，这就充分证明了这一点。近年来，中学生发病率也有提高，我们分析除了他们通过网络等渠道获得的不良性信息较多，过度自慰外，还与他们学习紧张，长时间坐着上课、写作业有关。至于长时间骑车对会阴前列腺部压迫更直接、更严重。我们大多都有这样的经历，长时间骑车后，会阴部会出现麻木不适，甚至疼痛和排尿困难。

现代医学认为，久坐时，因直肠静脉无静脉瓣，位浅壁薄和直肠黏膜下组织松弛，很容易导致痔静脉丛曲张和肛垫下移形成痔核，同样加重会阴部气血运行障碍，引起前列腺瘀血，诱发前列腺炎的发生。最近有一研究报告表明，久坐会让人短寿！报告指出：一个人无论平时是否定期锻炼，坐得太久都会增加患病的概率，大幅减少寿命，当然慢性前列腺炎的发病率增加也是肯定的。那么我们在日常生活中如何做呢？

●尽可能缩短坐的时间，最好一次不要超过 1 小时，每到 1 小时左右要站立活动 10～15 分钟，伸伸腿，弯弯腰，扭扭脖。实在没有办法站起活动，可在座位上做 50 次提肛运动。另外，要少坐硬板凳。

●骑自行车或电动车每次控制在50分钟左右，如长途骑车要注意中途休息，车座不宜太高太硬。

●适当改变坐姿，不要长时间保持一个坐姿不变，要有意识左右移动重心，以减少对前列腺的压迫。

50 “忍精不射”或房事时间过长会引起慢性前列腺炎吗

我曾有一位老病友，慢性前列腺炎反复发作，最长3个月，最短1个月复发1次，每次均采用中医治疗，中药内服加中药熏蒸和中药塞肛，效果非常满意，但就是复发太频繁。他不抽烟，不喝酒，平常也非常注意锻炼，为什么总是复发呢？最后经了解，他性生活虽然有规律，但害怕妻子怀孕，几乎每次都“忍精不射”，或体外排精。

“忍精不射”或“动而不泄”或“交而不泄”，在我国传统的性观念中，认为是房事养生的一种方法，因为中医学认为精为先天之本，精宜藏不宜泄，不射精或者少泄精可以固护肾气。但当代性学家们多不支持这一观点，认为性生活中“忍精不射”不仅耗伐人的体能，而且性器官持续充血，容易诱发生殖系统炎症，特别是前列腺炎的发生。

性学家指出，人类性反应周期有兴奋期、持续期、高潮期和消退期四个阶段，一次性活动只有完整地无障碍地完成这四个阶段，人们才能获得心理、生理的满足和快乐。那种“忍精不射”或故意延长性交时间的做法，使高潮期缺失，它使大脑皮层和脊髓中枢长时间处于兴奋、紧张状态，前列腺、精囊腺不能尽快将分泌液排出，较长时间处于一种充血状态。经常反复多次出现这种情况，必然会诱发慢性前列腺炎、精囊腺炎，出现排尿困难，会阴、小腹或睾丸坠胀疼痛，甚至出现血精。此外，“忍精不射”可使已溢出的前列腺液、精囊腺液存储于后尿道，刺激前列腺反复充血水肿，或者病原微生物感染前列腺，从而诱发前列腺炎。所以，为预防慢性前列腺炎的发生，或者防止慢性前列腺炎的复发,男性朋友要了解一些性知识,要养成良好的性习惯,要保持规律的性生活,千万不可"忍精不射",或采取某些方法故意模仿 A 片的男主角长时间性交。

当然,性生活过频,或自慰过度,同样也可引起前列腺反复充血、水肿,而诱发慢性前列腺炎。现代医学研究表明,前列腺液中锌的浓度是血液中的数十倍,一种锌的化合物具有较强的抗菌作用,故称为前列腺抗菌因子。如果频繁射精,就会使前列腺中的锌大量丢失,致使前列腺的抗病能力降低,容易出现慢性前列腺炎。

51 经常憋尿能引起慢性前列腺炎吗

有些人由于工作性质特殊,或者工作太忙,或者习惯,经常憋尿,这对泌尿生殖系统的健康非常不利。所谓憋尿就是膀胱已经充盈,想解小便,故意忍着不去小便。经常性憋尿会引起膀胱内压力升高,使尿液向上返流至肾脏,易诱发肾盂肾炎和输尿管炎。还会使膀胱过度充盈,膀胱壁变薄,引起膀胱肿胀充血、膀胱弹性及收缩力减退。因前列腺和膀胱相邻,易使前列腺发生慢性充血,可诱发慢性无菌性前列腺炎。另外,憋尿还容易导致尿液返流,从而可诱发"化学性前列腺炎",尿液中的某些病原体,还可导致细菌性前列腺炎的发生。所以平常我们要养成良好的生活习惯,多喝白开水,不要憋尿。

52 心理疏导为啥能治疗慢性前列腺炎

黄某是一位慢性前列腺炎患者,41 岁,患病 4 年多,经常感到小腹坠胀,尿频,尿道不舒服,自认为尿道口红肿。四处治疗,吃了不少中西药物,所谓的前列腺消融、尿道加压灌注等疗法都用了,均无效果。我们又对其进行了生殖系体检,前列腺液分析,尿常规检查,前列腺液、精液、尿道分泌物支原体培养和血衣原体检查,未有发现异常,又通过细菌定位培养,也一切正常。伴有失眠多梦，精神委靡，愁眉苦脸，性功能下降，注意力不集中。最后参加河南省男科疑难病会诊，专家一致认为该患者主要是心理压力太大，焦虑紧张造成的。之后的治疗主要以心理疏导为主，加强与患者沟通，同时配合中药汤剂逍遥散加减，让患者每日运动，坚持3个月后各种症状消失。

现代研究已经证实，精神心理因素在慢性前列腺炎的发生、发展中发挥着重要作用，近50%的患者伴有明显的精神心理障碍，主要表现为太专注、太固执、心太细、焦虑、紧张、恐惧，有的还有自杀或想报复别人的倾向。慢性前列腺炎许多症状的反复和加重与这些情绪的波动有很大关系。这些不良的心理精神因素可使男性盆腔肌肉发生不自主的收缩，对膀胱和尿道造成影响，出现尿频、尿急、少腹会阴部坠胀甚至疼痛，同时还可以因机体自主神经系统受到刺激，导致前列腺液分泌变化，但这些症状的出现查不出任何生理指标的异常，譬如上述病案就是例证。因此有人将其称为"紧张性前列腺炎"。对慢性前列腺炎施以心理疏导应该成为治疗该病常规方法之一，要贯穿于治疗的始终。

53 慢性前列腺炎能开刀治疗吗

刘某，36岁，小腹和会阴部疼痛1年余，排尿正常，曾在各大医院诊治，诊断为慢性前列腺炎（慢性盆腔疼痛综合征），经各种疗法治疗没有明显效果，或者刚开始有效之后过几天又疼痛如初。在某家医院有医生说左侧有精索静脉曲张，症状是由它引起的，因患者太痛苦，医生这样一讲，他非常高兴，总算找到病因了，立马就住院做了手术，但遗憾的是出院后没几天小腹、会阴处又疼痛如初，丝毫没有减轻。患者思想压力很大，晚上失眠，神情呆滞，上班总是出现失误，只好请长假在家休息。最后经某医生介绍来到河南省男科会诊中心，专家详细了解了诊疗经过又进行了仔细的体检，诊断为慢性盆腔疼痛综合征，建议中西医结合治疗，同时辅以心理疏导和抗抑郁治疗。这时患者突然站起来说，这些方法我都用过没效，还是请专家开刀把我的前列腺切除吧，我实在是太受罪了。但是专家一致反对，还是坚持让他非手术治疗。会诊结束后当时在场采访的某健康报记者，也很不解地问专家，为啥不能"一切了之"，您看病人多痛苦！

临床上这样的病例并不少见，他们不堪忍受慢性前列腺炎的折磨，就想到切掉前列腺不就彻底治愈了吗？有的前列腺炎引起的睾丸疼痛，还有患者要求切除睾丸的。其实手术治疗并没有想象的那么简单。原因主要有以下几点：

●慢性前列腺炎患者多为中青年，手术切除前列腺往往会造成患者性功能和生育能力的完全丧失。

●前列腺炎症的严重程度尚无较好的判定方法，手术切除前列腺的客观依据尚不充分。前列腺液常规分析即使很严重，也不能代表整个前列腺都有炎症。因为慢性前列腺炎一般为局灶性或节段部分性，就如同一个坏苹果，可能是一部分或者很小一部分出现了溃烂，如果是很小一部分出现问题，就把整个苹果扔掉那就很可惜了。

●由于慢性前列腺炎病程较长，长期的炎症刺激，前列腺与周围组织容易发生粘连，手术完全切除干净比较困难，且容易出血，手术还容易损伤邻近组织器官而引起并发症。

●慢性前列腺炎患者多有不同程度的心理障碍，对精神症状较重的患者，绝对不能手术。

●临床上，一些手术切除具有炎症的前列腺后，有的非但没有解除患者的症状，反而又出现新问题，惹出一些新麻烦，使患者后悔莫及。

●对于绝大多数慢性前列腺炎患者，只要采取正确的综合治疗方案，患者积极地配合，都能取得满意效果。

刘某很年轻，才 36 岁，尽管已经有了孩子不再考虑生育问题，但哪位专家敢冒让患者完全丧失性功能的风险去给他手术呢？再者谁又敢保证手术后能使他的症状消失呢？所以还是建议患者采取非手术治疗。

当然，对于慢性前列腺炎患者，在一些特殊情况下还是可以选择手术治疗的，根据患者的病情和相关情况，或开放手术摘除前列腺，或经尿道电切部分前列腺等。譬如若出现以下情况可以考虑手术治疗。①病情十分顽固，患者痛不欲生，甘冒失去性功能或生育能力的风险，强烈要求手术者；②因长期的慢性前列腺炎导致后尿道及膀胱颈纤维化，表现为尿道狭窄和排尿困难者；③慢性前列腺炎导致前列腺变硬，变小，结节较多，与早期前列腺癌不易鉴别者。

54 慢性前列腺炎到底能否治愈

慢性前列腺炎患者能否治愈？这是患者普遍关心的问题，慢性前列腺炎不好治，但并不等于不能治，或者治不好，只要正确诊断和综合治疗，慢性前列腺炎完全能够治愈。但在对治愈标准的认识上，近些年来发生了一些变化。以往治愈的标准是：症状完全消失或明显减轻，触诊前列腺正常或明显改善，细菌分段定位检查正常，前列腺液常规分析正常且细菌培养阴性。由于前列腺液分析结果受影响因素较多，故建议做 2 次以上、间隔不少于 1 个月的客观检查结果都为阴性才能使治愈的判定更为可信。因为慢性前列腺炎的复发多发生在治愈后的 2 周到 4 个月之间，所以 4 个月后仍然没有复发，就可认为彻底治愈了。但也有学者建议治愈标准为至少 12 个月内尿液及前列腺液培养无细菌生长。但因主观症状的改善依赖患者的描述，随意性太大，尤其伴有神经官能症者，更是不可确定。因此有人建议进行尿流率测定，根据尿流率的变化和 NIH-CPSI 前列腺症状评分判断疗效，这样才会更客观、更科学。

以往医生和患者普遍认为，随着慢性前列腺炎症状的好转或消失，各种客观指标如前列腺液常规应逐步恢复正常，前列腺液细菌培养应该转阴，但事实并非如此。有的患者症状全部消失，但前列腺液分析白细胞仍超标。前列腺液中白细胞量的多少及其他相关指标与临床症状没有明显的相关性，也就是说它们之间关系不大，人们更加关注前列腺炎给患者带来的不适和痛苦，并不太在意一些客观指标的变化。治疗的目的也由原来的根治，转变为控制或消除临床症状、提高患者生活质量上。从目前的临床资料看，由于近些年来，各种治疗方法的增多，综合疗法的使用逐渐被大家所认可，随着人们对慢性前列腺炎保健康复知识了解的增多，可以说绝大多数慢性前列腺炎患者都能彻底康复。

但我们必须认识到，虽然慢性前列腺炎治愈了，短期内前列腺中的致病微生物完全清除了，但是并不意味着因感染所致的前列腺组织损伤完全修复，前列腺及周围相关组织的功能也尚未完全正常，而是处于一种亚健康状态，这时很容易再次受到一些致病微生物的侵犯，或因某些不良因素的影响引发前列腺充血，导致慢性前列腺炎复发。所以如何避免前列腺再次感染和持续充血，是医生和患者必须要注意的问题。一定要让患者养成良好的生活习惯，坚持锻炼，调理心情，避免泌尿生殖系感染等。

55 慢性前列腺炎到底能否根治

我们首先要明白，慢性前列腺炎的“治愈”和“根治”是两个完全不同的概念，正如前面所说慢性前列腺炎绝大多数都能治愈，但如果痊愈后生活上不注意调理，再次复发的可能性很大。而“根治”就是治好了“永不复发”。我们只能很遗憾地告诉大家，“一劳永逸”很难做到，即使开刀切除也不可能“永不发作”。另外，不仅慢性前列腺炎不能根治，我们所患的许多疾病都不能“根治”，譬如：每人都得过的感冒，这次治愈了，如不注意，受凉还会感冒；还有其他脏器的各种炎症如胆囊炎、扁桃体炎、肠炎等，一次得病，下次可能还会得。只是慢性前列腺炎病程较长，反复发作，给人的身心造成的痛苦可能太大了，所以大家很想如果治好了永不复发那该多好！当然，慢性前列腺炎如果治好了，要想不复发或少复发，我们还是有办法的，就是要做好日常生活调理。具体方法有以下几点，供患者参考。

●养成良好的生活习惯，不抽烟，不喝酒，不吃辛辣食物，如辣椒、胡椒、大蒜等。

●工作学习要把握好度，不要疲劳，要积极预防感冒。

●平时要适当多饮水或者绿茶，多排尿，保持二便通畅。

●不要长时间骑车如自行车、电动车、摩托车或久坐。

●养成良好的性生活习惯，不禁欲，不纵欲，戒手淫。

●适度锻炼，增强体质，提高机体的抗病能力。

●积极预防或治疗泌尿生殖系感染，如包皮过长，建议尽早切除。

●每天坚持做一回提肛活动，一回至少做50次。保证每天充足睡眠。

●保持良好心情，每天保持乐呵呵，笑哈哈，放松自我，移情他处。

56 为啥说要把慢性前列腺炎当成“感冒”去对待

在临床工作中，对慢性前列腺炎患者，我们经常讲的一句话就是：对待慢性前列腺炎要像对待感冒一样去对待它。目的就是要患者对慢性前列腺炎有一个全面的、正确的认识，要放下思想包袱，积极乐观配合治疗，摆脱因为认识问题所导致的不良情绪和心理压力。因为不少患者在去医院看病前，有关前列腺炎的信息已经知道了很多，特别是一些片面的甚至是错误的东西，如患了前列腺炎将来就不能生孩子了，性功能就不好了。中国有句古话，“不孝有三，无后为大”。你想想得了这病要影响传宗接代了，将来就没“性福”了，他能不紧张、不害怕吗？甚至有的医疗结构把所有的男科疾病发生的根源都追溯到前列腺上，都要想尽一切办法治疗前列腺，给患者造成了很大的心理负担。实际上这些都是认识上的误区。

正如我们前面所说，慢性前列腺炎如同其他疾病一样，虽然不能“根治”，但只要综合治疗，积极配合，绝大多数都能“治愈”，完全没有必要那么紧张。大家想想，我们每个人都得过的感冒（即流行性病毒性上呼吸道感染)，甚至有的一年要得几次，头痛、鼻塞、发热等，对于体质弱者，还有患病毒性心肌炎的可能，即使如此您看大家对待感冒的态度：没关系，吃点感冒药，好好休息，多喝些水，几天不就好了，这就是一个心态问题。慢性前列腺炎是一个非常典型的身心疾病，大家都有这样的体会，当患者心情舒畅，精神状态最好时，患者的症状就会明显缓解。我们之所以建议慢性前列腺炎患者，要像对待感冒一样的态度去面对它，是因为首先慢性前列腺炎如“感冒”一样，预后较好，与性功能障碍没有必然联系，对生育能力也没多大影响，更不会直接危及生命；其次，只要积极治疗，大多都能治愈，治好后，只要做好日常保健，也完全可以不复发，或少复发。如果复发了，及时治疗就是了，大可不必紧张。

57 如何配合单验方治疗慢性前列腺炎

慢性前列腺炎患者在规范化治疗的同时，或者在疾病的恢复期，如能配合一些适合自己的单验方坚持服用，可以进一步提高疗效，缩短疗程，或者减少慢性前列腺炎的复发。现介绍几个验方供患者参考选用。

●荔枝核 12 克，橘核 12 克，小茴香 10 克，丹参 20 克。加适量水煎服。具有疏肝理气，活血止痛之效。用于慢性前列腺炎的气滞血瘀型，表现为会阴、少腹或者睾丸胀痛等。湿热型表现为小便黄，舌苔黄腻者禁用。

●新鲜车前草 30 克，绿豆 20 克。洗干净水煎代茶饮用。具有清热解毒，清热利尿的功能。用于湿热蕴结型慢性前列腺炎。主要表现为尿频，尿急，尿滴白，阴囊潮湿。舌苔黄腻等。

●金银花 15 克，白茅根 10 克。煎煮代茶饮用。有清热解毒，利尿通淋的功能。用于湿热蕴结型慢性前列腺炎。

●三七粉 3 克，每日 2 次口服。具有活血化瘀止痛功能。用于瘀血型慢性前列腺炎。主要表现为会阴、睾丸和少腹疼痛。舌有瘀点，脉涩。

●琥珀 3 克，早晚 2 次口服。具有清热利尿通淋功效。用于湿热蕴结型慢性前列腺炎。主要表现为尿频，尿急，尿痛，阴囊潮湿，尿道灼热。

●固精导浊方为萆薢20克，车前子20克，茯苓15克，菟丝子20克，枸杞子15克，熟地黄15克，泽泻15克，败酱草15克，红藤15克，赤芍12克，沙苑子15克，川牛膝15克。有益肾固精，清热导浊功效。用于肾虚湿热型慢性前列腺炎。主要表现为尿频，尿急，尿道滴白，腰膝酸软。舌淡，苔黄腻，脉沉。

●淋必清汤为猪苓10克，土茯苓30克，茯苓10克，牡丹皮10克，丹参10克，紫花地丁20克，蒲公英20克，败酱草20克，生地黄10克，生甘草5克。每日1剂，水煎服用。用于性病后慢性前列腺炎，主要表现为会阴或腹股沟胀痛，或隐痛不适，尿频，尿急，尿道灼热等症。

●益气解毒方为黄芪25克，金银花20克，蒲公英15克，半枝莲20克，地肤子15克，苦参15克，白花蛇舌草20克，穿心莲15克，赤芍15克，川牛膝20克，马鞭草15克，紫草15克，生甘草10克。具有益气活血通淋功效。用于气虚湿热瘀阻型慢性前列腺炎。主要表现为尿频，尿急，乏力，尿道灼热，会阴部坠胀。

●鲜马兰根90克，荔枝核10克。具有清热解毒，凉血止血的功效。加水适量煎汁随意服用。用于慢性前列腺炎尿频，尿急，小便浑浊，尿中带血者。

58　如何配合食疗方治疗慢性前列腺炎

由于慢性前列腺炎病程长，易复发，所以如能在治疗过程中或恢复期，辅以食疗方，对提高疗效和预防复发将起到积极作用。现介绍一些常用食疗法，供患者参考使用。

●冬瓜200克切成片，竹叶10克。加适量水煮熟，放少许盐、调味品后食用，有清热利尿的功效。用于湿热下注型慢性前列腺炎的调理。

●山楂莲子汤为生山楂50克，莲子50克，生甘草10克。莲子去心与生山楂、甘草加水500毫升煎煮至莲子将熟时，加少许冰糖，煎煮山楂、莲子熟后，可吃莲子、山楂，喝汤。具有泻火解毒，缓急止痛的功效。用于湿热瘀阻型慢性前列腺炎的调理。

●白兰花（鲜）30 克，猪瘦肉约 150 克，加适量水煲汤食用。有滋阴化浊的功效。用于阴虚湿热型慢性前列腺炎患者的调理。

●单味绿豆汤可取适量绿豆，清洗好用中火煮熟，代茶饮用。有清热解毒，利尿通淋之功效。用于湿热下注型慢性前列腺炎的调理。

●牛鞭枸杞汤为牛鞭 1 条，枸杞子 30 克。放盐少许，文火炖熟，分 2 次吃完。具有补肾壮阳，收敛精气之功能。用于肾虚型慢性前列腺炎，主要表现为尿频、尿余沥不尽、腰膝酸软等症。

●车前绿豆粥可取车前子 60 克，橘皮 15 克，通草 10 克。用纱布包，煮汁去渣，入绿豆 50 克和高粱米 100 克煮粥。空腹服，连服数日。用于湿热蕴结型慢性前列腺炎。主要表现为尿频、尿急、尿道疼痛等症。

●腰花杜仲汤为羊腰子（或猪腰子）1 对，杜仲 15 克，葱、盐各适量。先把腰子切开，去膜切成腰花，放入葱盐与杜仲同炖，煮熟取腰花。可喝汤吃腰花。用于肾虚型慢性前列腺炎的调理。主要表现为尿无力，腰膝酸软，乏力，头晕等症。

●芡实粉粥为芡实粉、核桃仁、红枣肉各适量。把核桃仁研碎，与红枣肉一起入芡实粉同煮。每日 1 餐。用于肾虚型慢性前列腺炎的调理。主要表现为滴白频频，腰膝酸软等。

●山药粥为山药 500 克，羊肉 500 克，白米 250 克。羊肉煮熟后研泥，山药研泥，肉汤内下白米，共煮为粥。用于气血亏虚型慢性前列腺炎。主要表现为尿无力、尿不尽、神疲乏力等症。

●薏仁通草粥为薏苡仁 50 克，通草 10 克，或加大米 30 克。把通草水煎取汁，加入薏苡仁、大米煮粥，或用白糖调味服用。每日 1 次，用于湿热蕴结型慢性前列腺炎的调理。

●赤小豆鲫鱼粥为鲫鱼 1 条，赤小豆 50 克。先煮鱼取汁，另用赤小豆熬粥，当粥熬好的时候，加入鱼汁调匀食之。该方具有利湿导浊消肿的功能。用于小便不利，尿道滴白的慢性前列腺炎患者。

●茯苓粉粥为茯苓粉 30 克，白米 30 克，红枣（去核）5 枚。先把白米和红枣煮成粥后，放入茯苓粉搅匀，可加白糖少许食之。该方具有健脾利湿，补益气血的功效。用于气血亏虚型慢性前列腺炎。

59 吃哪些食物可以辅助治疗慢性前列腺炎

水果之中，由于苹果含有丰富的锌，而锌是前列腺“抗菌因子”的主要成分，有助于防治前列腺炎，所以慢性前列腺炎患者每天应坚持至少吃 2 个苹果，有人把这种疗法称为“苹果疗法”，除苹果外，海参、大虾、核桃仁、枸杞子中含锌也丰富，患者也可适量食用。还可以多吃上海青、油麦菜等绿叶蔬菜。

从中医的角度分析，大部分慢性前列腺炎患者为“湿热蕴结或湿热瘀阻”证型，适合吃一些凉性或寒性蔬菜、水果，诸如柚子、西瓜、山竹、黄瓜、苦瓜、梨、芹菜、冬瓜等，而要少吃桂圆、橘子等热性食物；至于少数“虚寒”证型者，则恰好相反。对于肾虚者，可以吃些山药、核桃仁、枸杞子等。因此，防治慢性前列腺炎究竟适合吃什么样的食物，也先要分清证型，否则就不利于慢性前列腺炎的康复。

60 如何做提肛运动来防治慢性前列腺炎

临床上我们经常对一些慢性前列腺炎患者，尤其伴有尿频、尿无力者，在采用中医综合疗法的同时，经常教他们坚持做提肛运动配合治疗，以提高疗效缩短疗程。因为通过提肛运动可以改善会阴部盆底、尿道括约肌和膀胱壁等部位的血液循环，能够提高这些肌肉的收放能力。现代医学所讲的生物反馈疗法与此非常相似，要求在做治疗时配合缩肛运动。提肛门运动，在坐、卧和站立时都可以进行。现将该法介绍如下：

端坐于 50~60 厘米高的凳子上，双脚踏地，脚同肩宽，双手自然放于大腿上，掌心向上或向下均可。要思想集中，吸气时收腹，肛门和会阴部要慢慢用力内吸上提，呼气时放松，全身要自然。每回要做 50 次，至少 30 次，每天至少要做 2 回。如仰卧床上，两腿交叉上提屈曲髋部（使大腿尽量与腹部贴近），连做 20~30 次。屈髋时呼气，放松肛门，每天早晚各 1 次。该法贵在坚持。此外，该法对老年良性前列腺增生所致的尿线变细、尿无力及中老年妇女尿失禁，也有较好的改善作用。

61 自己练习什么方法有利于慢性前列腺炎的康复

慢性前列腺炎患者在规范治疗的同时，如能配合一些康复锻炼，既能强健体魄，又可转移患者的注意力，将更有利于慢性前列腺炎的治愈。

(1)站立练习法：取站立位，先调匀呼吸，从头到脚，从胸、腹、背、腰、臀、足，依次全身放松。吸气时意守放松部位，舌抵上腭，呼气时放松该部位，如觉骨肉分离，口微开。反复 3 次，全身放松后，慢慢吸气入鼻，经膻中下纳丹田，同时收提肛门、睾丸，意守丹田片刻，再将气由丹田经膻中从鼻孔呼出，同时慢慢放松肛门、睾丸。每日早晚各练习 1 次，每次 30 分钟左右。该法用于肾虚型慢性前列腺炎。主要表现为尿无力，尿频，腰膝酸软，头晕耳鸣，性功能下降等。

(2)内养生法(分呼吸法、意守法)：内养生姿势，一般先由卧式开始，是左侧、右侧还是仰卧位，依患者的病情和喜好而定。

1)呼吸法：

●第一种呼吸法是轻合其口，以鼻呼吸，先吸气，同时用意领气下达小腹，吸气时，不马上呼气，而使呼吸停顿(既不吸也不呼气)片刻后，再把气慢慢呼出。该养生法的基本呼吸运动为吸—停—呼。在呼吸的同时，默念字句，一般先由 3 个字开始，以后逐渐增加字数，以不超过 9 个字为宜。要求选择具有“静”、“松”、“美好”、“健康”内容的词句。该法用于实证慢性前列腺炎患者。

●第二种呼吸法是以鼻呼吸或口鼻兼用。先吸气，不停顿地随之慢慢呼气，呼气完毕再行停顿。该养生法的基本呼吸运动为吸—呼—停，同时默念字句，字句内容同上法。该法用于虚证慢性前列腺炎患者。

2)意守法：意守丹田法为意守脐下 1.5 寸处。意守时不必精求一点，或过分拘泥，可以想象一个球形物置于小腹内。该法用于虚证的慢性前列腺炎患者。

62 如何采用推拿疗法治疗慢性前列腺炎

下面介绍几种常用的推拿方法，患者可以自行按摩，也可由医生或家属帮助按摩。

●患者取俯卧位，点按肾俞、八髎穴各1分钟，由腰向尾骶部平推数十次，以温热为度。手法采用点按、推法和震颤。可由医生或者家属来操作。

●病人取仰卧位，取关元、中极、气海、阴陵泉、三阴交穴。每个穴位点按1分钟左右，平推小腹数十次。手法采用点按、推法和震颤。该法患者自己也可操作，也可由别人来做。

●病人取仰卧位，每晚临睡前按揉足三里、三阴交和关元穴。手法采用按揉法。关元穴用拇指或者鱼际按摩，足三里和三阴交用拇指按摩，每穴要按摩30次左右，或者3分钟左右。具有温肾健脾的功效。对肾虚型慢性前列腺炎可坚持使用。

●术者将两手拇指指面按于水道穴，并逐渐向下用力，待病人小腹有发热感后，再持续按压1分钟后慢慢抬手，以通调水道；然后用双掌柔和用力逆时针揉病人小腹，以行气血，利湿热。该法用于湿热型慢性前列腺炎。

63 如何采用足疗法治疗慢性前列腺炎

现在，足疗保健已经成为人们茶余饭后、健康休闲必不可少的内容，装饰典雅的各式足疗店已成为城市的一道亮丽风景线。所谓足疗就是足反射疗法。中医学认为，体表和内脏通过经络相连通，足部的某些特定部位是脏腑经气输注和聚集之处，通过对这些部位予以刺激如点、按、揉等手法，可以疏通经络，运行气血以调节脏腑功能来治疗某些脏腑病变。

前列腺在足部的反射区位于下肢内侧踝骨关节突出部的下方一指稍后处。患有慢性前列腺炎时，按压此处会有压痛。我们可以针对该处不同程度的压痛点及膀胱区压痛点给以按摩、揉、压等刺激，改善患者的某些症状。如能配合中药足浴，则效果更好。下面介绍几个足浴中药方，供患者参考使用。

(1)活血通络足浴方：苏木40克，红花30克，川芎15克，独活30克，透骨草30克，乌梢蛇25克。

该方具有活血通络的功效。加水适量，先浸泡40分钟，煎沸后再小火煎20~30分钟即可。趁热先熏蒸，待药液的温度降到可以忍受时浸泡。每日1次。该方可用于慢性前列腺炎的各个证型。

(2)清解活血足浴方：红藤30克，败酱草30克，黄柏15克，大黄10克，赤芍20克，川牛膝30克，牡丹皮15克。具有解毒利湿，活血消肿的功能。用法如上。主要用于慢性前列腺炎的湿热瘀阻型。

(3)益肾活血足浴方：桑寄生30克，续断30克，吴茱萸10克，肉桂10克，川芎15克，乌药15克，红花20克，当归尾30克。具有温补脾肾，活血通络的功效。用法如上。主要用于肾虚型慢性前列腺炎。

64 如何预防慢性前列腺炎的发生

由于慢性前列腺炎的病因复杂，发生机制还没有完全清楚，病程长，易复发，给患者身心健康和工作、生活造成了很大影响，因此如何预防该病的发生，就显得非常重要。

●要积极彻底治疗泌尿生殖系统或其他部位的感染，注意生殖器官的卫生。包皮过长及包茎是慢性细菌性前列腺炎常见的感染原因之一。由于这类患者包皮腔内经常处于一种潮湿的状态，极有利于各种细菌繁殖和生长，如白色念珠菌、革兰阴性杆菌等，非常容易发生包皮龟头炎、尿道炎，有时尿道内致病微生物随尿液逆行感染前列腺，诱发前列腺炎。所以我们建议包皮过长和包茎者，要尽早手术切除。某些性传播疾病，如急性淋病、非淋菌性尿道炎，如果治疗不规范、不彻底，非常容易引起淋菌性慢性前列腺炎，治疗上非常棘手。因此，对于这些性病患者一定要及时、彻底治愈，千万不要认为没有症状就是治好了。

●要养成良好的生活习惯。不抽烟，不酗酒，不要过食辛辣食物。多喝水，不憋尿。

●不要长时间骑车、久坐，以防前列腺持续充血水肿，诱发前列腺炎。

●要养成良好的性生活习惯，注意性生活卫生，有规律，戒除自慰。因为性生活过频或者过度手淫，易造成前列腺过度充血，久而久之，就可诱发慢性前列腺炎。“蜜月期前列腺炎”就是最好的例子。

●多吃苹果可以防治慢性前列腺炎。有研究表明，慢性前列腺炎患者的前列腺液内的锌含量明显降低，但随着病情的好转，锌含量也逐渐提高，说明前列腺液中的锌含量与慢性前列腺炎的发生和发展有着密切关系。然而人们采用锌制剂类药物治疗慢性前列腺炎，效果却不理想，前列腺液中锌含量并没有明显升高。国外有研究人员发现，苹果汁对锌缺乏症具有较好效果，受此启发，有人采用这种办法治疗慢性前列腺炎也取得了满意效果。锌是前列腺内的一种重要元素，具有保护男性尿路和前列腺感染的能力。苹果中不仅含有丰富的维生素 C，还有含量很高的锌。对于慢性前列腺炎患者，坚持每日吃 2~3 个苹果，或者饮用苹果汁，可以较快改善症状，促进疾病的康复，因此有人把这种方法称为“苹果疗法”。对于健康人来说，每天吃几个苹果，或者喝些苹果汁，不但有益身体健康，也能够提高前列腺的抗病能力，预防前列腺炎的发生。

●避免泌尿生殖系统不必要的检查和治疗。如没有必要的前列腺按摩不要做，若要做一定要手法轻柔，不能用力太猛；非特殊需要不要导尿，不要长时间保留导尿管，要及时合理使用抗生素，以预防感染。

●不要滥用抗生素。近些年来，抗生素不规范的使用已经成为诱发前列腺感染的常见原因之一，譬如：感冒发热用抗生素，腹泻用之，身上长个小疖肿用之，一上火用之，等等，已有滥用之嫌。所以建议大家在用抗生素时，一定要咨询医生。否则很容易导致某些细菌感染前列腺，而诱发慢性细菌性前列腺炎，严重者可引起二重感染。

●了解一些有关前列腺炎的基本知识，这对我们养成良好的生活方式，保护前列腺具有重要意义。

●要适度锻炼，增强体质。选择一个适合自己的体育锻炼方式，如跑步、散步、打太极拳、打羽毛球等。腹部、臀部、大腿和会阴部肌肉的运动可以使前列腺得到按摩,可以改善前列腺组织的血液循环,从而提高前列腺的抗病能力。

65 如何识别慢性前列腺炎的治疗骗局

在河南省一次男科疑难病会诊现场,43 岁的刘先生,因患慢性前列腺炎听信广告到某医院进行了"腔内消融治疗术",随后半年一直出现血精。刘先生本来慢性前列腺炎的症状并不严重,只是在久坐或者喝酒吃辛辣刺激性食物后,会出现尿频、尿急,会阴部坠胀疼痛,看到某医院的"腔内消融治疗慢性前列腺炎,一次即可立竿见影"的广告后,就去治疗了,结果花钱不少,不但慢性前列腺炎没有治好,术后又出现了血精,非常苦恼。

在慢性前列腺炎的治疗上,很多人都有这样的认识误区:所谓的现代的"新疗法、新技术"效果就好;花费越高效果越好;有创治疗比吃药效果好等。我们知道,目前慢性前列腺炎治疗方法虽多但无特效疗法,每种疗法都有一定的局限性,故主张综合治疗。在商品经济社会的今天,个别医生或者医疗结构,抓住慢性前列腺炎不易根治这一特点,大做不实广告如引起男性不育、引起性功能障碍等恐吓患者,打着他们治疗的"新理念、新疗法、新技术"等幌子,宣称"根治"、"速效"等旗号,尽一切可能敛患者之财,甚至还使有些患者又新发其他疾病。如上面我们会诊的那个病例,出现了血精,诱发了精囊腺炎。还有的做腔内射频消融术致使射精管损伤,出现无精子不能生育等,可以说这几年,每年都会碰到一些这样的患者。所以再次奉劝广大前列腺炎患者,治疗慢性前列腺炎没有什么"灵丹妙药、灵丹妙方",千万不要被某些广告所忽悠,不要轻信某些广告,要找一个信誉好值得您信赖的医院或医生看病。下面介绍一些目前常见的广告套路,供患者就医时识别。

(1)腔内射频消融术、介入导融术等:不管是"腔内射频消融术”，还是“介入导融术”等，都是一种微创治疗方法，对前列腺及其周围相关组织都会有不同程度的损伤。不管何种疾病，治疗的一个基本原则就是简单、方便、经济和无创。当然对于慢性前列腺炎也是如此。况且这些疗法尚没有通过充分的科学验证，效果和可能出现的并发症都不确定且收费很高，所以我们建议患者最好不要轻易使用，尤其对未婚或未育男性应禁止。

(2)祖传中医疗法：中医治疗慢性前列腺炎疗效是肯定的，但一定要辨证论治。有的人故意夸大中医疗效，宣称一种药物能把所有类型的前列腺炎都能治好，有的还宣称是祖传，没想到中医根本就没有“慢性前列腺炎”这个病名，说他老祖先就研究这个病，这不是明摆着胡说八道吗？因此患者一定要有这个鉴别能力。

(3)借用现代某些研究新成果，或者使用一些新术语：如“基因疗法”、“纳米技术”、“某某肽治疗方法”，等等。患者感到很新奇，不妨试试。实际上所谓的这些方法，同行很多专家没有用过，对其效果不好作出评价。况且，一些医疗机构在使用这些价格不菲的治疗方法的同时，还打着吊瓶、喝着中药等，即使有效也难判定是不是所谓“新疗法”的效果。

(4)B超导引下前列腺介入疗法：前列腺注射疗法，由于存在的各种弊端（详见有关问答），非特殊患者我们不主张使用该疗法，以免损伤前列腺并形成纤维化，为下一步的治疗带来更大困难。近年来，在B超导引下能够更精确地将药液注入前列腺内，但毕竟还是有创伤的，属于有创治疗，况且这种疗法的效果也是有限的，所以在使用时一定要严格掌握适应证，不宜大规模推广应用。

66 前列腺会得结核吗

张某，38岁，2006年5月以尿频、尿急、尿余沥不尽2年半就诊。在几家医院诊断为慢性前列腺炎，经中西药治疗效果不好。

详细询问患者得知，前列腺液不易按出，时有乏力、盗汗。指诊发现患者前列腺质地较硬，触摸输精管、附睾，发现附睾尾部肿大，质地较硬，输精管呈现串珠样改变。取精液检查发现结核杆菌。最后该患者被确诊为"前列腺结核、附睾结核"。抗结核治疗1年多后病情得以控制。

如果提到肺结核大家都非常熟悉，但如果说前列腺结核，很多人都迷惑不解，前列腺也会得结核吗？是的，并且在泌尿生殖系统发病率还是比较高的。有人对105例男性生殖系统结核的病理检查结果进行统计，发现前列腺结核占95.2%，精囊结核占61.9%，附睾结核占48.5%，睾丸结核占29.5%。男性生殖系统结核主要是继发性结核，很少单独存在，常常同时有前列腺、精囊、输精管、附睾和睾丸结核。由于前列腺结核早期常无症状，即使有症状也与慢性前列腺炎非常相似，很容易造成误诊，上述案例就是这样。

那么前列腺结核的发生机制是什么呢？过去认为是由肺或其他器官结核经血行途径感染附睾，再由输精管侵犯前列腺和精囊腺，但这一观点已被多数学者所否定。男性生殖系结核究竟首先侵犯的是哪一部位，目前仍有争论，主要有4种观点。①源于附睾；②源于精囊腺；③源于附睾和精囊；④源于前列腺。大多数学者认为，男性生殖系结核最先侵犯的是前列腺和精囊腺，之后再通过输精管到达附睾和睾丸。

早期的前列腺结核，可在精囊和前列腺导管及射精管部位形成结核结节，之后播散到整个前列腺。随着病情的发展，结核结节可发展成冷脓肿，呈干酪样变性，形成空洞或纤维化，最后使得前列腺变成质地坚硬的肿块，形成多个结节。病情严重者前列腺周围也发生破溃，在会阴部形成窦道。

67 前列腺结核对生育和性功能有影响吗

前列腺结核和精囊结核常同时存在，病情发展缓慢，早期常无症状表现，有时会有尿频、尿急和会阴、睾丸、小腹坠胀疼痛等。我们知道精液主要由精浆和精子两部分组成，而精浆的90%以上为精囊腺液和前列腺液，当前列腺和精囊腺患有结核时，其腺体组织被大量破坏，分泌的腺液就会减少，精子的营养就会缺乏，就会出现精液量减少，精子活动能力下降；如果病情进一步发展可引起双侧输精管结核和双侧附睾结核（附睾结核多见尾部），就会导致无精子症，因此会使男性的生育能力受到影响。患前列腺结核时，患者常有射精疼痛，有时会有血精，会产生一定的思想负担，所以有些患者会出现性欲降低、勃起障碍、早泄等症状，对性功能造成一定的影响。

68 如何治疗前列腺结核

前列腺结核一旦确诊，首先要积极采取抗结核治疗，治疗方案同治疗身体其他系统结核一样。同时也不要忽略原发疾病的治疗和对伴随症状的改善。在抗结核治疗的同时，可以辨证使用一些中药，这样可以进一步提高抗结核药物的效果，同时又能降低抗结核药物的不良反应。如果通过规范化治疗没有效果，或效果很差者，可在抗结核药物的配合下，对严重感染的病灶、干酪灶和空洞脓肿病变进行手术。前列腺结核合并附睾结核，且附睾结核病变严重，有冷脓肿或窦道形成，则要考虑手术治疗。

69 前列腺里会长石头吗

胆结石、肾结石、膀胱结石、输尿管结石等，大家经常听说并不陌生，在做健康体检或做前列腺炎B超检查时，医生说前列腺里长了结石，就觉得不可思议，因为它是一个实质性器官，而不像膀胱、胆、肾等脏器是一个中空的器官，但前列腺里确实会长石头。

前列腺结石常发生于腺泡内或腺管中，医学上称为原发性或内源性结石，形成机制目前尚不清楚。有学者认为是由于一些含钙物质沉积在前列腺腺泡或腺管内的“淀粉样体”、上皮细胞和炎性物上，从而形成结石；有人认为是由于前列腺腺泡和排泄管发生了慢性炎症，腺泡扩张，腺管狭窄，使尿液中的一些盐类沉积在正常前列腺腺体组织上，从而形成结石。还有人认为结石形成与尿液返流、前列腺增生有关系。一般而言，前列腺结石小如粟米，大如豌豆，呈圆形或椭圆形，表面光滑。无症状者称为静止性结石，但大多数前列腺结石伴有前列腺炎或前列腺增生。

需要指出的是：来源于泌尿系的结石，如膀胱结石、输尿管结石等也可逗留在前列腺尿道部，或进入与后尿道相通的被感染而扩张的前列腺腺管内，这类结石我们称为“假性前列腺结石”，有时可以出现排尿困难等症状，要注意和内源性结石相鉴别。

70 前列腺结石是否需要治疗

一般而言，通过 B 超检查或者在常规 X 线检查下发现单个或多个小结石但无明显症状者，原则上不予治疗；对前列腺结石同时伴有前列腺炎、尿路感染、前列腺增生、精囊炎者，以治疗合并症为主；对症状严重需要手术者，可据结石的多少、大小、位置和患者年龄等情况，采取适度的手术方法。

有研究者对前列腺结石和前列腺组织分别进行培养。将前列腺结石压碎后做培养，发现有大量细菌生长；而压碎的前列腺组织培养未见细菌生长。这表明前列腺结石是细菌的储存或繁殖场所，这就很容易诱发反复的尿路感染，或前列腺炎的反复发作。这也提示我们针对结石要注意抗感染治疗；另外，一些经常反复慢性前列腺炎患者，要重视前列腺 B 超的检查，以排除前列腺结石的存在。

良性前列腺增生和前列腺癌

1 何为良性前列腺增生？ 它和前列腺肥大是不是一回事

为了便于大家理解这一病症，我们先了解一下“增生”的概念。所谓增生是指由于实质细胞数量增多所造成的组织、器官体积增大，可发生于任何组织和器官。前列腺的生长和发育受睾丸分泌的睾酮所控制。从出生到青春期前，前列腺的发育和生长比较缓慢，青春期后生长加快，大约在25岁至高峰，重量为20克左右。当年龄超过50岁后，很多人的前列腺又会增大，这就是我们常说的前列腺增生。由于这种增生是一种正常的增生现象，故称为良性前列腺增生，且多发生在前列腺靠近尿道的部位，即医学上对前列腺所划分的“前列腺的移行区”。此外，前列腺还有一种异常的恶性增生现象，称之为前列腺癌，多发生在前列腺的外周部分，即医学上所划分的“前列腺的外周带”。

良性前列腺增生是较常见的一种老年疾病。有国外报告显示，40岁以后前列腺增生发生率逐年增加，51~60岁有50%的男性出现病理上的前列腺增生，90岁以上男性90%伴有前列腺增生。国内资料显示，51~60岁前列腺增生发生率为20%，61~70岁为50%，71~80岁为57.1%，81岁以上为83.3%。尽管前列腺增生的发病率较高，但并非所有的增生症患者都会出现症状，如果没有症状，原则上不予处理。出现症状的前列腺增生，我们称之为临床良性前列腺增生，才需要积极治疗。

“前列腺增生”和“前列腺肥大”不是一回事。1997年第四届国际良性前列腺增生咨询委员会建议，如由前列腺增生导致前列腺体积增大，即称“良性前列腺肥大”。而“前列腺增生”是一个病理学名词，也就是说在显微镜下看前列腺组织是增生而前列腺体积不一定就增大，前列腺增生并不一定引起“前列腺肥大”；前列腺体积的增大也可由前列腺炎症所引起。可以说“前列腺肥大”是一个特定术语，以前我们总把前列腺增生习惯称为“前列腺肥大”，实际上是指前列腺增生导致的前列腺体积增大。由此可见“前列腺增生”和“前列腺肥大”有着严格区分，不能混为一谈。

2 青年人会得前列腺增生吗

正如上面所说，良性前列腺增生是常见的一种老年病，多发病，但青年人会不会得这个病，目前尚有争议。多数学者认为青年人不会得前列腺增生，但有些学者在工作中的确碰到过这样的患者，有些人通过尸检发现，的确有青年人患有前列腺增生。由于其发病率相当低，误诊率相当高，所以对一些症状和前列腺增生相似，经过抗炎或其他疗法效果欠佳时，要高度怀疑增生的可能。必要时进行磁共振、CT 检查或膀胱镜检查，以明确诊断，采取相应的治疗方法。

3 为啥会得前列腺增生

目前，前列腺增生发生的病因和机制还不完全清楚。其学说主要有双氢睾酮学说（内分泌学）、细胞凋亡学说和生长因子学说等。双氢睾酮学说认为，前列腺增生组织中雄激素受体密度及双氢睾酮含量均升高，提示前列腺组织内雄激素代谢异常与前列腺增生的发生有关。随着分子生物学技术的不断发展，越来越多的研究表明，细胞凋亡参与了前列腺增生的发生发展过程。目前已发现多种凋亡相关基因，与前列腺增生的发生、发展密切相关。前列腺增生时，由于前列腺组织中各种基因、生长因子等表达水平发生改变，表现为细胞复制增加和（或）细胞死亡数目减少，从而引起总的细胞数目增加导致前列腺体积的增大。

但每一种学说都不能较好地解释前列腺增生的所有问题，都有一定的局限性。目前大家普遍认可的是：①高龄；②功能性睾丸（就是具有分泌一定量的雄性激素的睾丸）的存在是前列腺增生发生的必要条件。因为通过研究发现：年轻人很少得前列腺增生；青春期前切除睾丸者不发生前列腺增生；已经增生的前列腺在切除睾丸后发生退行性病变；前列腺增生组织中雄性激素——双氢睾酮含量很高。

4 前列腺体积增大就是前列腺增生吗

我们经常看到一些医院的前列腺 B 超报告单，患者才 30 岁左右，就被诊断为前列腺增生，因为他们做 B 超发现前列腺体积较正常增大。实际上这种认识是错误的。成人正常前列腺大小为横径约 4 厘米，纵径约 3 厘米，前后径 2 厘米，重 20 克左右。当前列腺充血水肿或有炎症时，前列腺的体积也增大，但这与前列腺增生所引起的增大有着本质的不同，前列腺增生和前列腺炎是两个完全不同的疾病。良性前列腺增生多发生于 50 岁以后的老年人，而慢性前列腺炎好发年龄为 18~45 岁。所以当我们指诊或 B 超检查发现患者的前列腺增大时，能否诊断为前列腺增生，除了要了解患者症状外，一定还要结合患者的年龄判断。

5 良性前列腺增生患者应该做哪些检查

（1）直肠指诊（DRE）：通过指诊可以了解前列腺的大小、形体、质地、有无结节、中央沟是否变浅或消失，前列腺是否有压痛及肛门括约肌的张力情况。

（2）尿常规检查：通过尿常规检查了解尿路是否有感染、是否有尿蛋白或血尿等。

（3）血清前列腺特异性抗原（PSA）检查：前列腺癌、良性前列腺增生、慢性前列腺炎都可引起血清 PSA 升高，并非仅有前列腺癌才导致其升高。PSA 是前列腺增生临床进展的风险预测因素之一。我国良性前列腺增生诊疗中指出：国内外研究发现血清 PSA 可预测前列腺体积的增加、最大尿流率的改变以及急性尿潴留发生的危险和需要手术的可能性。如有条件结合游离PSA的检测，其临床价值更大。

（4）超声检查：可以了解前列腺形态、大小、有无异常回声、是否突入膀胱及突入膀胱的程度和残余尿的多少。如有条件做经直肠超声更好，它检测的前列腺大小更精确，与实际情况更接近。经直肠超声（TRUS）计算前列腺大小的公式为：0.52×左右径×上下径×前后径。此外，泌尿系B超可以了解肾、输尿管、膀胱等相关情况。

（5）尿流率检查：尿流率有两项主要指标：最大尿流率（Qmax）和平均尿流率（Qave），其中最大尿流率更有临床价值。但最大尿流率降低不能判定是下尿路梗阻还是膀胱逼尿肌收缩力减弱。必要时应做尿流动力学检查。

对于良性前列腺增生患者，一般情况下不推荐做CT或磁共振（MRI）检查，但对超声检查和肾盂静脉造影检查效果不满意的患者，可以选择使用。

6 为啥前列腺增生患者要做“膀胱残余尿”测定

首先我们了解一下什么是残余尿。正常人每次排完小便后，膀胱内基本没有尿液残留，或者最多不能超过10毫升，如果超过10毫升，那就是膀胱有残余尿了。大家知道尿液的正常排出取决于两个条件，一是尿路必须畅通无阻，二是膀胱的逼尿肌功能必须正常。在前列腺增生的早期，尽管增生的腺体压迫尿道，使尿液排出的阻力增加，但在膀胱逼尿肌的“尽力工作”下，还能将膀胱内的尿液排空，不至于产生残余尿。但随着病情的发展，梗阻的加重，尿道的阻力进一步增大，膀胱逼尿肌虽“拼尽全力”，膀胱也不能将所有的尿液排干净，于是就产生了残余尿。有研究发现，如果良性前列腺增生患者的残余尿≥39毫升，则临床进展的可能性就很大。也有学者研究指出，肾积水的发生率随着残余尿量的增加而明显上升。由此可见测量残余尿的多少，对判定下尿路梗阻程度和了解膀胱逼尿肌功能状况，具有非常重要的意义。一般认为，如果残余尿量超过60毫升，建议考虑手术治疗；另外，通过检测残余尿量的变化，也可以作为判断药物治疗效果好坏的指标之一。如果治疗后残余尿明显减少，说明梗阻状况得到改善，治疗有效；反之，则需要调整治疗方案。

那么我们怎样才能知道膀胱内有无残余尿呢？目前采用的方法主要有以下几种：①B超测定。该方法操作简便，患者没有任何痛苦，目前使用最为广泛。方法是让患者自行排尿后，立即用B超检测膀胱内尿量的多少。这种方法的不足是准确性较差，尤其是尿量较少时；②导尿法。就是让患者自行排尿后，插入导尿管收集膀胱内剩余的尿量，其容量就是膀胱的残余尿量。该方法优点是比较准确，但患者比较痛苦，也易引起尿路感染；③膀胱镜法。对需要做膀胱镜检查的患者，在检查前让患者先排尿，插入膀胱镜后测定膀胱流出的尿量就是膀胱残余尿量。

为使检测的残余尿量更加准确，患者在做检查时应该注意哪些问题呢？其一，在做B超检查时，检查前要尽可能"排净"尿液，且排尿后要立即检查，不能等待。其二，做B超检查前不要喝过多水，使得膀胱过度充盈，这样即使刚排完尿液，很快又有尿液产生，出现残余尿的假象。其三，患者在检查时一定要放松心情，不要紧张，因为残余尿的多少受情绪的影响比较大，要尽可能把这种影响降到最低限度。

7 如何自我判断是否得了良性前列腺增生

有不少老年患者平素没有任何表现，只是在健康体检时做B超发现前列腺增生，有的体积还很大，对这些患者，原则上不予治疗，等待观察，注意好日常生活调理就可以了。但有相当多的前列腺增生患者会出现各种各样的症状，这时您就要注意了。常见症状主要有三方面：

●刺激性症状。主要包括尿频、尿急和急迫性尿失禁，发生的原因可能是增生的腺体刺激了局部的膀胱黏膜和前列腺包膜。尿频是前列腺增生出现的早期症状，尤其是夜尿次数的增多，临床上更有价值。所谓夜尿次数是指晚上入睡后到第二天起床前的小便次数，但要注意临睡前和起床后的小便次数不能算成夜尿次数。正常情况下，夜尿次数多为0或1次，而前列腺增生患者夜尿次数会明显增多。夜尿次数的增多是衡量前列腺增生严重程度的一个重要指标。尿急就是患者有排尿的意愿，就要立即排出，憋都憋不住。如果慢一点，尿液就会不自主地排出来，这种情况医学上称为“急迫性尿失禁”。

●梗阻性症状。随着病情的发展，患者就会出现尿等待；虽然急不可待地去卫生间小便，但却不能立即排出，需要等待一段时间才能排出；有时还非常困难，非常费力，患者需要憋气、压迫小腹；尿线变细，射程缩短，有时中间还要断上几次，称为尿流中断，尿滴沥。这些症状的出现表明尿路的梗阻更加严重，就会出现膀胱残余尿，并且会逐渐增加，如果不及时采取处理措施，膀胱的功能将会受到很大损伤，预后不好。

●血尿、遗尿甚至出现水肿、膀胱结石等。如果出现这些症状，说明患者的病情已经比较严重，出现了并发症。

想想看，您是否有上述的某些症状？如果有就要及时到医院看医生，进行相关检查，明确诊断并及时采取相应的治疗措施。

8 前列腺增生的体积越大病情就越严重吗

增生的前列腺体积大小与病情轻重并不完全一致。有的患者前列腺体积很大，但症状不明显，甚至没有任何不适；相反，有的患者前列腺体积并不大，然而梗阻症状却很严重，为什么会出现这种情况呢？

按照前列腺的解剖结构可以把它分为两个侧叶、一个中叶和前后各一叶。按照与尿道的距离远近分为围绕后尿道的内层腺体，该部分腺体称为前列腺的移行区；外面的外层腺体称为前列腺的外周带。前列腺增生多发生于移行区。前列腺增生的梗阻严重程度并不完全与增生腺体大小成正比，而是与增生的部位密切相关。若增生发生在中叶，即使增生的程度不严重，也可较早出现明显的排尿困难，此时，指诊或前列腺B超检查前列腺体积可能并不大。相反，若增生发生在后叶即使前列腺体积很大，也未必对后尿道造成明显的压迫，引起膀胱出口部位梗阻，而出现排尿困难症状。若增生发生在侧叶，由于增大的两侧叶间均有“V”形小裂隙，可以使尿液通过，出现症状较晚。患者朋友切不可以前列腺增生体积之大小来判断病情的轻重，以免造成不必要的心理负担。

9 前列腺增生患者的前列腺体积会越长越大吗

既然前列腺增生是一种老年病，不少患者总是担心增生的前列腺会随着年龄的增大也会越来越大，尤其对一些较为年轻的患者在选择保守治疗还是手术治疗上左右摇摆，难于决定。那到底前列腺体积是否会越来越大呢？从目前的研究结果来看，回答是否定的。我们知道，前列腺增生通常发生在前列腺的移行区，尤其是尿道周围的腺体组织，而这部分仅占前列腺体的5%～10%。开始时是腺组织增生，就是以原有腺管形成新的分支，长入附近的前列腺间质中，之后在经过相应的变化形成新的构架——结节。研究发现，前列腺间质细胞既具有引导上皮增生的能力，又有制约上皮增生的功能，表现为上皮细胞和间质细胞的相对数量达到一定水平后，即停止再生。研究者在实验室也证明了，上皮细胞和间质细胞的细胞群比例是上皮细胞增生的决定因素。由此可见，人体对前列腺增生是有内在制约的，前列腺不会无限地增大。在临床实践中，许多临床医生也观察到许多病人的前列腺在增长到一定程度后就不再继续增大的这一事实。

10 良性前列腺增生时为啥会出现排尿异常症状

良性前列腺增生时，患者会出现尿频、夜尿增多、尿急、排尿困难、尿线变细、尿中断、尿滴沥等排尿异常症状，出现这些症状的原因主要有以下3个方面。

(1)静力性因素：前列腺增生时，前列腺体积增大，压迫尿道，可使尿道弯曲、变细，对膀胱颈部造成压迫从而出现梗阻症状。导致这种尿路梗阻的原因，称为静力性因素，这类梗阻就是所谓的机械性静力性梗阻。经尿道电切术、手术切除前列腺治疗前列腺增生的方法，目的就是缓解或解除静力性因素。

（2）动力性因素：有些患者的前列腺体积并不是太大，但梗阻症状非常严重，无法用机械性静力因素给予解释。学者们通过深入研究，提出了动力性梗阻的观点。该观点认为，梗阻不仅由增大的前列腺压迫尿道引起，也可由前列腺、尿道和膀胱颈部平滑肌过度紧张，压力增加引起，或者说是因这些部位的平滑肌痉挛所导致的。把这种梗阻称为痉挛性梗阻。这就是为什么一些体积不大的前列腺增生患者，我们使用 α 受体阻断剂后，产生良好效果的原因。

（3）膀胱收缩功能低下或功能紊乱：有些良性前列腺增生患者，手术切除前列腺后，甚至再采用高选择性、长效的 α 受体阻断剂治疗，患者尿频、尿急、排尿困难、紧迫性尿失禁等症状并不缓解。主要原因可能由于逼尿肌受损（一方面随着增生梗阻的加重，逼尿肌的损伤逐渐加重；另一方面，年龄的增加，也使逼尿肌的功能进一步减退）、膀胱无力、膀胱功能不稳定等因素有关。据有关资料统计，有52%～82%的良性前列腺增生患者出现尿频、尿急、尿失禁的主要原因，是因为不稳定性膀胱。膀胱逼尿肌功能损伤，膀胱收缩乏力，也可引起排尿困难，甚至手术后恢复仍较差。

11 为啥人随着年龄的增大夜尿次数也增多

许多上了年纪的人都有这样的体会，近年来晚上起夜次数较以前明显增多，或者说原来不起夜的人，现在晚上也起 1～2 次。如果这样的话您就要高度警惕了，可能患上了良性前列腺增生。这种现象是因良性前列腺增生压迫前列腺部尿道，或者前列腺部、膀胱颈部平滑肌痉挛等引起的尿道梗阻。一般来说，夜尿次数增多常是前列腺增生的早期信号，夜尿次数越多表明增生所致的尿路梗阻就越严重。

中医学认为，小便能否正常排泄，有赖于膀胱气化功能是否正常，但最终取决于人体肾气的盛衰。年过半百，肾气亏虚，无以温养膀胱，致使化气行水通利小便功能失常，尤其入夜肾气更亏，无以固摄小便,故夜尿增多。

12 前列腺增生做过手术后为啥症状没有好转

经常有患者问医生,我的前列腺手术切除了,为啥还出现尿频、尿急、排尿困难呢?甚至没有一点好转,患者非常懊悔。不少人认为手术切除前列腺就能彻底解决所有问题。其实不然。正如我们前面所说,引起排尿异常的原因有机械静力性因素、动力性因素以及膀胱的功能状态。我们曾对100例前列腺增生术后患者(在多个医院进行手术,包括前列腺电切和开放手术)随访,结果56%的患者认为效果比较理想,近15%的患者认为没有效果,14%的患者出现了手术并发症。切除前列腺只是解除了或者缓解了引起下尿路梗阻的静力因素,对其他原因影响不大。术后效果如何主要还得看膀胱逼尿肌收缩力的好坏。所以要想获得术后良好的效果,术前要严格手术适应证。平素要注意保护膀胱出口梗阻时的逼尿肌的功能。

13 怎样判断良性前列腺增生患者症状的严重程度

目前,我们多采用国际前列腺症状评分(I-PSS)表,来判断前列腺增生患者症状的严重程度,它能对症状的描述更加客观、具体和清晰。根据这一评分对患者的病情作出判断,对采取何种治疗方法如保守治疗还是手术治疗具有较好的指导价值。当然也可以作为评判某种疗法效果的重要指标。I-PSS评分问卷表见下。

国际前列腺症状评分(I-PSS)评分表

在最近1个月内,您是否有以下症状	无	在5次中					症状评分
		少于1次	少于半数	大约半数	多于半数	几乎每次	
1. 是否经常有尿不尽感	0	1	2	3	4	5	
2. 2次排尿间隔是否经常小于2小时	0	1	2	3	4	5	
3. 是否曾经有间断性排尿	0	1	2	3	4	5	
4. 是否有排尿不能等待现象	0	1	2	3	4	5	
5. 是否有尿线变细现象	0	1	2	3	4	5	
6. 是否需要用力及使劲才能开始排尿	0	1	2	3	4	5	
7. 从入睡到早起一般需要起来排尿几次	0	1	2	3	4	5	
症状总评分=							

注:I-PSS评分患者分类如下。总分0~35分。轻度症状:0~7分;中度症状:8~19分;重度症状:20~35分。

根据患者对目前症状的烦恼程度,对“假如按现在的排尿情况,你觉得今后生活质量如何?”进行回答,有“非常好、好、多数满意、满意和不满意各半、多数不满意、不愉快、很痛苦”7个答案,分别积分0~6分,来判定排尿症状对生活质量的影响。如果您患有前列腺增生,就尽快到医院男科做个测定吧。

14 前列腺增生患者需要做尿流率检查吗

良性前列腺增生患者一定要定期做尿流率检查,以便能及时了解疾病进展。最大尿流率可预测良性前列腺增生患者发生急性尿潴留的风险及临床进展的可能性。有研究发现最大尿流率<10.6毫升/秒的良性前列腺增生患者发生临床进展的可能性更大。还有研究表明:最大尿流率≤12毫升/秒的良性前列腺增生患者发生急性尿潴留的风险是最大尿流率>12毫升/秒的4倍。

从尿流率的变化能间接了解下尿路梗阻程度和膀胱逼尿肌功能状况。由于每个人每次的尿流率可能有着较大差异,而且最大尿流率还有赖于排尿量的多少,因此尿量在150毫升以下者,应重复测量2次,以保证结果的可靠性。前列腺增生患者的尿流率曲线,主要特点为梗阻。最高尿流率及平均尿流率均比正常值低,排尿时间延长。

尿流率曲线变化与前列腺增生所致梗阻程度相一致。

15 为啥医生建议前列腺增生患者要做特异性抗原（PSA）检查

对于良性前列腺增生患者，我们经常建议患者做血清 PSA 检查，通过血清 PSA 的检测，可以预测前列腺增生临床进展，但更重要的是排除前列腺癌的可能（当然同时结合指诊和超生检查）。前列腺癌是一种恶性肿瘤，如果不能及早发现和治疗，往往危及患者生命。良性前列腺增生虽然不会转变为前列腺癌，但前列腺癌和前列腺增生可以同时存在。另外，在前列腺癌的早期，其症状和良性前列腺增生非常相似，所以检查血清 PSA 就显得非常重要。检查血清 PSA 时，近期（最好半月之内）不要做前列腺指诊和前列腺按摩，以保证结果的准确性。另外，一类治疗前列腺增生的药物——5α－还原酶抑制剂，如保列治，长期服用后可以使血清 PSA 降低一半左右，所以在检查 PSA 时一定要询问患者是否服用过这类药物，以免对血清 PSA 作出错误判断。

16 良性前列腺增生都需要治疗吗

临床上经常有一些老年患者，在健康体检时做 B 超发现前列腺增生，平素没有任何症状，要求医生开药吃。像这种情况，原则上不需要治疗，只需“观察等待”就行。有些前列腺增生患者在相当长的时间内无明显症状，另外，有些人对症状的忍受程度比较强，也没有出现前列腺增生的并发症，对这些患者可以暂时不予治疗，但要动态观察病情的变化，这种方法我们称为“观察等待”。

那么在“观察等待”期间，就是对患者不管不问，顺其自然发展吗？当然不是。首先要让患者做好日常生活调理，如养成良好的生活习惯，不喝酒，不吃辣椒，某些药物要慎用或禁用，如有些感冒药（新康泰克、日夜百服宁、白加黑等）、镇静催眠药（如舒乐安定、氯丙嗪等）及有些解痉镇痛药。其次，在观察等待期间，要定期随访患者，要让患者至少每年到医院做 1 次检查，主要包括症状的评估（I-PSS

评分)、直肠指诊、泌尿系B超检查、前列腺B超检查(有条件的要做经直肠B超)、残余尿检查、尿流率检查、尿常规检查、血清PSA检查等。要注意建立检查档案,便于对照比较,及时发现病情变化,从而采取相应治疗措施。

但如果在观察期间出现以下情况,则应积极治疗。①出现急性尿潴留,尤其是反复出现尿潴留。②残余尿量逐渐增多,且经常诱发尿路感染。二者常互为因果,彼此影响,此时必须解除尿路梗阻,否则膀胱功能将受到更大损伤。③出现充盈性尿失禁、肾积水、输尿管扩张等。这些情况的出现表明膀胱功能的损伤已经很严重,如及时处理也许尚有改善的可能。④出现了血尿和膀胱结石等。这时都要积极采取治疗措施,切不可再等待。

17 指诊时如何描述前列腺增生体积的大小

门诊上经常有患者拿着病例问医生,指诊前列腺Ⅱ度大小是啥意思?我们知道指诊的目的就是了解前列腺的质地、大小,是否有肿块和结节,中央沟是否变浅或消失,表面是否光滑。为了比较直观、形象地描述前列腺体积的大小,易于掌握使用,国内有学者就提出了这样的分类方法。正常的前列腺如栗子大小;Ⅰ度增生如鸽子蛋大小(+);Ⅱ度增生如鸡蛋大小(++);Ⅲ度增生如鸭蛋大小(+++);Ⅳ度增生如鹅蛋大小(++++)。需要说明的是指诊了解的前列腺大小只是一个粗略的估计,最准确的方法还是做经直肠前列腺超声检查。

18 如何通过对前列腺增生病程的分析来把握患者的病情变化

为了便于把握良性前列腺增生患者的病情变化,根据国内外的研究报道,临床上常把前列腺增生的病情分为3期。

第一期称症状刺激期:主要表现为尿频,其中以夜尿增多最常见,伴有轻度排尿困难,尿线变细,射程变短,尿滴沥等。此期膀胱残余尿一般少于50毫升,最大尿流率略有降低,尿流图可呈正常曲线。

第二期又称残余尿发生期:上述症状进一步加重,排尿困难,尿线越来越细，经常出现排尿中断，尿余沥不尽，临厕屏气、按压小腹方能排出等现象。残余尿常在50~150毫升，最大尿流率明显降低，排尿时间明显延长，尿流图形呈多波形曲线。易受到某些诱因如喝酒、性生活过度、受凉、憋尿和劳累等刺激而发生急性尿潴留，易发生尿路感染出现尿频、尿痛等症状。

第三期又称膀胱失代偿期：此期残余尿可达150毫升以上，甚至数百毫升。膀胱功能处于失代偿状态，排尿困难更加严重，输尿管尿液返流，出现肾积水和肾功能损伤，甚至出现尿毒症，患者生活质量下降。此期的尿流图形大都为低平曲线。

一般认为第一期多主张保守治疗；第二期可试行保守治疗，如治疗无效或者患者愿意手术，应尽早手术；第三期应首选手术，尽快解除下尿路梗阻，保护肾功能，提高患者生活质量。

19 良性前列腺增生会引起血尿吗

一般来讲，患者发现血尿，尤其是一些平素没有任何不舒服的老年男性患者出现这种情况，精神都比较紧张，因为他们往往把血尿与恶性肿瘤联系在一起。实际上导致血尿的原因很多，除肿瘤外，还有急性尿道炎、急性膀胱炎、膀胱结石及良性前列腺增生等。

良性前列腺增生之所以出现血尿是因前列腺增生后，前列腺的黏膜毛细血管充血，小血管曲张，加之排尿不畅，用力过大，或者排尿后局部压力骤减，易引起前列腺部尿道和膀胱颈黏膜下血管破裂而出现血尿，轻则仅在显微镜下方可看到，重则表现为肉眼血尿。血尿较易出现在中叶增生的前列腺增生患者，尤其是伴有感染或膀胱结石时，最易发生血管破裂出血。

出现血尿既不能过于紧张，更不能掉以轻心，尤其是无痛性血尿，我们首先要排除肿瘤尤其是恶性肿瘤如膀胱癌、前列腺癌、肾癌等诱发的血尿，要做最坏的打算。要在医生的建议下，做双肾、输尿管、膀胱、前列腺B超，做前列腺指诊，抽血检查血清游离PSA和PSA，必要时，做前列腺磁共振和膀胱镜检查。

20 良性前列腺增生会引起肾功能衰竭吗

张某，62岁，农民。2007年4月以排尿困难10余天加重2天就诊。患者形体消瘦，平素没有任何症状，因家庭条件较差，没有做过身体检查。于10天前突然出现排尿不畅，自行吃点"消炎药"，没有效果，且近2天症状又加重。患者同时伴有恶心、食欲差。我们体检发现患者小腹膨隆，且闻到一种"氨臭"味。指诊：前列腺Ⅲ度大小，表面光滑，质地尚可，中央沟消失，压痛不明显。长期的临床经验告诉我们，该患者是前列腺增生，并且已出现了严重的尿潴留和肾功能损伤。最后B超提示：残余尿量为560毫升，中度肾积水。鉴于此让患者马上住院手术，尽快解除尿路梗阻。手术3个月后随访患者情况良好，肾功能基本恢复正常。

上述病例提示我们，①前列腺增生可以导致肾功能衰竭；②年过50岁以上的男性朋友，每年都要做1次前列腺体检，做个指诊、查个B超，化验血清PSA；对于确诊有前列腺增生的患者，即使没有症状，虽然不需要特殊处理，但也要定期到医院检查，因为每个患者对症状的耐受程度有差异，每个患者的临床进展速度也有差异，正如我们前面所说千万不能放任自流，顺其自然，否则会危及患者的生命安全。

有人会问，前列腺增生为啥会导致肾功能衰竭呢？可以说肾功能衰竭是前列腺增生没有治疗或者没有及时正确治疗所导致的一种结果。我们知道前列腺增生，在早期，由于膀胱的逼尿肌功能还没有受到损伤，膀胱的代偿能力还好，还能将膀胱内的尿液排干净。但随着病情的进展，一则尿路梗阻加重，二则膀胱逼尿肌功能受到进一步损害，致使膀胱功能处于一种失代偿状态，不能把所有的尿液从膀胱排出体外，这样就产生了残余尿，即尿潴留。排尿虽然困难，但能排出，这种情况医学上称为"慢性尿潴留"，实际上许多前列腺增生患者，如果没有及时采取正确的治疗措施，将长时间处于这样一种状态，使得膀胱内的残余尿越来越多，久而久之使得膀胱内的压力缓慢升高，残余尿液在膀胱内压力的作用下想尽一切办法寻找“出口”，正常排尿路径不通畅，尿液只好沿着老路——“输尿管”又逆流入肾脏，本来肾脏是机体的“垃圾处理厂”，当它处理过的垃圾——“尿液”再灌注到这个工厂后，工厂就会“停工或半停工”，各种毒素就会在体内堆积，进而损伤肾功能，此时患者就会出现少尿、恶心、呕吐等症状，甚至出现水肿、血压升高、意识迟钝、昏迷等危重证候。

如果膀胱内的尿液一点也排不出，小腹胀满疼痛，医学上称为“急性尿潴留”，发病急，对肾功能的损伤更为严重，由于排出尿液的“闸门”被封，在较短的时间内膀胱中尿液就会迅速增多，甚至可以把膀胱憋破，后果非常严重，如不及时治疗，可能会危及生命。一般来说，当出现残余尿时，尤其是那些平素不喜欢喝水的前列腺增生患者，这部分尿液就像一潭死水，很易诱发尿路感染，如肾盂肾炎、膀胱炎、尿道炎等并发症，这些并发症反过来又会加重排尿困难，使残余尿增多，二者互为因果，彼此影响，进而加重、加快肾功能的损伤。所以前列腺增生患者一定要积极治疗，要养成多喝水的好习惯。

21 出现尿频和排尿困难就是得了前列腺增生吗

良性前列腺增生发生于老年人，但并非所有的老人都得前列腺增生；前列腺增生可以出现尿频、排尿困难等症状，但出现这些症状的还有其他疾病，要注意鉴别，常见的主要有：

(1)神经源性膀胱：该病也可见尿频、尿急、排尿困难和尿潴留等症状，但神经源性膀胱患者常有神经损伤史和神经功能障碍体征，如下肢截瘫、肛门括约肌松弛等，或长期患有糖尿病，或长期服用抗胆碱类药物如654-2、普鲁本辛等。前列腺指诊、B超等检查，前列腺并不增大。

(2)尿道狭窄：也可出现排尿困难，尿线变细，尿潴留等。患者多有尿道外伤史，慢性尿道炎史或尿道器械操作史如通过尿道的一些手术，或长时间保留导尿等。一般通过尿道扩张或造影可明确诊断。

(3)前列腺癌：症状和前列腺增生非常相似。但是指诊可见两侧不对称，质地较硬，有结节，一般通过血清 PSA 检测和 B 超检查可以确诊，必要时进行磁共振和前列腺活组织病理检查。

（4）前列腺结核：可见尿频和血尿等症状，前列腺体积可增大，但多有泌尿系其他器官结核，常合并精囊腺结核、附睾结核等，体检可发现输精管呈现串珠样改变。

22　前列腺增生可能会出现哪些严重后果

良性前列腺增生是一种老年病，随着我国人均寿命的增长，其发病率会逐渐升高。现代医学研究证明，前列腺增生并不是什么恶性病变，并不直接危及患者生命。然而，如果得了前列腺增生，不积极治疗，或不注意生活调理，它就会产生各种并发症，会降低患者的生活质量，严重者可引起肾功能衰竭。常见的并发症和可能出现的后果主要有：

（1）尿潴留：如上面所说，前列腺增生随着病情的发展，膀胱内就会出现残余尿，就是尿潴留，只要尿路梗阻没有解除，慢性尿潴留就可以长时间存在；急性尿潴留多由气候变化、饮酒、服用某些药物等诱发。这些尿潴留的发生和发展，最终的后果就是引起肾功能损伤。

（2）肾损伤：可以说尿潴留是引起肾损伤的根本原因，因为随着膀胱残余尿的增多，尿液会逆行由输尿管进入肾脏，从而发生肾积水，损伤肾功能，严重者出现尿毒症，危及患者生命。

（3）尿失禁：随着下尿路梗阻的加重和膀胱收缩功能的逐步受损，膀胱内的残余尿会逐渐增加，膀胱内压力也随着升高，当升高到一定程度的时候，尿液就会不知不觉地从尿道口流出，这种现象医学上称为“充盈性尿失禁”。

（4）尿路感染：膀胱内的残余尿就如同一潭死水，容易诱发泌尿系感染。感染的发生又可使残余尿量进一步增多，从而加重肾功能的损伤。

（5）血尿：这也是前列腺增生患者常见的并发症，轻者仅为镜下血尿，严重者出现肉眼血尿，当感染和伴有膀胱结石时，更易导致血管破裂而出现血尿。但切记，血尿并非只有良性前列腺增生才出现，一定要注意排除前列腺癌、膀胱癌等病变。

(6)膀胱结石：与尿路梗阻和膀胱内尿液残留有关，有时患者会出现体位性排尿困难，换一个体位，就会缓解。有时是在进行B超检查时发现膀胱结石。

(7)疝气、痔疮和脱肛：这些并发症常被患者和医生所忽视，总认为前列腺增生的并发症都与排尿有关，其实不然。对患有疝气、痔疮或脱肛的老年朋友，一定要检查前列腺，决不可头痛医头，脚痛医脚，也许前列腺增生就是它发生的根本原因。因为前列腺增生时，多有排尿困难，常常需要憋气和用力才能排出小便，腹压的长期增加，容易出现疝气、痔疮和脱肛。

23 得了前列腺增生还能不能过性生活

首先大家应该明白，前列腺增生本身对性生活并没有什么不好，或者说该病不影响患者的性欲或性能力。那么得了前列腺增生还能不能过性生活？这是老年朋友普遍关注的问题。由于性生活会加重前列腺的充血，使排尿困难进一步加重，甚至可以诱发急性尿潴留，由此可见恣情纵欲是有害的。但另一方面，如果过度禁欲，老年男性的性积聚不能适时释放，会使外生殖器性敏感性增强，更易引起阴茎勃起，使前列腺反复充血，也可使前列腺增生的病情加重。所以，正确的态度是：前列腺增生患者应根据自身的情况和病情轻重，适度性生活。如果症状不重，病情稳定，从未发生过尿潴留的患者，每月可过1~2次性生活，且性生活后最好用温水坐浴30~40分钟。若病情较重，曾发生过急性尿潴留，身体情况欠佳者，最好还是不要过性生活。

24 前列腺增生患者突然尿不出来怎么办

前列腺增生患者有时会突然尿不下来，膀胱充盈，小腹膨胀，尿意窘迫，十分痛苦，就是医学上通常称的急性尿潴留。它是前列腺增生的常见并发症，多发生于前列腺增生的中晚期。据有关资料统计，

40%~50%的前列腺增生患者并发过急性尿潴留,多因饮酒、劳累、受凉、久坐、憋尿或使用某些药物如普鲁本辛、百服宁、白加黑、654-2、阿托品等某些药物后而突然发生。常用的紧急处理方法主要有:

(1)热敷:热敷下腹部膀胱区及会阴部,对尿潴留时间较短,膀胱充盈不十分严重的患者有较好疗效。也可采用热水坐浴,如在热水中有排尿感时,可在水中试排,千万不要起身去厕所排尿,以防失去自行排尿的机会。也可打开家中的水龙头,使其慢慢滴水,听其声音,诱发排尿。也可用适量细盐(一般为 250 克左右)炒热后用布包好热敷肚脐,常可收到较好效果。

(2)按摩:患者或家属均可操作。操作者用右手拇指末节腹面持续按压关元穴(肚脐下 3 寸,就是大约患者食指、中指、无名指三指并拢宽度),开始用力要轻,然后逐渐用力,按压时拇指宜略加旋转。每次按压 5 分钟左右。按压关元穴位后,继续顺脐到耻骨联合中点处轻轻按摩,并逐渐加力,并用手掌自膀胱上方向下轻压膀胱,以助排尿,切忌用力过猛,以免造成膀胱破裂。

(3)针灸:取关元、中极、气海、三阴交、膀胱俞等穴。可中等强度刺激,可留针 10 分钟,一般取针后半小时可出现排尿现象。

(4)药物内服:适当选用高选择性和长效类 α-受体阻断剂,如哈乐、高特灵等。服用这类药物可同时配合按摩、针灸、热敷等疗法,以迅速缓解尿潴留。

(5)导尿:如经上述处理仍不能排尿者,应尽快到医院进行导尿。但千万记住每次导尿量尤其是第一次不得超过 1 000 毫升,因为排出尿量过多,容易导致膀胱内压力骤降,诱发出血等并发症。导尿管一般要保留几天,要定时如 1 小时左右排放 1 次尿液,适量使用抗生素预防感染等。

(6)膀胱穿刺:尿潴留非常严重,又无法导尿的情况下,作为一种应急方法可以采用。一般在膀胱充盈时膀胱上界常在耻骨联合上三四横指或更高位置使用该方法。常规消毒后,在局部麻醉下用 22 号长针或腰椎穿刺针,在耻骨上 1.5~2 厘米处,垂直向膀胱内穿刺,针进入膀胱就有尿液溢出。用注射器将尿液慢慢抽尽,之后将针拔出。针眼用消毒纱布按压并固定,以防感染。

(7)膀胱造瘘术：重度急性尿潴留，其他方法无效，或由于前列腺体积过大或其他原因导尿管无法插入或无法实施导尿，此时应立即采取耻骨上膀胱造瘘术，以迅速缓解病情。

25　在家里护理耻骨上膀胱造瘘的患者应该注意哪些问题

耻骨上膀胱造瘘术既是缓解重度急性尿潴留的一种方法，也是有些老年患者无法通过正常排尿途径解决排尿的一种措施，如一些老年患者伴有严重的其他疾病如脑中风、心脏病、肾病、膀胱疾病或者神经系统疾病等，无法采用手术方法解决前列腺增生问题所导致的排尿困难。如果对膀胱造瘘术患者护理不当，就会发生出血、漏尿、造瘘管不通等情况，就会给患者及家属造成新的麻烦。那么怎样才能做好膀胱造瘘患者的护理呢？我们认为应注意以下几点。

(1)注意造瘘管是否脱出：如果膀胱造瘘管脱出膀胱，就不能把尿液从膀胱中排出，就需要重新放置，又会给患者造成新的痛苦。膀胱造瘘术后固定方法一般有两种，即缝针固定和气囊固定。

如何才能预防造瘘管脱出呢？首先要做好造瘘管在皮肤之外长度的记录，可用油笔或某些小标签做一标记，每天定时观察造瘘管在体外部分的长度，如果长度增加，要注意观察尿液排出情况是否通畅，如发现引流不畅，应及时到医院重新固定或更换造瘘管。其次，要注意接造瘘管尿袋位置的固定。一般而言，对于卧床患者，尿袋应挂在床沿，并且能保证患者在床上活动时不会拉拽到造瘘管。平时在搬动患者、扶患者起床、翻身洗脸、吃饭等活动时，家属要时刻注意造瘘管的存在。对于能够自由活动的患者，尿袋要在尽可能靠近造瘘口的位置固定在衣服上，这样可以避免因活动时将造瘘管拉出。

(2)注意瘘管是否通畅：如果发现无尿液从造瘘管排出，在排除造瘘管没有脱出的情况下，首先要确定膀胱内是否有尿液，还是造瘘管不通。如果患者小腹膨胀，造瘘管中无尿液流出，但管子旁边却有尿液流出，就可以初步判定造瘘管不通畅。一般堵塞造瘘管的是小血块或脱落的坏死组织。此时，可用手挤捏造瘘管，如果无效可用注射器注射生理盐水，以冲洗造瘘管。但千万不能冲入太多液体。如冲洗无效，就应及时到医院处理。

（3）注意是否有血尿：长期在膀胱内留置造瘘管，会通过造瘘管的摩擦刺激膀胱黏膜，产生慢性炎症，诱发出血。如果发现尿液中有少量血液，应让患者多喝一些水，并观察尿液颜色变化，如果短暂出血，尿液颜色很快就会好转，不需要特殊处理。如果尿液颜色较重，表明出血量较大，且短时间内没有停止者，就应该及时到医院处理，以防在膀胱内形成血凝块，如果血凝块较大，就需要立刻手术。

（4）注意观察尿液是否浑浊：如果发现排出的尿液浑浊，表明尿路有感染，或者与造瘘管刺激膀胱壁有关，这种情况主要发生于长期留置膀胱造瘘管的患者。处理和预防这种情况发生的有效方法就是定期进行膀胱冲洗。用无菌 50 毫升注射器抽取生理盐水或呋喃西林溶液冲洗膀胱，每次 100 毫升左右，膀胱内保留 20~30 分钟。如有条件，最好每日冲洗 2 次，可以有效预防尿路感染和造瘘管堵塞。

（5）注意伤口是否有感染：长期留置造瘘管的患者，家属要定期更换造瘘口周围的纱布，一般 3 天换 1 次。家中可以备一些碘伏、酒精、无菌纱布和无菌手套等，可自行更换。如果造瘘口流出一些淡黄色的分泌物，问题不大，多换几次药就可以解决。当造瘘口皮肤红肿，患者出现疼痛、发热等症状时，就应及时到医院处理。

（6）注意定期更换造瘘管和尿袋：正如前面所说，如果造瘘管留置时间过长，就有可能导致瘘管堵塞、血尿、尿液浑浊和伤口感染，甚至造瘘管壁上形成结石而致造瘘管、尿袋拔不出来。所以一定记住定期到医院更换。一般而言，造瘘管每个月更换 1 次，尿袋每周更换 2 次。

（7）注意夹管训练：有的患者留置膀胱造瘘管是为了暂时引流尿液，以后通过手术或者其他疗法，仍要自行排尿。对这类患者，夹管训练就显得非常重要。方法是，夹闭造瘘管，待患者有小便的感觉后才放开引流尿液。这样可以模拟膀胱正常的收缩功能，从而保证术后膀胱正常功能的尽快恢复。当然对于长期留置造瘘管的患者，同样也需要夹管训练，因为如果长期开放造瘘管引流，膀胱的有效容量就会越来越小，最终导致整个膀胱包裹在造瘘管上，致使引流不畅，尿液就会从造瘘管周围溢出，给患者和家属造成很大不便。

26 如何预防急性尿潴留的发生

孔某,65岁,于2010年8月以排尿困难3小时加重半小时就诊。患者平素身体健康,无尿频、尿急、排尿困难等症状。4小时前因腹痛、腹泻到某医院急诊处理,经治疗后腹痛缓解。但于3小时前出现排尿困难,小便无力,尿线变细。近半小时,症状进一步加重,小便点滴而下;检查小腹膨胀,患者非常痛苦,诊断为急性尿潴留,立刻导尿处理。后经B超和前列腺指诊,发现平素即患有前列腺增生。查看在某医院的急诊病例,我们终于找到了导致患者突然发生急性尿潴留的罪魁祸首——阿托品,医生为了缓解患者腹痛肌肉注射了该药物,结果患者就突然尿不下来了。

邓某,58岁,于2009年11月以排尿困难1周加重1小时就诊。患者20天前患感冒,用药后头痛、发热症状缓解,但一直咳嗽不减,10天前看中医吃中药,用几剂中药后咳嗽明显好转,但感觉排尿没有以前顺畅,未在意,继续服用中药治疗,排尿困难也越来越重,近1小时突然一点尿液也排不出来,急来就诊。我们经过相关检查后诊断为急性尿潴留和良性前列腺增生。马上导尿,后经相关处理恢复如常。该例患者平素也没有任何排尿异常症状。通过详细询问患者得知,患者感冒用的是"日夜百服宁和双黄连口服液",治咳嗽所服用的汤剂中有中药麻黄,我们最后分析感冒药和中药麻黄是诱发急性尿潴留的根本原因。

有些前列腺增生患者因为尿道阻力增大及膀胱逼尿肌功能受损,虽然排尿困难但还能排出,甚至有的患者平素就没有症状。譬如孔某和邓某,当患者受到某种诱因的影响时,会使膀胱颈部或前列腺平滑肌等紧张度增高,引起尿道阻力进一步增加,或者使膀胱逼尿肌收缩更加乏力,从而导致急性尿潴留的发生。因此,避免某些诱因的

影响,就可以预防或者减少急性尿潴留的发生。常用的预防方法主要有:

(1)禁用或慎用某些药物:一些感冒药如新康泰克、白加黑片、日夜百服宁及维C银翘片等,胆碱能受体阻断剂,如654-2、阿托品、普鲁本辛等;含有麻黄的止咳平喘类中药如止嗽化痰冲剂、神奇止咳冲剂、桂龙咳喘胶囊等;一些镇静安神药,如安定、氯丙嗪等药物,这些药物均要慎用或禁用。另外,看某种疾病在医生开药时要主动告诉医生自己患有前列腺增生,或有排尿困难症状,使医生心中有数。前列腺增生患者在服用某种药物以前,要详细阅读药物使用说明书,如果说明书上写有前列腺增生患者慎用,那您就要注意了。

(2)养成良好的生活习惯:饮酒、久坐、性生活过度可以引起盆腔充血,增加尿道阻力;憋尿导致膀胱的过度充盈,逼尿肌收缩能力下降,这些均可诱发急性尿潴留,所以前列腺增生患者要禁止饮酒,不要长时间坐在那里看电视、打牌等。要根据自己的身体状况和病情,在医生的指导下适度性生活,性生活过后最好温水坐浴。要养成多喝开水、多喝粥、多喝汤的习惯,尤其对已发生残余尿的前列腺增生患者,以加强对残余尿的交换,多排尿液以冲洗尿道,防止泌尿系感染,预防急性尿路感染的发生。另外,对于突然变冷的天气,要及时做好保暖工作,因为人体的神经系统会出现应激反应,引起尿道压力升高,膀胱逼尿肌收缩力下降,可直接诱发急性尿潴留。

(3)避免某些医疗操作而诱发尿潴留:有些前列腺增生患者平素没有症状或者排尿还可以,但在做了前列腺按摩或经直肠超声引导下前列腺穿刺等检查后突然出现尿潴留,其原因是这些操作直接引起了前列腺的水肿,增加了尿道阻力。还有些是因其他疾病而手术,麻醉后逼尿肌功能恢复缓慢,从而发生尿潴留。对于这些情况虽然我们不能完全避免,但要尽可能将这些医疗操作的影响降低到最低限度。

27 哪些药物前列腺增生患者要慎用或禁用

研究发现,某些药物可以诱发或加重尿潴留,且发生较快,有的在用药几个小时后就可发病。前列腺增生患者禁用或慎用的常用药物主要有：

（1）抗胆碱类药物：这类药物常用于缓解胃肠痉挛性疼痛、肾绞痛等。常用的有复方胃友、复方颠茄片、阿托品、654-2、东莨菪碱（解痉灵）、胃疡平、普鲁本辛等，这些药可使膀胱逼尿肌松弛，诱发急性尿潴留。

（2）强效利尿药：如速尿、利尿酸等，可以引起电解质紊乱，进而导致尿潴留。

（3）抗过敏药：如非那根、扑尔敏、乘晕宁、赛庚啶等。

（4）抗精神病药：如氯丙嗪、奋乃静、氟哌啶醇等。

（5）抗抑郁类药：如丙米嗪、多虑平、氯米帕明等。

（6）平喘类药：如氨茶碱、麻黄碱及奥西那林（异丙喘宁）等均可诱发尿潴留。

（7）抗感冒类药：因为这类药物中多含有 α 受体兴奋剂、抗过敏、镇静安神类药物成分，服用后可导致排尿困难，常用的有日夜百服宁、白加黑片、新康泰克胶囊、快克胶囊、速效伤风胶囊、维 C 银翘片等。

（8）心脑血管病用药：如心得安、心痛定及异搏定，可抑制膀胱肌而发生尿潴留。

（9）某些外用药：如阿托品滴眼液和麻黄碱滴鼻液等，在使用时也要小心。

（10）中药制剂：一些含有麻黄的中药制剂，如急支糖浆、止嗽化痰冲剂、神奇止咳冲剂、桂龙咳喘胶囊等，或含有中药麻黄的中药汤剂，还有含有枳实的中药制剂，都要慎用。

28 治疗前列腺增生的方法有哪些

治疗良性前列腺增生方法概括起来可以分为两大类：手术治疗和保守治疗。

（1）手术治疗：主要包括开放手术和微创手术。所谓开放手术就是在下腹部上切开一个口子，从切口进去后分离到达前列腺位置，再将增生的前列腺组织切除，这种手术方法已有上百年历史，至今仍在使用。微创手术主要有前列腺电切术、前列腺汽化术、钬激光、微波（微波治疗的方式大约有三种，一种经尿道前列腺热疗；一种经直肠前列腺热疗；另外一种为体外治疗，该疗法主要适用于前列腺增生的早期）、射频等疗法，其中前列腺电切术，因疗效肯定，被称之为治疗前列腺增生的“金标准”；此外还有近期疗效比较满意如钬激光，但远期疗效尚不能肯定，仍然处于研究中。

（2）保守治疗：①经尿道前列腺扩张术现在已很少使用，根据患者的病情和身体状况，选用暂时性或永久性支架管，能够较好地改善尿路梗阻，适用于体质较差者。②药物治疗是目前使用最广的一种保守治疗方法。在 20 世纪 80 年代以前，手术可以说是治疗良性前列腺增生的唯一方法，但近些年来随着治疗前列腺增生药物的开发和推广，相当一部分患者免除了手术之苦。有资料统计表明，在这些治疗增生症的药物上市后的几年，美国前列腺增生的手术量几乎降低了一半，这就充分说明了药物治疗的重要性。

29 治疗良性前列腺增生常用的药物有哪些

目前，治疗良性前列腺增生的常用药物可以概括为 3 大类，即 5α-还原酶抑制剂、α_1 受体阻断剂和植物类药物（包括中药）。

（1）5α-还原酶抑制剂：目前，临床上常用的有非那雄胺（商品名：保列治）和国产依立雄胺（商品名：爱普列特）。临床观察表明，长期服用这类药物可使增生的前列腺体积缩 20%，能够使急性尿潴留和手术的风险降低一半，且这类药物对前列腺体积较大的患者效果明显。一般 3 个月为 1 个疗程，其特点是虽然能缩小前列腺体积，但起效较慢。

（2）α_1 受体阻断剂：目前常用的主要有酚苄明（商品名竹林胺）、阿呋唑嗪（商品名桑塔）、特拉唑嗪（商品名高特灵）、多沙唑嗪胃肠型控释片（商品名可多华）、盐酸坦索罗辛（商品名哈乐）、萘哌地尔片等，各药的作用特点及使用时注意事项，见本篇 30 题。这类药物的作用特点是起效快，有些使用几天就可出现效果，但不能缩小前列腺体积。

(3)植物类药物:这类药物因有一定疗效和毒副作用小等特点,在临床上被广泛使用。这类药物一般起效较慢,譬如前列康、舍尼通和各种中成药等。

30　治疗前列腺增生常用的 α_1 受体阻断剂有哪些?各有何特点

(1)盐酸坦索罗辛(商品名哈乐):为高选择性、长效 α_1 受体阻断剂。能够松弛前列腺、尿道和膀胱颈部平滑肌,降低尿道阻力,不影响膀胱逼尿肌收缩的功能。对心脏、血压和脉搏没有明显影响,是目前临床上使用较多的品种之一。不良反应主要有逆向射精、不射精、体位性低血压等。但发生率较低。每晚 1 粒(0.2 毫克)口服。可以根据患者病情适当加大用量。

(2)盐酸坦洛新缓释片(商品名积大本特):作用机制同哈乐。对已发生严重尿潴留者不宜单独服用本品。每日 1 片(0.2 毫克),饭后服用。

(3)萘哌地尔片:为新一代的高选择性 α_1 受体阻断剂,对 α_{1A}、α_{1D}受体双重阻断。能够降低前列腺及尿道中的交感神经的紧张程度,降低尿道阻力,缓解排尿困难症状。对高血压伴高脂血症、糖尿病的前列腺增生患者尤为适合。不良反应主要有头晕、头痛、心悸和上腹部不舒服等。开始剂量为每日 2 次,每次 25 毫克。

(4)特拉唑嗪(四喃唑嗪、商品名高特灵):为选择性、长效 α_1 受体阻断剂对前列腺增生伴有高血压者更为适合。不良反应主要有立位性低血压、口干、心悸等。建议患者晚上临睡时服用,剂量应由小到大,逐渐调整,从而达到既能较好改善患者排尿异常症状,又要尽可能降低不良反应的发生。国产特拉唑嗪,商品名为马沙尼片。

(5)甲磺酸多沙唑嗪控释片(商品名可多华):为选择性 α_1 受体长效阻断剂,它与多沙唑嗪普通剂型比较,疗效更好,其发生体位性低血压的概率更低。服用时应从小剂量开始,一般先用 1 毫克,晚上睡前整片吞服,不能嚼碎或研碎后服用。2 周后根据效果和患者的耐受程度调整剂量,原则上不要超过4毫克,否则易发生体位性低血压。

(6)阿呋唑嗪缓释片(商品名桑塔):为选择性、短效α_1受体阻断剂。它能够明显减少逼尿肌的压力而增加膀胱尿液容量,改善增生症患者的排尿异常症状,降低残余尿。每次5毫克,晚饭后服用,要整片吞服。由于体位性血压的发生率较高,建议65岁以上的老年患者慎用。

(7)酚苄明(又名苯苄胺,商品名竹林胺):为非选择性、短效α_1受体阻断剂。不良反应发生率较高,主要有头晕、头痛、乏力、鼻塞、视力障碍和体位性低血压。该药的特点是起效较快,价格低廉。但因不良反应发生率较高,所以不推荐使用。

31 服用药物治疗前列腺增生时患者需要注意哪些问题

我们已经知道,治疗前列腺增生的药物主要有三类,即植物类、α_1受体阻断剂和5α-还原酶抑制剂。植物类药物(包括中药)相对来说比较安全,没有特别的禁忌证和慎用症。

α_1受体阻断剂主要用于轻中度前列腺增生,对前列腺体积较大者,效果并不理想。它的主要不良反应就是会出现体位性低血压(就是因体位变化如由卧位变坐位或变站位,或由坐变站而发生的血压突然降低),发生头晕、头痛甚至晕厥,尤其是在服药的初期。美国和我国的医生均有发现,部分前列腺增生患者在服用这类药物,晚间去卫生间时有发生跌倒摔伤的情况。患有心脏病的患者,使用后症状加重等。所以在使用时一定要注意以下几点:①对伴有高血压的患者,使用前一定要详细询问患者使用的降压药物、用量及血压控制情况,因为这类药物对血压有一定的降低作用,以防血压降得太低,而发生头晕、晕厥等。应定时检测血压、脉搏等情况。②在服用这类药物的初期,最好晚上休息时有人陪护在老人旁边,尽可能不要让老人独自去卫生间,以防摔伤。随着用药时间的延长,这类不良反应的发生就会减少。③对大量尿潴留或者伴有尿路感染者要慎用。④对有严重心脑血管疾病或有体位性低血压或晕厥史者要慎用。⑤肝肾功能不全时要慎用。

5α-还原酶抑制剂主要用于前列腺增大的良性前列腺增生，体积越大，长期服用效果越明显。这类药物长期服用可使少数人出现勃起障碍或性欲降低，但发生率较低，据有关资料统计，约为2%。另外，长期服用还可以导致血清中前列腺特异性抗原(PSA)的下降，PSA是临床筛查前列腺癌的一个重要指标。所以如果您在服用保列治或者爱普列特期间，检查血清PSA，一定要把该情况告诉医生。研究表明，长期服用该类药物，可使血清PSA下降一半，譬如检查结果PSA为10，实际可能就是20了，这样的话得前列腺癌的可能性就很大了。

32　治疗前列腺增生的药物需要一直吃下去吗

经常有患者问我们，医生我吃这个药效果不错，需要吃多长时间才能停药，我们只好告诉他们：如没有特别情况，要一直服下去，只有这样才能获得满意疗效和更好的生活质量。实际上有些患者因各种条件的限制，间断服药，或者没有坚持治疗，但也确实发现病情没有反复。这是因为良性前列腺增生是老年慢性疾病，其临床进展和临床表现受到很多因素的影响，如生活习惯、气候变化、情志因素等，甚至有的患者前列腺长到一定程度，停止了生长。所以对于使用药物治疗前列腺增生在取得较好疗效的情况下，科学的方法应该一直坚持用下去，不得中断。

33　中医是怎样认识前列腺增生的

前列腺增生为现代医学的诊断病名，属于中医学的“癃闭”范畴，早在两千年前的《黄帝内经》对其病名、病位和发生的病因病机就有了一定认识。如《黄帝内经》中明确提出“膀胱不利为癃，不约为遗溺”，“实则癃闭，虚则遗溺”。即病位在膀胱，发生机制为虚实两个方面。“癃”就是尿液点滴而下，“闭”小便闭塞不通。中医学认为，肾主水，司二便，人体内水液的正常排泄需要与肺、脾、肾三脏功能的正常和相互协调，需要膀胱的正常气化才能将尿液排出体外，而膀胱气化功能是否正常，又依赖于肾气的盛衰。前列腺增生多发生于50岁以上的老年人，年过半百，肾气自虚，肾气虚膀胱功能失常，就会出现尿频、小便不利，夜尿增多等症。由此可见肾气亏虚是该病发生的根本。前列腺增生时，体积增大，出现结节，与中医的“瘀”、“积”相当；随着病情的发展又会产生残余尿，久留不去，积久生热，相当于中医学的“痰饮”、“湿热”。所以我们认为肾气亏虚是该病发生的根本，瘀血、湿热、痰浊是疾病发展过程中必然产生的病理产物，它们彼此影响，互为因果。前列腺增生在中医看来是一个本虚标实的病症，虚主要是肾气虚、脾虚、气虚，实主要是瘀血、湿热、痰浊。

34 治疗前列腺增生常用的中成药有哪些？ 如何选择使用

近年来，随着中医药对治疗前列腺增生研究的不断深入，开发了不少疗效确切、不良反应较少的中成药，为广大患者提供了更多选择。中药治疗前列腺增生一般起效较慢，需要长期坚持服用。能否取得较好效果，与辨“证”是否准确，有着密切关系。中医学上讲的“证”，并非指的症状，通俗地讲应该是引起某些症状的原因或机制，譬如尿频、尿急、排尿困难，就要分析是肾气亏虚导致的还是膀胱湿热引起的等，明确病机以后选择相应药物治疗，才有可能获得较好效果。把目前常用中成药和怎样正确选用的方法介绍如下，供患者参考。

（1）前列舒通胶囊：主要由黄柏、赤芍、当归、川芎、土茯苓、三棱、泽泻、马鞭草、川牛膝等组成。具有活血化瘀，散结通络，解毒清热利湿之功效。用于湿热瘀阻型前列腺增生。每次3粒，每日3次口服。

（2）翁沥通胶囊：主要由浙贝母、川木通、泽兰、大黄、黄芪、甘草、生薏苡仁等组成。具有散结祛瘀，清热利湿之功效。主要用于湿热瘀阻型前列腺增生。症见尿频，尿急，小便黄，阴囊潮湿，会阴或小腹、睾丸坠胀疼痛。舌质红，或有瘀点或瘀斑。苔黄或厚腻，脉滑数。每次3粒，每日早晚2次口服。

（3）前列欣胶囊：主要由桃仁、没药、丹参、赤芍、泽兰、王不留行、川楝子、蒲公英、败酱草等组成。具有清热化湿,化瘀散结的功能。用于湿热瘀阻型前列腺增生。症状表现如翁沥通。每次 4 粒,每日 3 次口服。

(4)泽桂癃爽胶囊:主要由泽兰、肉桂、皂角刺等组成。具有温补脾肾,化瘀散结。用于肾虚瘀阻型前列腺增生。症见尿频、尿急、排尿困难等,会阴、腰骶、小腹和睾丸坠胀疼痛。舌淡,舌质可见瘀点,脉沉无力。每次 3 粒,每日 2 次口服。

(5)癃闭舒胶囊:主要由补骨脂、益母草、海金沙、琥珀等组成。具有活血化瘀,清利湿热功效。主治、主要表现同翁沥通胶囊。每次 3 粒,每日 3 次口服。

(6)前列倍喜胶囊:由苗药和中药猪鬃草、蝼蛄、王不留行、皂角刺等组成。具有活血化瘀,清利湿热,利尿通淋之功效。用于湿热瘀阻型前列腺增生。主要表现为尿频,尿急,小便灼热,小腹会阴坠胀疼痛等。舌质红,苔黄腻,边有瘀点或瘀斑,脉滑数。每次 4 粒,每日 3 次口服。

(7)前列舒乐冲剂:主要由淫羊藿、黄芪、川牛膝、生蒲黄和车前草等组成。具有补肾助阳,益气健脾,化瘀通淋之功能。用于脾肾亏虚瘀阻型前列腺增生。主要表现为尿频,夜尿多,尿无力,舌淡,舌质有瘀点,脉沉涩。每次 6 克,每日 3 次冲服。

(8)补中益气丸:主要由黄芪、人参、当归、升麻、柴胡等组成。具有补中益气,升清降浊之功效。用于脾气亏虚型前列腺增生。主要表现为排尿无力,尿淋漓不断,尿意踌躇不爽,时欲小便而不得出,神疲乏力,小腹坠胀。舌淡,苔薄白,脉细弱。每次 8 粒,每日 3 次口服。

(9)济生肾气丸:主要由熟地黄、山药、泽泻、牡丹皮、肉桂、牛膝、车前子等组成。具有温补肾阳,行气利水的功能。主要用于肾阳亏虚型前列腺增生。主要表现为夜间尿频尤其明显,排尿无力,腰膝酸软,四肢怕冷。舌淡,苔白滑,脉沉迟。每次 8 粒,每日 3 次口服。

(10)少腹逐瘀胶囊:主要由当归、川芎、蒲黄、五灵脂、小茴香等组成。具有活血化瘀,温经通脉之功效。用于瘀阻型前列腺增生。主要表现为尿频,尿线变细,尿流时常中断,尿无力,少腹或者会阴部疼痛等。舌质有瘀点或瘀斑，脉涩。

35 有哪些单验方可以配合治疗前列腺增生

在长期的医疗实践中，积累一些疗效比较好的验方，如能在医生指导下单独使用，或配合其他疗法同时使用，将会获得理想效果。

（1）琥珀粉：每次3～5克，分早晚2次冲服。适用于湿热蕴结型前列腺增生。主要表现为尿频，小便黄，尿道灼热。舌苔黄腻等。也可用竹叶5克，或灯心草5克，代茶饮。

（2）穿山甲粉：每日3～6克分早晚冲服。具有通络散结之效。长期使用可获较好效果。

（3）水蛭粉：装0号胶囊，每次4粒，每日3次口服。具有活血祛瘀，软化增生的功能。1个月为1个疗程。

（4）地龙粉：装0号胶囊，每次4粒，每日3次口服。具有活血通络，利尿通淋之功效。1个月为1个疗程。

（5）癃闭散：炒穿山甲、肉桂，以6∶4的比例制成散剂，每日2次，每次10克，用蜂蜜水冲服，20日为1个疗程。

（6）保元通闭汤：生黄芪100克，滑石30克，琥珀3克。取生黄芪、滑石加水适量，煎2次，取药汁和匀，再加琥珀，每日1剂，每日2次，空腹送下。

（7）贝母合剂：贝母25克，苦参25克，党参25克。加水适量水煎，每日1剂，分早晚服用。有排尿困难或急性尿潴留者，先导尿，再口服贝母合剂，一般5剂就会见效。

（8）补肾益气汤：肉苁蓉15克，锁阳15克，菟丝子15克，或仙灵脾15克，王不留行15克，黄芪20克，党参20克，贝母20克，枳实10克，炒穿山甲10克，益母草30克。湿热者加生薏苡仁30克，车前子25克，知母12克，黄柏12克；腰酸者加续断15克，狗脊15克，杜仲15克。水煎服，每日1剂分早晚服用，30日为1个疗程。

（9）双虎通关丸：药物按下列比例配制。琥珀粉1，虎杖1，当归尾1，桃仁1，石韦1，大黄1.5，海金沙1.5，䗪虫2。做成小水丸，每次10克，每日3次口服。用葎草30克，白花蛇舌草30克煎汤冲服。

(10)前列腺增生丸:黄芪 20 克,莪术 15 克,泽泻 15 克,肉苁蓉 15 克,熟地黄 15 克,当归 12 克,炮穿山甲粉 12 克,盐知母 12 克,盐黄柏 12 克,淫羊藿 12 克,木通 9 克,地龙 9 克。便秘者加大黄 6 克,芒硝 6 克;中气不足者,加党参 9 克,白术 10 克。做成水丸,每次 10 克,每日 3 次口服。

36 前列腺增生患者在什么情况下必须手术治疗

我们曾咨询 200 多名前列腺增生患者,您如果需要治疗,第一选择是药物治疗还是手术治疗,结果近 88%的患者选择药物治疗,由此可见大家都喜欢无创伤、无痛苦的治疗方法。但是,若前列腺增生患者出现下列情况,我们还是建议患者尽快手术治疗,以尽早或最大限度地保护膀胱功能和肾功能,提高患者的生活质量。

●服用药物治疗效果不好,且患者病情较重者。

●反复出现急性尿潴留的前列腺增生患者。因为每发生一次急性尿潴留,对膀胱功能就是一次损伤,膀胱的收缩功能就会逐渐下降,更易发生尿潴留,如此形成恶性循环,最终会导致肾功能的损伤。

●因前列腺增生引起血尿经常发生的患者。长期反复地出现血尿,不但可以导致患者贫血,严重者可以发生失血性休克,而且出血量过大,易在膀胱内形成血块,阻塞尿道,引起排尿困难。

●因增生引起的反复尿路感染。随着前列腺增生病情的加重,会产生残余尿,易诱发尿路感染,出现尿频、尿急、尿痛等症状,如处理不好,还可诱发全身感染,同时尿路感染又可加重残余尿的产生,久而久之对肾功能的损伤就会越来越重。

●伴有膀胱结石的前列腺增生患者。前列腺增生患者由于尿路梗阻,排尿不畅,易发生残余尿,尿液的残留就比较容易形成结石,甚至是多个结石,大小不等,从而造成对膀胱黏膜的刺激,不但易引起尿路感染、血尿,而且结石长期对黏膜的刺激有可能诱发恶变。

●前列腺增生以中叶增生的患者。也就是说增生的前列腺组织主要向膀胱内部生长,而前列腺的两个侧叶增生不明显,这类患者看起来前列腺体积并不大,但症状比较明显,且药物治疗效果不好,同时易出现血尿，一般来说这类患者的手术效果较好。

●前列腺增生引起肾和输尿管积水者。前列腺增生患者残余尿的增多，往往意味着病情的严重程度。随着尿路梗阻和膀胱收缩功能损伤的加重，残余尿会逐渐增加，膀胱内的压力就会不断增大，当达到一定程度的时候，残余的尿液就会顺着输尿管逆行进入肾脏，导致输尿管和肾脏积水，如果不尽快手术，随着时间的延长，肾功能的损伤就会越来越重，甚至危及患者生命。

37　前列腺增生手术必须要开刀吗

在大家的传统观念里，一提起手术，就会想到要动刀剖腹，患者很痛苦。实际上近些年来随着现代医学科技的发展，许多先进的手术器械用于各种手术之中，使不少手术不再需要“开刀”。前列腺增生的手术当然也是如此。其手术方式主要分为两大类，一类是传统的“开刀”手术，就是在麻醉状态下，在患者的下腹部切开一个口子，将增生的前列腺组织切除，更准确地说是将增生的前列腺组织“剔除”或者“剜除”，医学上称“开放手术”；另一类就是用特殊手术器械通过尿道将增生的组织切除，不需要开刀，医学上称为“微创手术”。

目前常用的微创手术主要有经尿道前列腺电切术(TURP)、等离子前列腺电切术、前列腺电汽化手术和激光前列腺切除术，其中前列腺电切技术更为成熟，使用最多，近期和远期效果都比较满意，故被誉为治疗前列腺增生的“金标准”。一般来说，开放手术对患者的创伤较大，手术时间长、出血多，住院时间长，因多为老年人，常伴有心脑、肺等器官的病变，相对微创而言，手术风险也较大。而微创手术相对而言患者损伤较小，手术时间短，术后恢复较快，几天就可出院。

38　经尿道前列腺电切术（TURP）与开放手术相比，有哪些优点

现在前列腺电切术在临床使用很广，较开放手术主要有以下优点：

(1)手术适用范围更广：由于该手术对患者的损伤较小，所以对伴有心脑血管疾病、糖尿病等本不适合做开放手术的患者，就可以做经尿道前列腺电切术。

(2)不需要输血：由于不用切开下腹，手术操作均在尿道中进行，手术时间较短，一般出血量较少，不需要输血。

(3)无严重并发症：如果手术时间控制在1小时之内，基本不会出现严重并发症。

(4)术后恢复较快：一般来说，术后的第二天就可以下床活动，恢复较好的话5天左右就可出院，不留任何瘢痕。

39 激光能治疗前列腺增生吗

近几年来，一些医疗机构把激光治疗前列腺增生方法称为“最新技术、最新疗法”，宣传效果如何好，创伤如何小等，常有患者询问，激光能治疗前列腺增生吗？到底有何优势？

不可否认，激光能治疗增生，并且有一定历史，只是十几年前，由于技术条件的限制，效果不理想。近年来，随着医学激光技术的不断发展，一些激光前列腺治疗仪相继投放市场，初步观察疗效比较满意。

目前能够治疗前列腺增生的激光主要有4种，包括钬激光、KTP激光、半导体激光及铥激光。激光切除前列腺的原理与TURP不完全相同，激光设备对前列腺的处理方法有两种，一种是应用激光的汽化效应，将前列腺组织变为气体；另一种是将增生的前列腺组织整块剥离，并且推入膀胱，再通过相应的粉碎设备将其粉碎最后排出体外。从目前的研究结果看，近期效果不错，可以与TURP相媲美，但远期效果有待继续观察。其优点是较TURP手术创伤更小，出血更少，留置尿管时间更短，恢复更快，但对前列腺体积较大的患者其效果如何还没有相关研究报告。

40 啥是等离子前列腺电切术和前列腺电汽化术

所谓等离子前列腺电切术是对传统 TURP 术中使用的电刀进行了改进。在做 TURP 手术时,为了避免电流对人体造成的影响,手术时要向膀胱内不断灌注液体常用葡萄糖或甘露醇,在冲洗过程中,这些液体也会被吸收进入体内,如果手术时间较长,就会引起肺水肿和高血压等严重并发症,甚至危机患者生命。而等离子前列腺电刀的使用,就可降低或避免这种风险,医生就可以放心地进行手术。但缺点是切割的效率没有 TURP 高,尤其是不利于对纤维成分较多、腺体成分较少的前列腺;另外,其电切操作的精确性也不如 TURP,不能对前列腺尖部进行较好的修整,影响术后排尿效果。

而前列腺电汽化术,其实是应用了电流在不同强度和模式下,对前列腺组织产生的电化学作用不同的原理。在 TURP 术中,电切将前列腺切成一片一片的,再冲出体外,而在前列腺电汽化术时,用汽化原理将前列腺组织"烧焦"变成气体,因此很少残留前列腺组织。目前各医疗机构所用的 TURP 设备都能同时进行电汽化术。前列腺电汽化术的最大优点是出血少,灌洗液吸收不多,手术更为安全,但单独采用这一手术方式治疗者,效果并不满意。现在临床上使用最多的是有选择地对患者进行"电切+汽化",各取其长,达到风险最低,疗效最好的目的。

41 前列腺增生手术是否一定要选择微创术

既然前列腺增生微创手术有许多优点,是否都要选择微创手术呢？是否微创手术一定比开放手术好呢？回答是否定的。就如同我们去饭店吃饭,虽然山珍海味味道鲜美,营养丰富,但有的人不适合(患某种疾病如痛风等)或不喜欢吃。对前列腺增生患者手术方式的选择也是如此,尽管对人体损伤小,但有些人可能并不完全适合。一般来说,属于下列情况,在患者能够耐受开放手术的情况下,建议首选开放手术。

(1)前列腺体积较大(如100克)的增生症患者:对于这类患者开放手术的时间可能比微创手术更短,同时开放手术能够比较准确地将增生组织完全切除。因为我们知道电切是将增生的前列腺组织一点点切碎后排出体外,手术时间和体积大小是正比例关系,增生过大的前列腺若使用电切,必然会延长手术时间,这样就会增加导致严重并发症的风险;若为了保证电切手术的安全性,对体积大的增生患者,就要通过2次甚至3次手术才能达到比较满意的效果。一般患者不易接受。

(2)前列腺增生同时伴有膀胱结石者:尤其对伴有多个膀胱结石经常出现血尿,碎石排石效果不好者,还是尽早实施前列腺开放手术,这样既能较好解决增生问题,同时又能将膀胱结石取出。若同时伴有膀胱肿瘤者,也要采用开放手术。

(3)骨盆畸形、髋关节僵直而不能采取膀胱截石位者:由于电切的手术路径需要通过尿道操作,患者必须摆成这个体位才能较好地实施手术。

42 前列腺电切术后患者需要注意哪些事项

前列腺电切后,要想迅速恢复,获得理想效果,除了与医生的技术水平高低密切相关外,同时与患者术后能否做好日常生活调理也有很大关系。我们知道前列腺电切是通过特殊医疗器在尿道中对增生的前列腺组织一点一点切除,尿道四壁都会有出血和创面,只是我们无法看到罢了,这些创面完全愈合需要一定时间。那么电切患者在这段时间内应该注意哪些问题呢?

(1)保持大便通畅:在前列腺电切的前几天尿液都是红色的,在经过反复冲洗后一般3天左右尿液颜色就会逐渐变淡或正常。5天左右拔除尿管出院后,有的患者又会突然出现血尿。尤其大便秘结者更为常见。因为电切创面的完全恢复需要一段时间,在创面没有完全长好时,或者创面的结痂脱落后,都有可能出血。如患者大便秘结,排便时用力就更易引起出血。所以一定要尽可能保持大便通畅,要多吃一些含纤维丰富的蔬菜,如大白菜、芹菜、韭菜、萝卜等,多吃水果,可喝些蜂蜜水,必要时适量服用通便药,如通便灵胶囊、麻子仁丸或用番泻叶 3 克代茶饮。如果出血量较小很快就会恢复,可多喝一些水。如果出血量较大,应立即到医院处理。

(2)术后第一次拔除尿管后要勇敢排尿:第一次拔除尿管后排便时会疼痛,有的患者就不愿排尿,这样就有可能使膀胱过度充盈,严重者诱发急性尿潴留,不得不再一次忍受插入尿管导尿的痛苦。所以患者千万不要害怕疼痛,要敢于排尿。有的患者在术后第一次拔掉尿管后,小便难以排出,这可能与膀胱收缩无力,或者创面水肿严重,尿路尚不十分通畅有关。这时就得再次插入尿管,同时建议服用哈乐和三七片或云南白药胶囊或者血竭胶囊等,以加快创面愈合。

(3)要多喝水冲洗尿道:在拔掉尿管后要多喝水,尤其是尿液检查出现有少量白细胞和红细胞,但患者没有明显不舒服,且泌尿系 B 超检查也没有发现异常者,原则上不要用抗生素。

(4)可以适量服用一些消肿生肌促进创面愈合的中成药:有些患者在术后的 2 个月左右,感觉尿频、尿急症状较术前还严重,甚至又出现尿痛,患者非常紧张和后悔手术,其实这是暂时现象。其原因是前列腺部电切造成的尿道壁损伤还没有彻底愈合,创面对尿液的刺激比较敏感,随着创面的愈合,这种情况就会缓解或消除。为了加快创面的愈合,我们建议在医生指导下,服用一些化瘀止血,消肿生肌的中成药,譬如三七片、血竭胶囊或血竭粉、云南白药胶囊或以金银花 10 克,白茅根 10 克代茶饮等。

(5)3 个月之内电切患者不要骑自行车、电动车,不要泡热水澡:因为骑车会压迫前列腺部位,或泡热水澡,就有可能诱发尚未彻底愈合创面的再次出血。

43 前列腺手术后为啥会出现排尿困难

前列腺切除后一旦拔掉导尿管多数病人能够顺利排尿,但有少数患者术后仍然存在着不同程度的排尿困难,其原因可能与下列因素有关。应尽快到医院进行诊治,明确病因,对症处理。

(1)尿道狭窄:经尿道的前列腺微创术,因器械对尿道黏膜的摩擦、损伤及导尿管太粗，留置时间较长，压迫尿道诱发尿道感染引起尿道狭窄。一旦确诊为尿道狭窄，如果尿道狭窄不严重的话，可以实施尿道扩张术，有专用的金属扩张器，将狭窄处的瘢痕撑开。虽然立即见效，但需要定期反复做尿道扩张，开始每周1次，之后可根据患者病情延长扩张的间隔时间。对于尿道狭窄严重的患者，要采取尿道内切开术。

(2)术前合并有神经源性膀胱：术前未能查出，手术虽然解决了尿道的机械性梗阻，但神经动力性阻塞因素依然存在，所以术后仍然排尿困难。

(3)膀胱颈部水肿或狭窄：术后留置导尿管和气囊压迫均会引起膀胱颈部水肿，开放手术对膀胱颈部的缩缝过度、膀胱颈部创面瘢痕的形成等都可能导致狭窄，出现排尿困难。

(4)残留组织阻塞尿道：有些患者是因增生的前列腺组织切除不干净，致部分残留组织阻塞尿道而引起排尿困难。

44 前列腺切除术后为什么还会出现尿失禁

所谓尿失禁是指在没有排尿动作时，尿液自动流出，不受主观意识的支配。大家知道，前列腺生长的部位恰在膀胱颈部，即膀胱出口处，这里的一些肌肉受中枢神经的支配，控制着膀胱口的关闭和开放，维持着尿液的正常排放。在进行前列腺切除时，由于前列腺体积较大或者与周围组织粘连等原因，在手术操作过程中，有可能损伤主管膀胱出口开与闭的肌肉，导致术后尿失禁，表现为尿液随意流出，难以自控。但在前列腺切除后的3周左右，由于手术对膀胱出口部位的刺激以及留置导尿管对尿道的刺激，膀胱功能和尿道括约肌功能尚未完全恢复，有些患者会有短暂的尿失禁现象，此属正常，不可紧张，最长不超过3个月就可恢复。为加快康复，可以同时配合盆底肌肉收缩功能锻炼，坚持做提肛运动，或者配合生物反馈调节训练，或者配合针灸治疗。如果3月后仍然不能恢复者，可考虑手术治疗。

45 如何自我按摩治疗尿失禁

尿失禁是前列腺增生发展到一定程度或前列腺手术后易出现的一种症状，如在积极治疗的同时，配合自我按摩常能收到较好效果，常用的按摩方法主要有：

(1)点按中极穴：中极穴位于脐下4寸(自身的食指、中指、无名指和小指并拢为3寸，肚脐即神阙穴至耻骨联合上缘共计5寸)，用右手拇指抵住中极穴，稍用力按揉5分钟，以穴位有酸胀感为宜，每日2~3次。

(2)点按利尿穴：利尿穴位于神阙穴至耻骨联合上缘连线的中点，用大拇指按压该穴，压力由轻逐渐加重，持续10分钟左右，以穴位有酸胀感为佳，每日2~3次。

(3)按摩下腹部：患者取仰卧位，双手掌叠加放于下腹部中央，按顺时针方向按摩下腹部5分钟，或者每次按50下，以下腹部有微热感为度，每日2~3次。

以上方法每次选用2种进行按摩，一般3个月可见到效果，一定要坚持。

46 如何自我按摩治疗前列腺增生

按摩关元、中极穴，这是最常用的穴位。关元穴位于脐正下方3寸处，中极穴在脐下方4寸。按摩前尽可能排尽尿液，按摩时仰卧位或半仰卧位。左侧卧位时用右手紧按小腹，用力收腹缩肛20次左右，右侧卧位时用左手按小腹，同样缩肛20次左右。用双手拇指按摩关元和中极，每个穴位先按顺时针按摩50次左右，再逆时针按摩50次左右。每个穴位每回要按摩100次左右。每日早晨起床时和晚上休息时各按摩1次。只有坚持，才有效果。

47 前列腺增生开放手术或电切术后还会不会复发

有些前列腺增生患者，已实施前列腺电切术或开放手术切除，症状消失多年后，又重新出现排尿困难，如排尿无力，尿等待，尿滴沥不尽等症状，去医院就诊，医生又诊断为前列腺增生。遇此情况患者大惑不解：前列腺不是做过手术切除了吗，怎么还会得前列腺增生呢，是不是诊断有错？其实诊断不错，确实是前列腺增生切除后又复发了。

为了解释前列腺增生复发的原因，我们要了解一下前列腺的基本构造。为便于大家理解，有人形象地将前列腺比喻为我们经常吃的水果——橘子。橘子有外面的橘皮和里面的橘肉，前列腺分为外周带（相当于橘皮）和移行区（相当于橘肉），前列腺部尿道穿过移行区（橘肉），前列腺增生主要发生于移行区，就是橘肉部分。前列腺增生体积越大，实际上就是“橘肉”越来越多，对尿道压迫也会更加严重，尿道就会出现变细、弯曲等病理变化，这就是前列腺增生时发生排尿困难一个原因，医学上称为“机械性静力因素”。此时“橘皮”被压得越来越薄。所以无论是开放性手术还是通过尿道前列腺电切术，都是尽可能把“橘肉”剜除，或电切切除，以解决静力因素，改善排尿症状。在这一手术过程中不可能将所有的“橘肉”切除得非常干净，或多或少会有“橘肉”即易发生前列腺增生移行区的腺体组织黏附在“橘皮”上，这就留下了前列腺增生术后复发的物质基础。这就如同除草一样，有些杂草未除根，可能日后在适宜的环境下重新长出。但需要指出的是，前列腺增生术后复发的时间，与手术采取的不同方式有关，如果是开放手术一般认为 10 年后才有可能复发；如果是经尿道的微创手术，可能几年后会出现排尿困难。不管何种手术，若术后症状没有多大改善，或者在短期内就发生尿路梗阻，出现排尿困难者，不能认为是复发，此类情况可能是手术失误，或者术后并发症引起的。

48 前列腺增生会癌变吗

前列腺增生属于良性病变，是常见的一种老年病，或“长寿病”，与前列腺癌之间有何种关系，目前尚无定论。认为有一定关联的学者发现，在前列腺增生的人群中，前列腺癌的发病率高于正常人。另外，前列腺增生后其增生的组织有时会形成结节，而增生的结节不断增殖，其内部的组织细胞可能会不断生长，这就不能排除癌变的可能。有的学者也确实发现有的前列腺增生的外层组织中存在着微小癌症病灶。

认为二者无关的学者并未发现在前列腺增生的人群中，前列腺癌的发病率和死亡率高于正常人。另外，前列腺增生和前列腺癌发生的部位不同。就如同上面所说，把前列腺比喻为橘子，橘子有外面的橘皮和里面的橘肉，前列腺分为外周带（相当于橘皮）和移行区（相当于橘肉），前列腺部尿道则穿过移行区（橘肉），前列腺增生主要发生于移行区，就是橘肉部分；而前列腺癌主要发生于外周带，就是橘皮部分，因此认为两种疾病之间没有因果关系。

前列腺增生的发病率很高，而前列腺癌的发病率相对较低，且二者发生部位不同，从目前的研究资料来看，很多学者认为二者没有必然联系，前列腺增生一般不会癌变，所以前列腺增生患者大可不必紧张。但因前列腺癌早期没有特异的症状表现，早期和前列腺增生非常相似，隐蔽性很强，所以前列腺增生患者一定要定期检查，以排除或尽早发现前列腺癌，及时采取相应措施。

49 前列腺电切术后或开放手术后就不会得前列腺癌了吗

当然不是。无论何种手术方式，术后发生前列腺癌的可能性还是很大的。正如我们在前面有关问题中所说的那样，无论是开放性手术还是通过尿道前列腺电切术，“剜除”或电切的是“橘肉”部分，就是前列腺增生的好发部位——前列腺移行区，而对于前列腺癌的好发区域“橘皮”——前列腺的外周区，并没有切除，所以即便做手术了仍有可能会得前列腺癌。老年朋友千万不要认为做过手术了就放松对前列腺癌的预防,仍要坚持定期到医院检查。

50 前列腺增生手术会影响性功能吗

张某,65岁,于2010年3月以性生活时没有精液射出为主诉就诊。患者于10个月前在某医院做前列腺电切术,术后排尿困难症状改善明显,但近2个月发现在性生活时有射精的快感,但没有精液溢出,患者平素身体健康。根据这些情况,综合分析,该患者得的是逆行射精,主要原因是手术电切时损伤了膀胱内括约肌(正常射精时关闭,精液射出体外),致使在射精时不能很好关闭,精液逆流入膀胱。这是前列腺电切术最常见的并发症。鉴于患者不考虑生育问题,所以不需要采取任何治疗方式。

对大量临床资料分析发现,对前列腺增生患者无论采取何种手术方式,开放手术还是微创手术,患者的性功能均会受到不同程度的影响。常见的术后性功能障碍有逆行射精和勃起障碍(阳痿)。所谓逆行射精是在性生活时,有射精的感觉,有射精快感,但无精液从尿道口流出,而是逆行进入膀胱。在手术过程中会对控制阴茎勃起的神经造成一定损伤,因为有两束控制勃起的神经紧贴前列腺的表面行走,之后从阴茎根部进入阴茎。开放手术损伤的可能较重,电切术相对来讲对该神经的损伤较小,如果损伤严重就可以导致勃起障碍。逆行射精是经尿道前列腺切除术的主要并发症,占90%左右,因为该手术不影响阴茎的血液供应,对阴茎勃起神经损伤也很小,故勃起障碍的发生率较低。

术前要告诉患者前列腺手术有可能导致的性功能障碍问题,让患者有一定的思想准备。一般来说,术前性功能正常的患者,术后经过一段时间的恢复,性能力一般也能恢复正常,当然也能过性生活。因为绝大多数前列腺增生患者手术治疗常选用前列腺电切术,虽然逆行射精发生率较高，但不影响患者的性欲和正常勃起。要让患者对逆行射精有一个正确认识，以免造成不必要的心理负担，从而诱发勃起障碍。对术后出现勃起障碍的患者，如果身体状况良好，有性要求，可在医生的指导下，服用一些药物，如万艾可、爱力达等，以满足性需要，享受性乐趣，这样也有利于患者的身心健康。

51 老年人应该以什么样的态度对待前列腺增生

前列腺增生是常见的一种老年病，是到一定年龄后出现的生理性改变，所以老年朋友要以一个积极、乐观的态度对待该病。

●要坦然对待前列腺增生。老年朋友一旦确诊患有前列腺增生，既不要紧张、焦虑，把该病看得太重、太大，也不能因为没有任何不舒服症状，而放任自流，顺其发展。出现症状者应积极治疗，根据病情轻重和患者的身体状况，适时采取相应的治疗方法。对没有临床表现的患者，要“观察等待”，定期到医院进行相关检查，切忌不管不问。

●养成良好生活习惯，做好日常生活调理。前列腺增生患者，不管有无症状，治疗与否，均应在饮食起居等方面予以注意，以防病情的加重。①禁食辛辣刺激性食物，如辣椒、酒等。由于这些东西可诱发前列腺充血，从而加重排尿困难，甚至发生急性尿潴留。对于确有饮酒嗜好者，应于午餐时少用，晚饭时绝对不能饮用。饮食应清淡，多吃蔬菜瓜果，如苹果、香蕉、大白菜、韭菜、菠菜、芹菜等，保持大便通畅。②要养成多喝水、喝粥的习惯。尤其对膀胱已有残余尿存在的患者更有必要，以加强对尿道的冲洗，冲淡残余尿，预防尿路感染。多饮水、多喝汤时间宜在中午、下午和晚上应尽可能少用或不用。可用竹叶 6 克或灯心草 6 克，金银花 6 克泡水代茶饮。③不要憋尿、不要久坐。防止因憋尿引起膀胱过度充盈，影响膀胱逼尿肌功能而发急性尿潴留。久坐如长时间骑车、看电视、看电脑等，压迫前列腺使病情加重，做到适时、适度。④保持良好的性生活习惯，做到既不纵欲又不禁欲，防止前列腺长时间充血、瘀血使病情加重。

●及时彻底治疗泌尿系感染，如尿道炎、膀胱炎、肾盂肾炎等，预防急性尿潴留的发生。

●要慎用或禁用能诱发或加重尿潴留的药物,详见本篇27题。

●保持良好心态,适度锻炼身体。

52 如何配合食疗方治疗前列腺增生

对于疾病,常言说三分治,七分养,可见食物调养或调理对于疾病康复意义的重大。如果把药物和食物结合在一起,就能更好地发挥其对疾病的调治或调理作用。所谓食疗,通俗地讲就是把食物和药物融为一体,药借食物发挥治疗效果,食借药物而发挥滋补作用,是调理与治疗兼顾的一种方法。前列腺增生患者常用的食疗方有:

(1)利尿黄瓜汤:黄瓜1个,萹蓄15克,瞿麦10克。味精、盐、香油各适量。先煎萹蓄、瞿麦,去渣取汁,把药汁重新煮沸,加入黄瓜片,再加味精、盐、香油,放凉后即可食用。尤其适用于湿热下注的前列腺增生患者。

(2)核桃炖蚕蛹:核桃肉100~150克,蚕蛹150克。将蚕蛹略炒,与核桃肉一起入碗,加水及盐各适量,隔水炖服,每日1次。具有补肾阳,益肾精,润滑肠道的功效。用于肾阳虚型前列腺增生患者,症见夜尿增多,尿无力,小便不尽等。

(3)参芪冬瓜汤:黄芪20克,党参15克,冬瓜50克。味精、香油和盐各适量。把党参、黄芪放入沙锅中,加水煎15分钟,去渣滤清,趁热加入冬瓜片,继续煮到冬瓜能食,加入味精、盐、香油即成,可佐餐用。具有健脾益气,升阳利尿功能。适用于中气亏虚型前列腺增生。

(4)黑豆炖狗肉:先将狗肉切块,与黑豆一并入锅,加水适量,以小火炖至烂熟,加入生姜、葱头、盐等少许调味。用于肾阳亏虚型前列腺增生。

(5)杏梨石韦饮:苦杏仁10克,石韦12克,车前子15克,大鸭梨1个,冰糖少许。把苦杏仁去尖打碎,大鸭梨去核切块,与石韦、车前子加适量水共煮,待熟后加入冰糖,代茶饮,不限量。具有清湿热利水道功能。适用于湿热型前列腺增生。

(6)桂浆粥:肉桂5克,车前子30克,粳米50克。先煎肉桂、车前子,去渣取汁,后入粳米煮。粥熟后加入红糖,空腹食用。具有温阳利水功效。用于肾阳亏虚型前列腺增生。

(7)苡仁赤小豆粥:取生薏苡仁、赤小豆各适量,煮粥食用。用于湿热型前列腺增生更好,其他患者也可食用。

(8)南瓜子、葵花子:可以当零食食用,不拘泥多少。

53 为啥会得前列腺癌

关于前列腺癌发生的确切原因还不十分清楚,目前,医学界比较认可的发生因素主要有以下几点。

(1)年龄因素:前列腺癌和前列腺增生一样也是一种老年病,只是前者是前列腺的异常增生,是一种恶性肿瘤。年龄超过50岁前列腺癌的发病率就会明显增加(50岁以下者发病率很低),80岁以后发生潜伏性前列腺癌(就是通过相关检查确诊患有前列腺癌,但没有临床症状)发病率高达50%以上。因此有学者认为"只要年龄足够大,每个男性都会发生前列腺癌"。

(2)种族因素:研究资料表明,前列腺癌的发病率具有明显的种族性。美国最近的调查结果表明,黑种人前列腺癌的发病率最高,达到10万人中有275人患前列腺癌;白种人次之,有172人;印第安人仅有60人,而亚洲人最低。近年来我国的调查显示,10万人中只有5.5个人患有前列腺癌。为什么种族因素会影响到前列腺癌的发生,迄今尚不能解释清楚,除了与遗传有关外,可能与居住环境、饮食习惯等有关。一个亚洲家庭长期移居美国后,其子孙后代们前列腺癌的发病率就逐渐接近当地的美国人,这就是一个很好的例证。

(3)家族因素:较早的研究就已发现,前列腺癌的发生具有明显的家族聚集倾向,也就是说亲属中有患前列腺癌的人更易得前列腺癌。一个男性,若他的亲属中(如父兄)有一个得了前列腺癌,那么他得前列腺癌的概率将升高2倍,如果他的亲属中有2个以上发现前列腺癌,那么他患前列腺癌的概率较普通人要高5~11倍,而且亲属中患前列腺癌的年龄越小,他得前列腺癌的概率就越大。但需要指出的是，虽然前列腺癌的发生有明显的家族遗传因素，但前列腺癌并不是遗传性疾病，不会直接遗传给下一代。

（4）其他：除了以上三个因素外，前列腺癌的发生可能与饮食和生活习惯、性活动及肥胖等有关。①高脂肪饮食。其中肉类中的红肉影响最大，主要包括猪肉、牛肉、羊肉等，而白肉危险较小，主要包括鸡肉、鸭肉等禽类，鱼和奶类的脂肪影响也较小。国外研究者对593名男性饮食结构的调查显示，总摄入脂肪量最高的人群，其患前列腺癌的危险性升高1倍。维生素D和维生素E缺乏也是前列腺癌的危险因子。②性激素与前列腺癌的发生有着密切关系。正如前面所说，年龄是其高危因素，但归根结底还是与体内的性激素变化有关。切除睾丸的太监前列腺萎缩，不发生前列腺癌就是最有力的证据。随着年龄的增长，体内雌性激素和雄性激素及其比值均发生着变化，前列腺癌对雄性激素非常有亲和力，如果阻断雄性激素的分泌，就可延缓前列腺癌发展。研究者认为，性生活频率与前列腺癌发病率的关系，应以男性年龄为依据。③越来越多的研究表明，肥胖者患前列腺癌的风险较大，具体原因尚不清楚。

54 前列腺癌有哪些临床表现

王某，73岁，半年前出现右侧髋骨疼痛，未介意，近1个月疼痛加重，到某医院骨科就诊，经拍X线片检查未见明显异常。医生开了几天活血通络止痛的药物，没有效果。因其儿子在某研究机构从事药学研究，医院里也有很多朋友，建议做全面检查，包括一些癌性标志物，以查找病因。结果发现前列腺特异性抗原（PSA）为96微克/升，高度怀疑前列腺癌。指诊发现前列腺Ⅱ度增大，坚硬如石，表面凹凸不平，有结节。最后确诊为晚期前列腺癌。已经发生了骨转移。患者平常没有任何排尿困难症状，所以也就没有介意，没有专门到男科检查过前列腺。

张某，71岁，2010年10月以尿频、尿急2年余就诊。患者于2年前出现尿频，尤其是夜尿明显增多、尿急，没有治疗，近1个月症状加重，自用前列康无明显好转。前列腺指诊：前列腺I度增大，表面光滑，质地正常，中央沟存在，双侧对称。经腹部B超提示：前列腺增生。但PSA值较高为34.2微克/升，1月后复查PSA为32.8微克/升，怀疑得了前列腺癌，前列腺磁共振检查，提示前列腺癌可能，最后经前列腺穿刺活检诊断为早期前列腺癌。

王某虽然已经发生了骨转移到了前列腺癌的晚期，但患者平常没有任何不舒服症状，没有引起患者的重视。这就是前列腺癌的一个特点，非常擅长"潜伏"，它可以在体内与机体"和平共处"很长时间，但随着病情发展，肿瘤体积会增大，就会产生有关症状。

张某，虽然有尿频、尿急症状，但并不是前列腺癌所特有，如果不进行PSA和前列腺磁共振等检查，就会出现误诊或漏诊。

从上面王某和张某我们可以发现，前列腺癌非常善于"隐藏"，可以在相当长的一段时间内没有临床表现，这种前列腺癌医学上称为"潜伏性前列腺癌"。前列腺癌没有"标签"样症状表现，虽然早期前列腺癌没有症状，但随着病情发展，患者可能会出现排尿困难和血尿等症状，但这些症状，前列腺增生也可出现，出现症状时，多数患者已属中晚期。但"狐狸"再伪装也有露出尾巴的时候，如果出现下列症状的话，大家就要高度重视，应及早到医院诊治。

（1）排尿困难：前列腺癌的早期，由于肿瘤体积较小，不会出现压迫尿道的症状，但随着体积增大，前列腺癌形成的结节会压迫尿道，出现尿流变细，尿无力，排尿中断等排尿困难症状。

（2）出现血尿和血精：如果癌细胞侵犯后尿道或膀胱颈部，就会出现血尿。但这种血尿多表现为初始血尿，也就是说在刚排尿时出现血尿，中后段的尿液则正常。有少数患者也会出现排尿近结束时出现血尿，一般不会出现全程血尿。前列腺液和精囊腺液是精液的组成成分，所以癌细胞侵犯精囊腺，会出现血精。

（3）出现骨痛：临床研究资料发现，约有 90%的晚期前列腺癌出现的最早症状，或者说首发症状是骨痛，通常发生在确诊的前几天甚至几个月。像我们前面所说的王某，最早出现的髋部疼痛。出现骨痛，表明前列腺癌的癌细胞已经进入骨头里了。前列腺癌易发生骨转移，这是前列腺癌非常重要的一个特征。骨转移的好发部位常见于椎骨，尤其是胸腰椎，其次是骨盆和肋骨，晚期还可发生于股骨、颅骨、胸骨等。骨转移导致骨质破坏和骨功能的损伤，结果就会出现顽固性疼痛，临床上以腰部、骶部和髋骨的疼痛多见；严重的骨破坏，可出现骨折；此外，因骨破坏可引起大量的钙释放进入血液，形成高钙血症。

（4）出现原因不明的全身乏力、低热和贫血等症状：尽管这些症状并非前列腺癌所特有，但出现这些表现，要考虑到前列腺癌的可能，要进行相关检查，以尽早明确诊断。

55 前列腺癌与其他恶性肿瘤比较有哪些特点

我们知道前列腺癌多发于老年男性，在欧美一些国家发病率很高，是导致男性死亡的常见肿瘤之一。近年来，随着我国男性寿命的延长和饮食结构的变化等原因，前列腺癌的发病率越来越高。相对其他恶性肿瘤来说，人们对前列腺癌了解较少，尽管前列腺癌也是恶性肿瘤，但与其他癌症相比有其特殊性。这种特殊性，决定了前列腺癌在治疗时机和治疗方案的选择上就不同于其他癌症，对此大家必须明白。有人将前列腺癌的特殊性概括为以下 3 点。

（1）前列腺癌的第一个特点就是“十分懒惰”，善于“隐藏”：大家知道，很多恶性肿瘤一旦确诊，就必须马上采取措施，否则肿瘤就会越来越大，病情就会越来越严重。而前列腺癌就比较特殊，生长比较慢，癌细胞或者癌组织可以和机体“和平共处”相当长一段时间，不对机体造成任何损伤，没有任何相关症状，表现比较“懒惰”，正如我们上面所说，这种前列腺癌医学上称为“潜伏性前列腺癌”。但毕竟是“癌”，是一只“隐藏”的“狼”，它的“贪婪吃人”的本性不会改变，随着时间的推移，瘤体会逐渐增大，对人体的损害就会显现出来。从某种层面上说,“潜伏前列腺癌”发病率要远远高于“临床性前列腺癌”(已经出现症状的前列腺癌)。

但是,因为前列腺癌是一个老年性疾病,年龄越大,发生的概率就越高,有统计资料显示,80 岁以上的男性中,近 70%的人前列腺内可以查到癌细胞(早期检查发现、或者经尿道前列腺电切时,切除的组织中发现“癌细胞”等),但患者没有症状,如果对这些前列腺癌都治疗的话,不但不一定能提高患者的生活质量、延长患者寿命,还会造成有限医疗资源的浪费。前列腺癌尤其是“潜伏性前列腺癌”是否需要治疗,需要根据患者的身体状况、预期寿命、前列腺癌瘤体大小及癌细胞的分化程度等多方面综合考虑。有些前列腺癌根本不需要治疗,只需定期随访就可以了。也就是说前列腺癌不一定都要治疗。

(2)前列腺癌的第二个特点就是“爱吃雄性激素”:前列腺癌的发生、发展需要“各种营养素”的供给,在这些营养素中雄性激素是前列腺癌最爱吃的一种,如果中断供给,就会延缓或者抑制前列腺癌的发展。太监不发生前列腺癌的机制可能就是如此。把前列腺癌的这种特性称为激素依赖性。也是基于前列腺癌的这个特点,目前在所有恶性肿瘤中被认为是唯一一个即使到了癌症的晚期,仍然可以通过治疗获得理想效果的肿瘤。美国的一位科学家因为发现了雄激素阻断能够很好地治疗晚期前列腺癌而获得了诺贝尔生理医学奖。这种阻断雄性激素治疗前列腺癌的方法,医学上称为“激素疗法”,这是前列腺癌非常重要的一种疗法,迄今在临床仍广泛使用。

(3)前列腺癌的第三个特点就是“比较顽固”:正如前面所说,因前列腺癌对雄性激素有很强的依赖性和亲和性,临床上常用雄性激素阻断疗法治疗前列腺癌,但有相当一部分患者通过抗雄性激素治疗一段时间后,癌细胞慢慢适应了这种环境,结果前列腺癌对雄性激素不再敏感,这种情况医学上称为“激素非依赖性前列腺癌”,如果发展到这个程度,目前尚无理想的控制办法,是激素难治性前列腺癌。也正是这个原因,前列腺癌要尽可能早发现、早诊断,及早采取根治性手术,否则前列腺癌早晚要发展为难治性前列腺癌。

56 怎样才能早期发现前列腺癌

早期前列腺癌可以通过手术达到“根除”的目的。研究表明如果在肿瘤仅仅局限于前列腺内部，或者说肿瘤还在前列腺的包膜内生长，没有发生转移，如果简单分期的话属于早期前列腺癌，其术后10年及15年的存活率可以达到90%以上。另外，早期前列腺癌通过不同形式的放疗也可获得满意效果。资料表明，这种早期的前列腺癌通过放疗，5年和10年的存活率可达80%和65%，也正因如此，对于预期不能再生存10年的早期前列腺癌患者，医生建议采用放疗，在得到相同疗效的前提下，免受手术之苦。如果对早期前列腺癌不采取治疗的话，10年内近70%的前列腺癌患者可能会死亡。如果前列腺癌突破了前列腺包膜，发生了转移，那就意味着已经到了中晚期。有临床资料表明，晚期前列腺癌未经治疗5年的存活率约为15%。由于目前人们对前列腺癌的认识不足，重视不够，很多患者就诊时已经到了前列腺癌的晚期，失去了“根除”治疗的最佳时机，预后不好。由此可见早发现、早诊断前列腺癌的重要性。那么怎样才能做到早期发现呢？我们认为需要医生和患者共同采取措施，具体如下：

(1)要加强有关前列腺癌知识的宣传和普及：让老年人牢记不管有无排尿异常症状，一定要定期到医院做前列腺的相关检查，50岁以上者至少每年检查1次。

(2)直肠指诊(DRE)：直肠指诊是早期发现前列腺癌的主要方法。前列腺位于直肠的前方，紧贴在直肠的前壁，通过指诊可以了解前列腺大小、形态、质地和有无结节等。正常情况下指诊可以摸到前列腺，大小约4厘米×3厘米，质地柔软，表面光滑，无结节，中央沟存在，两侧叶对称。如果发生前列腺癌，指诊可见前列腺表面不光滑，有时可以摸到结节，质地较硬，有时硬如石头，中央沟消失。我有一朋友的父亲，78岁，平常没有排尿困难症状，身体也比较健康，每年都做1次健康体检，包括前列腺，但在最后体检中发现PSA值为28.6微克/升，又经直肠前列腺彩超检查，未发现明显异常，提示前列腺增生。但经直肠指诊我发现前列腺虽然大小正常，但表面不光滑，没有摸到结节,质地非常坚硬。这时可以肯定地说老人得了前列腺癌。又经前列腺磁共振和前列腺穿刺病理活检最后确诊为前列腺癌。根据患者年龄、身体状况、预期寿命和前列腺癌病理分期分级,决定不予特殊治疗,只需定期观察。

(3)经直肠超声检查:经直肠超声检查(TRUS)能够较准确地判定前列腺体积大小、是否有结节,回声是否均匀等,在慢性前列腺炎和前列腺增生的诊断中具有重要地位。同样在前列腺癌的诊断中也具有非常大的临床价值。随着现代超声技术的发展和超声设备的普及,经直肠彩色超声检查临床上已广泛应用。经彩色 TRUS 检查能够发现早期前列腺癌的蛛丝马迹,如前列腺内的异常结节。直肠超声检查,能够显示直径仅为 4.5 毫米的前列腺肿瘤。此外,通过这种检查,我们可以判断肿瘤的体积以及肿瘤有没有侵犯前列腺的包膜,有助于前列腺癌的临床分期和预后判断。直肠指诊和彩色 TRUS 检查结合起来,可以优势互补,彩色 TRUS 能够发现前列腺内较小的肿瘤或者说结节,由于其体积较小,直肠指诊很难摸到异常且指诊也只能摸到前列腺靠近直肠的一面,摸不到在前列腺深部的前列腺结节,但指诊能够比较准确地了解前列腺的硬度,有时尽管经直肠超声检查,前列腺大小正常,但质地较硬,就要高度怀疑前列腺癌的可能。

(4)前列腺特异性抗原:迄今为止,前列腺特异性抗原(PSA)是最为敏感的前列腺癌肿瘤标志物。在前列腺癌的早期诊断中具有非常重要的价值。在正常人的血清中也能测出 PSA,但含量很小,一般不超过 4 微克/升,超过这个数值,就要怀疑前列腺癌的可能。有一项研究显示,PSA 检查异常,在怀疑并最终确诊的 473 例前列腺癌患者中,有 40%的患者经直肠指诊检查没有发现异常。由此可见 PSA 在早期前列腺癌中的地位。近年来,因 PSA 检查在临床的广泛使用,使相当多患者前列腺癌的诊断提早了 5~8 年,从而赢得了治疗的最佳时机,不仅挽救了患者生命,也延长了他们的寿命和改善了生活质量。

经直肠指诊、经直肠超声检查和前列腺特异性抗原检测,这三项检查被医学界称为早期诊断前列腺癌的三大“利器”,也有学者称之为三大“法宝”。三种检查方法综合使用,可以较早发现“潜伏”在前列腺内的癌细胞，从而为“根除”前列腺癌把握先机。

57 前列腺特异性抗原高于4微克/升就是得了前列腺癌吗

前面说过，前列腺特异性抗原（PSA）是目前前列腺癌最为敏感的肿瘤标志物，大家就会问，是不是PSA超过4微克/升，就是得了前列腺癌，回答是否定的。那究竟高到何种程度才能确诊前列腺癌呢？下面我们就给大家谈谈这个问题。

先了解一下PSA究竟是一种什么东西。PSA是一种单链糖蛋白，主要由前列腺中的一个位置（即前列腺管上皮细胞）产生，正常情况下产生后直接进入精液，它可以促进精液液化，利于精子运动而受精。在正常的前列腺组织中，由于其特殊的结构屏障，几乎所有的PSA只能通过前列腺管腔进入精液，而不能进入人体血液。也正因如此，血液中的PSA才会很低，仅是精液中PSA的100万倍。但是，当前列腺内出现肿瘤，使前列腺特殊的结构屏障遭到破坏，由于前列腺管腔中的PSA浓度很高，即使屏障非常微小的损伤，PSA也会泄露到血清中，导致血清中PSA升高，这就是通过检测血清PSA来诊断前列腺癌的原因了。

健康男性血清PSA为0~4微克/升，从目前研究资料看，当PSA大于10微克/升时，多数患者可以被诊断为前列腺癌。这时大家不禁要问，PSA如果正常是否可以排除前列腺癌？或者PSA在4~10微克/升时对前列腺癌的诊断又有什么指导意义？有研究表明，尽管近20%的前列腺癌患者因为肿瘤体积过小（小于1克）而出现PSA正常的情况，但在PSA大于10微克/升的人群中70%的患者被确诊患有前列腺癌；PSA在4~10微克/升的人群中，约有25%是前列腺癌患者。因此临床上把PSA在4~10微克/升的区域，叫做PSA的“灰区”，这时医生很难作出患者是否得了前列腺癌的判定。但作为患者和医生决不能放松警惕，要继续进行相关检查。

58 fPSA、PSAD、PSAV 是啥意思

我们在门诊经常遇到患者拿着检查报告单，询问这些代码是啥意思啊？由于患者较多，时间有限，给他们的解释可能不够详细，现在我们就补上这一课。

fPSA、PSAD、PSAV 是近些年来科学家们在 PSA 基础上所研究的一些检查指标，是当 PSA 处于“灰区”时所要做的进一步检测项目。血液中的 PSA 有两种存在形式，多数 PSA 与血液中的某种蛋白结合，成为结合 PSA，我们通常查的 PSA 就是结合 PSA，也称为血清 tPSA；少部分 PSA 以游离的形式存在，称为 fPSA。现在一些有条件的医疗单位，常把二者作为常规项目同时检查。许多研究表明，正常人和前列腺增生患者血清中的 fPSA 水平较高，而前列腺癌患者中的 fPSA 水平较低。fPSA 是提高 tPSA 水平处于“灰区”（4～10 微克/升）的前列腺癌检出率的一个重要指标。一般认为，当 tPSA 水平处于“灰区”时，如果 fPSA/tPSA 的比值大于 0.25，则发生前列腺癌的可能性就很小；如果小于 0.15（也有认为是 0.1），就要高度怀疑前列腺癌了。目前我国推荐的 fPSA/tPSA 比值是大于 0.16，在此范围内属于正常。

PSAD 指的是 PSA 的浓度。是 tPSA 与前列腺体积（厘米^3）相除的结果。有人曾对 PSAD 做过系统研究，结果显示前列腺癌患者的 PSAD 平均为 0.58，而正常人的平均 PSAD 是 0.04。该研究指出当 PSA 处于“灰区”时，PSAD 可以作为判定前列腺癌的一个比较灵敏的指标。目前，临床上以 0.15 为参考值，如果大于 0.15，则怀疑前列腺癌，还需要进一步检查。

PSAV 是单位时间内 PSA 的增长量，也可以认为是血清 PSA 随时间变化的速度。研究显示，前列腺癌细胞较良性前列腺增生中的前列腺细胞生长速度快且能产生更多的 PSA。因此，前列腺癌患者的 PSA 增长速度与前列腺增生患者相比，增长要快得多，通过检测可以发现在某一段时间内 PSA 的升高量，从而为前列腺癌的诊断提供帮助。有人对大量资料进行了回顾性统计，结果显示如果连续 3 次

检查(每次检查至少间隔12个月以上)发现PSA以每年0.75微克/升甚至更高的速度逐次升高,那么几乎可以作出前列腺癌的诊断。PSAV对PSA处于“灰区”时,对前列腺癌的判断是一个非常重要的指标,同时在与前列腺增生的鉴别上也很有参考价值。

59 检查血清前列腺特异性抗原时患者需要注意哪些问题

由于很多因素可以影响血清前列腺特异性抗原(PSA)的水平,所以为了尽可能保证检查结果的准确性,除了与检测技术、检测试剂、实验室要做好检测的质量控制之外,作为患者还必须注意以下几点。

(1)要把近期服用药物情况告诉医生:一般来讲,检查之前吃饭或者喝水对血清PSA没有影响,所以患者不用空腹或禁食。但有些药物对PSA确有较大影响。譬如一些老年人经常服用的治疗前列腺增生的保列治(化学名:非那雄胺)可以影响PSA的检测结果。研究表明如服用保列治超过半年以上,血清PSA就可下降一半,因此在对PSA的检测结果进行分析时一定要考虑这种干扰因素。目前认为用保列治治疗1年以上的前列腺增生患者,在分析血清PSA时应将该数值加倍,例如当血清PSA值为3微克/升,评估时应按6微克/升对待。

(2)排除对前列腺刺激的影响:大家知道,正常人血清PSA是很低的,当前列腺内部阻挡PSA的屏障受到损伤,PSA就会增加。因此当前列腺受到某些机械性因素刺激时,PSA的泄露就有可能升高,为我们正确评估PSA的临床意义造成干扰。所以我们要尽可能避免这种不良刺激所造成的影响。

一般认为在前列腺按摩后1周、直肠指诊、膀胱镜检查、导尿等操作48小时以后;射精24小时后;前列腺穿刺活检和前列腺电切术1个月后再抽血检查PSA。另外,大便秘结、发热等都会对PSA造成一定程度的影响,所以患者要保持大便通畅,发热退去一段时间以后再查PSA。

(3)不要频繁更换医院检查PSA:正如上面所说,PSA值与检测技术（目前检查方法有多种）、检测试剂（生产厂家不同，其质量也有差异）等密切相关，不同医院的检查结果肯定有差别，所以为了保证检查结果的可靠性，能够比较准确地把握随着时间延长 PSA 的变化规律，建议患者不要频繁更换医院检查 PSA，最好在同一家医院检查。

60　为啥要定期检查血清前列腺特异性抗原

大家知道，前列腺癌是一种老年性恶性肿瘤，随着年龄的增长，发生前列腺癌的概率就高。现在检查前列腺特异性抗原（PSA）不高，但不能保证以后也正常。由此可见 PSA 必须定期检查，动态关注，利于早期发现前列腺癌。美国泌尿外科学会和美国临床肿瘤学会建议 50 岁以上男性每年要检查 PSA 和直肠指诊。对于有前列腺癌家族史的男性人群，应该从 45 岁开始每年检查 1 次。我国专家建议，对 50 岁以上有下尿路症状（如尿等待、尿线变细等）的男性要进行常规 PSA 和前列腺直肠检查，对有前列腺癌家族史的男性人群，应从 45 岁开始定期检查和随访。对直肠指诊异常者、经直肠彩超和磁共振检查有异常以及有临床症状者，更应定期检查 PSA。

61　CT 和磁共振检查对前列腺癌的诊断哪个更好

有些患者前列腺特异性抗原（PSA）数值稍高，但直肠指诊和经直肠前列腺彩超均没有发现前列腺异常，这时还要进一步检查，是做 CT 还是做磁共振（MRI）检查，患者非常困惑。一般来说，前列腺癌的 CT 检查的主要目的是帮助肿瘤的临床分期，对肿瘤邻近组织和器官的侵犯及盆腔内转移性肿大淋巴结，CT 的诊断敏感性和 MRI 相似。对于早期前列腺癌的诊断，MRI 要优于 CT 检查。MRI 对早期前列腺癌的诊断其价值也高于经直肠前列腺超声。MRI 检查不仅能及早发现较小肿瘤，还可以显示前列腺包膜的完整性、是否侵犯前列腺周围组织及器官，MRI 还可显示盆腔淋巴结受侵犯的情况及骨转移的病灶，对前列腺癌的临床分期具有重要指导价值。但 MRI 检查也有其局限性，在鉴别较大的前列腺增生、前列腺瘢痕、钙化的前列腺和前列腺结核等疾病方面并无优势，有时很难做出明确诊断。最终还是要做前列腺穿刺活检。

62 啥是前列腺穿刺活检

临床上，当医生通过相关检查如前列腺特异性抗原（PSA）检查、前列腺指诊及其他检查，高度怀疑前列腺癌时，一般要建议患者做前列腺穿刺活检检查。患者不禁要问，这是什么样的一种检查方法，检查时有无痛苦等。

前列腺穿刺活检，就是使用一种穿刺针通过会阴或经直肠前壁，一般是对前列腺内的某个可能有问题的地方医学上称为“可疑病灶或者某结节”，进行穿刺以取得少量前列腺组织进行病理检查。随着现代医疗技术的发展，目前多采用高效精确的穿刺方法，即动态超声引导下经直肠活检行前列腺穿刺活检。具体操作有两种情况：一种是经直肠超声或指诊发现可疑病灶，应在超声引导下行病灶穿刺；另一种是经直肠超声或指诊没有发现异常，仅有 PSA 升高，可在超声引导下系统活检，就是将前列腺按部位平均分区，每区均穿刺取前列腺组织。该穿刺方法具有不用麻醉、定位准确，取材整齐，不易漏过生长在前列腺特殊部位的肿瘤等优点。做该项检查，患者一般不会有太大痛苦。但对服用抗凝血功能药物如阿司匹林等，或者有凝血功能障碍者，或者近期有前列腺炎症表现者等，应暂时不要做前列腺穿刺活检。

63 为啥要做前列腺穿刺活检

近些年来，随着筛查前列腺癌“三大利器”在临床的广泛应用，使前列腺癌的早期诊断率得以极大提升。但是前列腺癌的最终确诊，要依据前列腺组织中是否能查到“癌细胞”，因此，对于高度怀疑前列腺癌者就必须做前列腺穿刺活检。前列腺穿刺活检是诊断前列腺癌的“金标准”。另外，也只有通过前列腺穿刺活检，才能对前列腺癌的病理类型和病理分级（医学上有专门用于前列腺癌病理分级评分系统）作出科学评定，从而为治疗方案的制订和预后判定提供依据。也就是说同样是前列腺癌，其恶化程度是不同的，如何知道呢，只有通过穿刺活检获得病理学依据，根据相应的评分才能确定。一般来说，评分越高，恶性程度就高。

64　前列腺特异性抗原（PSA）异常就要马上做前列腺穿刺活检吗

当然不是，是否需要穿刺活检，医生要根据前列腺特异性抗原（PSA）值、直肠指诊、经直肠彩超和前列腺磁共振（MRI）等检查情况综合分析后才能决定。为了使患者也能做到心中明白，现把目前医学界比较认可的必须要做前列腺穿刺活检的指征告诉大家。只要符合下列一种情况的就要做穿刺活检了。

●直肠指诊发现结节，不管 PSA 是否正常。

●PSA 大于 10 微克/升，不管 fPSA/tPSA 和 PSAD 是任何数值。

●PSA 处于“灰区”（4～10 微克/升），fPSA/tPSA 或 PSAD 值异常。

●PSA 处于“灰区”（4～10 微克/升），fPSA/tPSA 和 PSAD 正常，B 超发现前列腺低回声结节或/和 MRI 发现异常信号者。

65　前列腺穿刺会使癌细胞扩散或肿瘤快速生长吗

这是不少患者和家属担心的问题，他们把前列腺癌想象成了“马蜂窝”，如果捅了它，后果当然严重。其实，这种想法是错误的，担心也是多余的。有关前列腺癌穿刺后会不会引起癌细胞扩散，国外早有系统研究。他们应用最为精密的检测方法，对 400 例前列腺穿刺后的患者进行了血液检查，结果没有发现 1 例患者因为穿刺导致肿瘤细胞进入血液。这就表明前列腺穿刺引起癌细胞扩散、转移的概率几乎为零。迄今为止，没有任何证据能够证明前列腺穿刺可以引起癌细胞扩散或加速肿瘤生长。

66　对前列腺癌的诊断为啥要做同位素骨扫描

前列腺癌最常见的远处转移部位是骨骼。同位素骨扫描对前列腺癌的早期转移灶具有较高的敏感性,多能做到早期发现,这有助于前列腺癌临床准确分期,从而为治疗方案的制订提供依据。一般认为同位素骨扫描要比常规X线片提前3~6个月,甚至18个月发现骨转移灶。以前认为前列腺特异性抗原(PSA)小于20微克/升的前列腺癌患者发生骨转移者较少,但近年来研究发现部分患者的PSA虽然较低,可是骨扫描或其他检查发现了骨转移病灶。因此现在许多医疗机构对于确诊的前列腺癌患者,建议均做全身骨扫描检查,尤其对准备采取前列腺癌根治性手术的患者。若一旦发现骨转移,根治性切除术是不能做的。另外,对前列腺癌骨骼转移患者在经过治疗后,也应该在医生的指导下定期复查骨扫描,以判定治疗效果的好坏。对前列腺癌根治术后的患者,一旦发现PSA升高等情况,也要做该项检查,以了解病情的进展状况。但需要说明的是,尽管骨扫描对病灶有较高的敏感性,但其特异性差,也就是说如果显示单个病灶或者两个病灶,很难断定是骨骼自身的病变,还是癌症的转移灶,需要进一步检查明确诊断。

67　前列腺癌一旦确诊需要马上治疗吗

我有一好友的父亲78岁,2009年6月在一次健康体检中发现前列腺癌,家里人非常紧张,咨询我该如何治疗,老人平常没有排尿异常症状,前列腺特异性抗原(PSA)2次检查均在12微克/升左右,前列腺磁共振检查提示前列腺内有一较小病灶,又结合前列腺活检的病理分期,平素老人患有严重的冠心病和高血压,综合分析，我建议不必采取治疗措施，密切关注，定期检查就行了。开始我的朋友还不能接受，最后子女们又带着各种检查单到北京咨询了有关专家，处理意见一样，心理也就踏实了。前几日又做了相关检查，病情稳定。

为什么我的朋友开始不能接受我的建议呢？因为他对癌症的认识与其他人一样，癌细胞生长扩散非常快，一旦发现就必须采取治疗措施，否则后果很严重。但是前列腺癌与其他恶性肿瘤相比，就有所不同，正如前面有关问答中所说的，它的一个最大特点就是“比较懒惰”，前列腺癌癌细胞的生长、扩散比较慢，它可以在较长时间内与人体“和平共处”，不给人体找“麻烦”。国外有学者曾经对尸检的前列腺进行研究，发现有些前列腺里有癌细胞，但这些人在生前却没有前列腺癌的相关症状。也有学者报道了 110 例早期前列腺癌患者，他们由于各种原因没有采取任何治愈性的治疗（如前列腺根除术或放疗），经过 15 年的随访，只有 60%的患者最终死于前列腺癌，而其余 40%的患者死于糖尿病、冠心病等。另一项研究调查了 560 例通过前列腺癌根治术治疗的早期患者，结果表明其中高分化的患者并没有因为切除了前列腺癌而延长生命。我们的长期临床观察也证明，有相当一部分早期前列腺癌患者不做任何治疗，病情并没有进展。因此医学家们提出了对一部分早期患者可以不采取任何治疗措施，只需密切随访，定期检查，及时了解病情变化就可以了。有学者把这种措施叫做“待机处理”。

有人要问，何种情况下的早期前列腺癌不必治疗，或必须治疗呢？这就要根据前列腺癌的临床分期、病理分化程度、患者的身体状况、家庭经济状况及患者的预期寿命等综合分析，全面考虑后决定。一般认为，专用的前列腺癌病理评分（常用 Gleason）2～4 分的偶发癌（经尿道前列腺电切术或前列腺增生的摘除术中的病理组织中发现癌细胞），临床分期为 T_{1a} 期的高分化前列腺癌，不管年龄如何都可以暂时不采取治疗措施。但对这些患者也不能掉以轻心，要密切关注，如果观察到病情进展，要及时治疗。主张患者每3个月到半年到医院进行一次全面检查，以便及时调整对策。另外，患者的年龄问题对是否采取治疗也有很重要的参考价值。研究发现，年龄小于65岁的患者如果不治疗，大部分患者最终将因前列腺癌而死亡。所以，对于年龄小于70岁、预期生存期大于10年的局限性前列腺癌患者，应彻底治疗。而对于身体状况不佳，伴有严重心脑血管等系统疾病，且预期生存期小于10年的早期前列腺癌患者，多数不必采取治疗措施。

68　前列腺癌的治疗方法有哪些

随着现代医疗技术的发展，用于治疗前列腺癌的方法也不断得以改进和创新。对于一些患者，一些非手术疗法同样可以获得与手术疗法相当的效果。治疗方法主要包括以下几种。

（1）观察等待治疗：就是密切观察前列腺癌的病情变化，在出现病变进展或临床症状明显时再采取相应的治疗措施。主要适用于肿瘤分期较低，分化较好者，患者年龄较大或预期寿命较短的患者，详见上题。

（2）前列腺癌根治性手术：主要适用于早期或者部分中期前列腺癌患者，这是达到治愈效果的主要方法。统计资料表明，早期前列腺癌通过手术根治后，10年的存活率高达90%。主要包括传统的经会阴或经耻骨后以及腹腔镜前列腺癌根治术。

（3）前列腺癌的放疗：即前列腺癌的外放射治疗。是指放射源位于体外一定距离集中照射身体某一部位，对前列腺癌患者这些部位主要包括前列腺区、膀胱、后尿道及盆腔淋巴结的位置。主要用于晚期前列腺癌的治疗。

（4）前列腺癌近距离照射治疗：就是把放射性的粒子植入前列腺内来杀灭肿瘤细胞的方法。该疗法在国外应用较成熟。适用于早期前列腺癌或肿瘤恶化程度较低的患者。

（5）前列腺癌内分泌治疗：包括去势治疗和雄激素阻断治疗。其中去势治疗又包括手术去势（切除双侧睾丸）和药物去势（常用的有抑那通、诺雷得）。去势联合抗雄激素药物疗法，即所谓的“全雄阻断"疗法能够最大限度地阻断雄激素的作用，是目前最常用也是效果最好的内分泌治疗方法。适用于晚期前列腺癌，或早中期但由于其他原因不能采取根治术或根治术后复发的患者。

69 啥是前列腺癌的根治术？在何种情况下可以采取该疗法

所谓前列腺癌根治术就是通过开刀切除前列腺，将隐藏在前列腺内部的癌细胞彻底清除的一种手术治疗方法，医学上又称"根治性前列腺切除术"。这是治疗前列腺癌的经典疗法，迄今应用 100 多年，技术非常成熟。随着现代诊疗器械和手术水平的提高，近些年来又开展了通过腹腔镜来切除前列腺以治疗前列腺癌的微创手术。对于符合以下情况者可以采取根治性前列腺切除术，医学上叫做"手术适应证"。

●前列腺癌的临床分期为早期，即器官局限性前列腺癌，没有淋巴结和骨骼转移。

●患者的预期生存期大于 15 年。因为一旦前列腺癌发生转移，就达不到彻底根除前列腺内的肿瘤，手术不能很好地切除转移到其他组织的病灶，这些癌细胞还会对生命造成极大威胁。如果患者的预期生存期只有 10 年或者更短，即使做了前列腺根治术，也不能通过这种手术获得好处，因为这些患者即便不手术，也有可能在 10 年之内死于其他疾病，而非死于前列腺癌。

70 前列腺癌根治术后何时到医院复查

目前，随着社会各级机构前列腺癌健康教育的开展和筛查早期前列腺癌"三种利器"的广泛临床应用，确诊的早期前列腺癌患者越来越多，采取根治性前列腺切除术的患者也越来越多。但由于有些患者在手术前已经发生了很小的转移病灶，只是我们没有发现罢了。为了以防万一，即使进行了早期前列腺癌根治术的患者也要定期复查，切不可认为手术切除了就万事大吉了。一般建议是：前列腺癌根治术后半年内每月进行 1 次血清 PSA 检查，2 年内每 3 个月复查 1

次 PSA，手术第 3 年后，每半年复查 1 次，如果 PSA 稳定在很低水平（小于 0.4~0.6 微克/升），可以适当延长 PSA 复查的间隔时间，如果出现上升就要缩短复查间隔时间，必要时积极治疗。

71 中医对前列腺癌是如何认识的

前列腺癌是现代医学名称，中医无此病名，但根据前列腺癌不同临床阶段的表现，属于“淋证或血淋”、“癃闭”等范畴。中医学认为肝肾亏虚是该病发生的根本，败精瘀浊不化，痰湿凝结是该病发生的外在因素。年过半百，肾气亏虚，而有赖于肾气产生、充盛的天癸（相当于现代医学所说的激素），也会衰弱，肾水不足不能涵养肝木，引起虚火内生，灼炼津液为痰，久而久之痰浊凝结。或饮食不节，嗜食肥甘、辛辣，热毒内生，或房事不节，忍精不射，败精瘀浊黏结于腺体，从而导致本病的发生。在疾病的发展过程中，可以出现湿热、痰浊、瘀血等病理性产物，人体的抵抗力也会由强逐渐变弱，出现中医上所说的脾肾阳虚、气血亏虚或阴虚火旺等表现。

72 中医治疗前列腺癌有哪些优势

现代医学在前列腺癌的治疗方面，具有对瘤体或癌细胞针对性强，杀伤力大等优点，但不管是手术或者放疗、化疗，都会对身体造成损伤，放疗、化疗在杀死癌细胞的同时，也对正常细胞有一定的杀伤，这样势必导致机体抵抗力的下降，不利于前列腺癌的康复和患者生活质量的提高。如能根据患者病情，同时配合中医疗法，往往能够获得更为满意的疗效。因为中医疗法具有如下优点。

（1）治疗的整体观念：辨证论治是（相当于现代医学的个体化治疗）中医治病的核心，它不仅考虑癌症本身，更是从人的整体出发，对患者的脏腑、气血阴阳等状况综合分析，从而采取治疗方案。通过调理能够纠正机体某些器官或组织失调的功能，可以消除肿瘤的复发因素，减少转移的机会。

（2）具有减毒增效作用：手术、放疗、化疗和雄性激素阻断疗法是目前治疗前列腺癌常用的方法。术后配合中医疗法,可加快患者的康复。在前列腺癌患者放疗、化疗的同时或化疗后配合健脾和胃、益气生血、补益肝肾、软坚化瘀等中药,可以较好地缓解放疗、化疗的毒副作用,从而提高放疗、化疗效果。这一观点已经被大多数医生所认同。

(3)在对激素非依赖性前列腺癌的治疗方面将大有作为:中医药在这方面的研究取得了良好进展,为很多晚期前列腺癌患者带来了福音。据有关资料报道,从中国引进美国开发的一种代号为PC-SPES的治疗前列腺癌的药物,1995年获美国专利,1996年以食品添加剂的形式投放美国市场,现已广泛被美国前列腺癌患者所接受,并取得了较好效果。这种药物尚未进入我国。该药主要由黄芪、大青叶、菊花、灵芝、冬凌草和甘草组成。据分析,该药物具有对抗前列腺癌的作用、植物雌激素样作用和免疫增强作用等多种生理活性,这也证实了中药抗癌是通过多途径、多环节和多靶点等综合作用的结果。我国学者采用从中药鸦胆子中提取出来的“鸦胆子油乳”,实验研究这种药物具有抗肿瘤功能和免疫增强作用。临床上采用前列腺腺体内直接注射疗法或静脉给药,取得了一定效果。

73 如何预防前列腺癌的发生

正如前面所说,年龄、种族和家族史是前列腺癌发生的三大相关因素,已得到医学界的广泛认可。虽然我们不能对这三大因素进行调控,以预防前列腺癌的发生,但是如能在日常生活中注意以下几点,也可避免或减缓前列腺癌发生的进程。

(1)控制高脂饮食:研究表明脂肪性食物摄入过多是引起前列腺癌危险因素之一,其中红肉类如猪肉、牛肉等,危险性最大,而来源于鱼和奶制品的脂肪危险较小。而大豆蛋白类的饮食会减少其发病率。目前认为在饮食总热量中脂肪所占的比率应在20%以下较为理想。

(2)每天坚持吃些花生、豆制品等含有天然雌性激素的食物:一项对瑞典男性进行的调查表明,经常食用豆类食品可以大幅降低患前列腺癌的概率。瑞典卡罗林斯卡医学院的医生和研究人员在对1 499名新近患前列腺癌的患者与1 130名健康男性进行比较时发现,那些日常饮食中经常食用含有豆类食品的男性患前列腺癌的概率要比不常吃豆类食品的男性低26%。研究者指出，豆类食品中的天然雌性激素可以弥补男性自身的缺陷，而体内的雌性激素则对前列腺有保护作用。日常生活中我们吃的许多食品中均含有天然雌性激素，如大豆、花生、瓜子、草莓、新鲜蔬菜和水果等。在食用豆类食品较多的亚洲地区，前列腺癌的发病率远远低于欧美国家就是较好的例证。

(3)适当补充维生素E和维生素D：有研究表明，每天口服维生素E50毫克达5~8年之久的人发生有症状性前列腺癌者比未服维生素E者减少32%，且服用维生素E组前列腺癌的死亡率也较对照组低41%。因此建议中老年男性平时多吃些富含维生素E的食物，如坚果类(葵花子、核桃、松子、南瓜子、榛子等)、小麦胚粉、豆腐皮、橄榄油、豆油、玉米油、米糠油、芝麻油、马齿苋等。必要时坚持每天补充天然维生素E50毫克或100毫克。要经常参加一些户外活动，多晒太阳利于机体自身合成维生素D。

(4)适当补充微量元素硒：最近有项研究，他们对34 000多名40~75岁的男性测其硒摄入量，发现高硒摄入较低硒摄入者患前列腺癌的危险显著降低。近年来研究也表明，硒缺乏与癌症的发生有密切关系。因此，中老年男性平常须要注意吃些富含硒的食物，如蛏子、海虾、鸡肉、马鲛鱼、鳝鱼、烤麸、油面筋等，必要时可补充含有硒的某些保健品。

(5)适度喝绿茶：亚洲人前列腺癌的发病率低，可能与他们更喜欢喝茶有关，尤其是绿茶，因为绿茶中含有黄酮醇，而黄酮醇对癌细胞有抑制作用。

(6)坚持运动：现在越来越多的研究表明，肥胖易得前列腺癌，当然这可能与脂肪过多有关。但不管怎样，每日坚持运动，将体重控制在标准体重以下，这不仅消耗掉过多脂肪，也可以增强体质，提高患者的免疫能力。

(7)做到性生活有"度"：尽管性生活的频率与发生前列腺癌的关联性还有争议，但我们认为，把握好性生活的"度"十分重要，做到量力而行，顺其自然，既不纵欲，也不禁欲。这对预防前列腺癌发生肯定有帮助。

74 如何配合食疗治疗前列腺癌

对前列腺癌患者在进行手术或放疗、化疗的同时，如能在医生的指导下辨证使用食疗方法，可以达到扶正祛邪，增强患者抵抗能力，使手术患者尽快康复，使放疗、化疗的毒副作用降到最低，从而最大限度地延长患者的生存时间，提高患者的生活质量。前列腺癌常用的食疗方有：

●补益肝肾方为怀山药 15 克，山萸肉 9 克，女贞子 15 克，龟板 30 克，槐蕈 6 克，瘦猪肉 60 克。前 5 味煎汤去渣，加瘦猪肉煮熟服食，每日 1 剂。具有补养肝肾阴精的功效。主要用于前列腺癌的肝肾阴虚型，表现为腰膝酸软，头晕耳鸣，心烦，舌红，少苔，脉细数。

●养阴解毒汤为生地 15 克，旱莲草 15 克，怀山药 15 克，白花蛇舌草 30 克，草河车 30 克，蔗糖适量。前 5 味药煎水去渣，加入适量蔗糖冲服，每日 1 剂，连服 20~30 剂为 1 个疗程。具有补肝肾，解热毒的功效。适应证和表现同上。

●清利湿热汤为炒车前子 10 克，韭菜子 6 克，核桃仁 3 个，薏苡仁 30 克。韭菜子炒黄与核桃仁、薏苡仁、炒车前子加水煮成粥，待温饮服。每日 1 剂。连服 10~15 日。具有清利湿热功效。表现为身困乏力，小便黄，舌苔黄腻，脉濡数。

●益气养血汤为当归 30 克，黄芪 30 克，羊肉 250 克，生姜 15 克。将羊肉洗净切块，当归、黄芪用布包好，连同生姜放沙锅内加水适量炖至烂熟，去药渣调味服食。每日 1 次，连服 4~5 日。具有益气养血功效。表现为神疲乏力，精神不振，面色黄，少气懒言，气短。舌淡苔白，脉细弱。

●用槐树菌 6~10 克水煎服，每日 1 剂。可以长期服用。

●黄花鱼鳔适量，党参 9 克，北黄芪 15 克，紫河车适量。黄花鱼鳔、紫河车用香油炸酥，研成细末，每次 6 克，用北黄芪、党参煎汤冲服，每日 3 次，连续服用。

男性性功能障碍

1 如何判定是否早泄

王先生35岁，带着一脸沮丧和焦虑的神情，来到诊室，说自己早泄，细问之，知近段性生活时间没以前长，每次有6~7分钟，为此感到自己不行，力不从心。因而给自己生活带来一定的麻烦，工作也没心情。在临床上，像王先生这样的患者并不少见，因相关知识了解得一知半解，随便给自己下诊断，结果是自寻烦恼。那么，什么是早泄呢？如何判定自己是否得了早泄？

所谓早泄是指性生活不和谐，男女双方达到性高潮的步调不一致，是常见的男性性功能障碍之一，以前曾把性交时女方未达到性欲高潮前的射精称之为早泄，也有人把诊断早泄的标准定格在男性在射精前是否能满足妻子达到性高潮上。我们认为，早泄是指性交时间很短即行排精，有的根本不能完成性交，有的阴茎尚未与女方接触，或刚接触女方外阴或阴道口，或阴茎刚进入阴道不久（一般指少于2分钟）即行射精，排精后阴茎随之疲软，不能维持正常性交活动的一种疾病。

一般来讲，对阴茎勃起后尚未进入阴道即射精，诊断早泄很容易，但对能进入阴道而不能正常完成性交者，究竟持续多长时间为早泄，目前尚难肯定。正常性交从开始至射精的时间，随着年龄的变化和每个人体质的不同而有差异。新婚夫妇第一次性生活，由于交感神经高度兴奋，很可能阴茎刚刚进入阴道就发生射精，此种情况不能诊断为早泄。

因此对早泄概念的理解应全面，不可断章取义，妄下定论，否则是自寻烦恼，如果身体不适，可以咨询有关专家，以打消疑虑，让你的生活多一份阳光与快乐。

2 为啥会早泄

在门诊经常有患者问我们，医生我为啥会得早泄？迄今为止，早泄发生的原因，还没有完全清楚。由于射精是受大脑中枢调节的一种反射，所以中枢兴奋性过高，射精中枢太敏感等都可诱发早泄。近年来大量资料研究表明，早泄的发生，多与精神心理因素、中枢神经系统功能紊乱有关，其主要表现就是焦虑。常见以下几种情况：

（1）习惯性早泄：往往在婚前有性交史，尤其第一次性生活一般是在特殊的环境和紧张的心理状态下进行的，性交时力求快速射精或动作过于强烈或心情过于激动，易于兴奋射精，日久则形成过早射精的时间概念和习惯，以后即使在轻松的性生活中，他们也改变不了已建立的射精习惯。

（2）兴奋性早泄：多因两地分居或顾虑早泄而有意使性交次数减少，引起过分性兴奋，一旦有性生活，反应过分强烈，极易发生早泄。体质因素亦是其原因之一，过度疲劳时，强行性交，性兴奋和反射性射精活动都降低，均导致早泄的发生。

（3）精神紧张性早泄：精神过分紧张及中断性交是引起早泄发生的原因之一。性交时对妻子过于崇拜以致畏惧，或害怕女方，唯恐射精过早引起女方不满，但最后往往早泄。

（4）手淫性早泄：由于婚前及婚后过度手淫而形成了一种快速射精的习惯，其机制为手淫是机械的刺激阴茎以致达到射精的目的，需要的性刺激方式单一，性刺激量较小，其兴奋状态也很低。而正常的性生活是在触觉、视觉、听觉以及对阴茎的不断刺激等不同的刺激方式下从而使性兴奋中枢兴奋，下达射精命令后完成射精的任务。二者如同攀山的两条路，前者是捷径，是索道，后者是曲径，最后才能达到优美的境地。

3 得了早泄怎么办

既然得了早泄，该如何治疗呢？虽然早泄会给夫妻生活带来一些不愉快，但患了早泄，夫妻双方都要正确对待，不可互相抱怨或产生焦虑、厌倦情绪，或不认真对待，不配合治疗，更不应该因此而停止正常的性生活。

正确的处理方法是先去医院检查，排除泌尿生殖系疾患，解除紧张状态，克服恐惧心理，保持心情愉快。女方要更加体贴和关心对方，帮助男方解除思想顾虑，延长性交前的准备时间。一般来讲，通过精神心理因素的调节达到治疗效果的占早泄的2/3~3/4。

对个别较顽固的早泄可采用以下方法：

(1)减少性的冲动和性敏感性：男女双方在性交前应保持精神舒畅，避免过于紧张或过于冲动。使用避孕套进行性交也是减少敏感性防治早泄的一种方法。也可在性交前或性交时用干净的纱布在阴茎上拭少量表面麻醉剂，或服用少量镇静剂，以降低对性刺激的敏感性，延长性交时间。

(2)间歇刺激法：此法属行为疗法的一种，方法是通过性交或非性交的方式，由夫妻双方配合，以女方为主完成。这种方法的目的主要是通过训练提高男方的射精刺激阈值。当男方感到快要达到射精的高潮时，突然停止刺激，待兴奋高潮消退，再刺激阴茎，如此反复进行。这种方法可使男方能耐受大量刺激而不射精。

(3)牵拉阴囊法：性交过程分兴奋期、持续期、高潮期和消退期。持续期内，男性龟头冠的直径略有增加，龟头颜色变深，由于睾丸阴囊血管充血，阴囊体积进一步增大，睾丸进一步提升与会阴部接触，易刺激会阴部引起反射性射精，此时牵拉阴囊和睾丸可降低兴奋性以延缓射精。此方法可在性交中由夫妻双方完成，也可和间歇刺激法配合进行。

(4)捏挤阴茎法：在性交过程中，阴茎海绵体是参与勃起机制的主要器官,阴茎的勃起与射精是当刺激达到一定阈值时,从生殖器传到神经中枢,传出神经又通过腹下神经丛及膀胱丛使附睾、睾丸上的输精管及前列腺的平滑肌收缩,精液经尿道射出。捏挤阴茎法也是一种循序训练的行为疗法。方法由女方刺激阴茎,当男方达到射精不可避免的感觉时,立即停止刺激,把拇指放在阴茎系带的部位,食指与中指放在阴茎背侧(注意不要滑动阴茎),上下垂直挤捏压迫 4 秒后突然放松。挤捏所用压力的轻重与阴茎勃起程度成正比,反复训练可延缓射精的紧迫感,提高射精刺激阈值,重建射精时间。一般坚持使用挤捏法 3~6 个月才能使疗效持久。

(5)针对病因治疗:对因精阜炎(曾错误认为前列腺炎、精囊炎引起)引起的早泄,要针对病因积极治疗。对包皮过长者,要及时采取手术治疗。

4 妻子该如何面对丈夫早泄

早泄在男性性功能障碍中占有很高比例,且绝大多数是由心理因素造成的。早泄常使妻子在性生活中得不到满足,时间长了妻子可能会对丈夫不满或埋怨,这样一来不但影响夫妻感情,而且还会加重丈夫的病情。治疗早泄除了医生、丈夫的努力外,妻子的作用也是非常重要的。妻子的爱心和体贴常可消除丈夫对性的焦虑。丈夫发生早泄时,妻子的安慰和谅解常使丈夫万分感激,有助于减少丈夫的内疚感和心理负担;妻子对丈夫的生殖器给予温柔的抚摸,帮助丈夫做阴茎捏挤训练,可明显提高丈夫的射精阈值;做性感集中训练时,更离不了妻子的合作。由此可见在治疗早泄的过程中妻子是一个多么重要的角色,多一分关心,多一分体贴,就会使夫妻性生活更美满,更和谐。

5 外用药能否治疗早泄

治疗早泄的方法很多,除了常用的心理疗法和行为疗法外,外用涂药治疗早泄也能收到满意效果。常用的外涂药有:

●用1%的利多卡因乳膏或0.5%的普鲁卡因在性交前涂擦阴茎龟头部，可减轻性器官对龟头的刺激，降低龟头的敏感性，有利于防止早泄。

●用中药细辛10克，丁香10克，以95%酒精100毫升浸泡半个月，性交前30分钟用此药液涂擦阴茎头(龟头部)。

●用花椒、龙骨、海螵蛸、肉桂、细辛、丁香、五倍子、蟾酥各适量，放入75%酒精中浸泡7天，过滤去渣，性交前30分钟涂擦阴茎龟头，性交时用温水洗净，连续用3~5天。

6 阴茎背神经切断术能治疗早泄吗

赵先生32岁，因早泄去某医院就诊，说是阴茎过于敏感，做一个小手术就可以解决问题了，赵先生听过之后，非常高兴，一想到多年的烦恼，很快就可以解决，有一种和医生相见恨晚的感觉。然而现实并不是想象的那样。赵先生手术后，症状依然如故，此时的赵先生迷惑了，手术医生说阴茎背神经切断后早泄就会治好，我为啥没有效果？早泄还能治好吗？

阴茎背神经切断术是治疗早泄的一种方法，但是在此手术之前，必须进行相关检查，以确定龟头神经传导过于敏感是导致早泄主要病因。检测方法有：①阴茎龟头敏感度测量；②药物试验(阴茎龟头涂抹麻醉乳膏降低龟头敏感度后，进行性生活检测，如症状能够改善，性生活时间显著延长，为阳性)。如果提示阴茎背神经过于敏感，药物试验为阳性者，适合阴茎背神经切断术治疗，术后可能会有较好效果。

但需要特别说明的是：阴茎背神经切断术是近年才在临床使用的一种方法，对一些患者具有一定效果，但远期疗效如何尚难定论，大家知道，早泄的病因很复杂，治疗方法也很多，但是每一种治疗方法，都有自己的适应证。该疗法同样如此。更不是像有些广告说的那样“术到病除”，其适应证非常严格。目前很多学者的观点是：对单纯性早泄（勃起很好）凡是用其他疗法有效的，原则上不主张手术治疗。

7 治疗早泄常用的西药有哪些

早泄的病因病理很复杂，其治疗方法也多种多样，现代医学治疗早泄，主要是根据射精的生理进行药物干涉，主要分为三大类。

（1）射精中枢兴奋抑制药：抗抑郁症药物或镇静类药物，如氯丙咪嗪，选择性5-羟色胺再摄取抑制剂（SSRI）类的帕罗西汀、氟西汀和舍曲林等药，其作用机制主要是抑制射精中枢的兴奋，延缓射精命令的传达。

（2）平滑肌收缩抑制剂：如α-肾上腺素能神经阻滞药酚苄明和竹林胺等药，其作用机制是抑制平滑肌的收缩，减缓射精压力，以达延迟射精的目的。如抑制附睾、输精管及尿道海绵体平滑肌的收缩，以推迟射精，延长性生活时间。

（3）外用药麻醉药类：如利多卡因乳膏、达克罗宁油膏等药，性生活前30分钟涂抹于阴茎龟头及冠状沟处，主要用于降低龟头敏感性，延长性生活时间。

8 中医药如何治疗早泄

中医药对早泄的治疗，依据“虚则补之，实则泻之”的治疗原则，辨证治疗。依据发生早泄的不同病机，采用个体化用药与综合调理（中药内服加外用、针灸等）。祖国医学一般将早泄分为肝经湿热型、阴虚火旺型和肾气亏虚型。湿热型多表现为早泄性欲亢进，勃起好，体壮身健，平素易食辛辣如爱喝酒、爱吃辣椒等。阴囊潮湿，口苦，小便黄。舌红，苔黄腻。可用中成药龙胆泻肝丸，也可用该方加减。阴虚火旺型表现为早泄，阴茎易勃起，潮热盗汗，腰膝酸软，舌红苔少。可用知柏地黄丸口服。肾气亏虚型可见射精过快并伴勃起不坚，腰膝酸软，性欲下降。舌淡，苔薄白，脉沉细。可用金匮肾气丸合五子衍宗丸治疗。

9 治疗早泄常用的单方、验方有哪些

(1)五倍子汤:五倍子30克。把五倍子用小火煎煮半小时,再加适量温开水,趁热熏蒸阴部数分钟,待药温后浸泡龟头,至凉为止。若重复使用,应加热,一般15~20日为1个疗程。无论何种早泄均可配合使用。

(2)五倍骨丸:五倍子250克,龙骨30克,茯苓60克。将上药共为细末,水糊为丸,每服6克,每日2次。具有收敛固精之作用,用于各种早泄。

(3)和乐丹:仙灵脾、五味子、菟丝子、山萸肉、桑葚、制首乌。上药共为细末,水泛为丸,每日3次,每次6克,1个月为1个疗程,用药期间,节制房事。用于肢体怕冷,腰膝酸软的肾阳亏虚证早泄。

(4)早泄汤:金樱子500克,党参50克,续断50克,仙灵脾50克,蛇床子50克,白酒2 500毫升。将上药置于瓶中,浸白酒,密封瓶口,半月后启用,每日早晚据自身酒量服用,连用10日为1个疗程。用于肾虚不固型早泄。

10 用于早泄的食疗方有哪些

早泄患者在积极治疗的同时,若能根据自己情况或在专科医生指导下食用以下食疗方,常常可收到事半功倍的效果。

(1)香椿鱼:鲜香椿叶250克,植物油500克,鲜香椿叶洗净,切碎,调面糊和食盐适量。锅中放植物油加热,把糊料用勺慢慢放入油锅中,形成一条小鱼,炸焦黄后食用。用于早泄伴阴囊潮湿,口干,口苦,舌苔黄腻等症者。

(2)泥鳅炖豆腐:泥鳅500克,豆腐250克,泥鳅去鳃和内脏,洗净放入锅中,加适量水和盐,清炖五成熟,加入豆腐,再炖至泥鳅熟烂即可。吃泥鳅和豆腐,并饮汤。适用于早泄伴阴囊潮湿等症者。

(3)薏苡仁粥:薏苡仁30克,淀粉少许,砂糖、桂花各适量。先煮

薏苡仁为粥,薏苡仁熟烂放入淀粉少许,再入砂糖、桂花即可。此粥可作早点和夜宵食用。适用于早泄伴舌苔黄腻、阴囊潮湿等症者。

(4)熘炒黄花猪腰:猪腰500克,黄花菜50克,葱、植物油、姜、蒜、食盐、糖、芡粉各少许。猪腰切开,剔去筋膜臊腺,洗净切成腰花块,黄花菜水泡发切段、炒锅中置植物油烧热,先放入葱、姜、蒜之后,再爆炒猪腰,至变色熟透时,加黄花菜、食盐和糖炒,再入芡粉,汤汁明透起锅,随意食用。适用于早泄伴腰膝酸软、乏力、遗精等症者。

(5)龙眼枣仁粥:龙眼肉10克,炒枣仁10克,芡实12克。三药加适量水共煎取汁,不拘时饮之,可经常食用。适用于早泄伴心烦、失眠、健忘,遗精等。

(6)核桃板栗糖羹:核桃肉30~50克,板栗30~50克,白糖适量。先将板栗炒熟去皮,再与核桃肉捣如泥,加入白糖拌匀即可,不拘量随意食用。适用于早泄伴腰膝酸软、遗精、发干易脱者。

(7)桑葚酒:鲜桑葚叶100克(或干品300克),糯米500克。把鲜桑葚洗净捣汁,或干品煎汁去渣,再将药汁与糯米做成干饭待凉,加酒曲适量,拌匀发酵为米酒,每日根据自己的情况随意食用。适用于早泄伴腰膝酸软、两眼干涩、心烦、盗汗等症者。

(8)皂羹面:白面条100克,羊肾1对,盐、胡椒各适量、羊肾去油膜煮熟切开,先煮面条,之后放入羊肾煮熟再放入盐、胡椒即可食用。适用于早泄伴四肢怕冷、腰膝酸软、乏力等症者。

11　治疗早泄常用的中成药有哪些

(1)金锁固精丸:主要由沙苑子、芡实、莲须、龙骨、牡蛎等组成,具有补肾摄精的功效。用于肾精亏虚所致的早泄。

(2)五子衍宗丸:由菟丝子、五味子、枸杞子、覆盆子和车前子组成。具有益肾固精,清泄湿热的功效。用于腰膝酸软、遗精频作的肾精亏虚型早泄。

(3)归脾丸:主要由黄芪、白术、茯苓、龙眼肉、酸枣仁、远志等组成。具有养心健脾,固涩精气的功效。用于失眠、健忘、腹胀的心脾两虚型早泄。

（4）知柏地黄丸：主要由知母、黄柏、熟地黄、山药、茯苓、泽泻等组成。具有滋阴降火的作用。用于阴茎易勃起、潮热、盗汗的阴虚火旺型早泄。

（5）龙胆泻肝丸：主要由龙胆草、栀子、车前子、泽泻、生地等组成。具有清利肝胆湿热的功效。用于性欲旺盛、勃起易泄、阴囊潮湿、口苦咽干、舌苔黄腻等肝胆湿热型早泄。

（6）逍遥丸：由柴胡、当归、白芍、白术、茯苓等组成。具有疏肝健脾的功效。用于心情不佳、胸胁胀痛、失眠、纳差、腹胀的心脾两虚型早泄。

（7）龟龄集胶囊：每次 2 粒，每日 2 次淡盐水冲服。用于肾气亏虚型早泄。

12 如何预防早泄

预防早泄要从年轻未婚时做起，要养成良好的生活习惯，戒除不良手淫，生活起居要有规律，婚后要注意节制房事，养成有规律的性生活；加强体育锻炼，提高身体素质，调畅情志，劳逸结合；积极治疗能够导致早泄的各种疾病，如高血压、糖尿病等；夫妻双方要正确掌握有关的性知识，了解男女之间性生理的差异，对偶尔发生的早泄女方应充分理解，应多给对方一些鼓励和安慰，以帮助其克服恐惧、紧张和内疚的心理，切忌讽刺、挖苦、埋怨对方；对包皮过长者，应及早做包皮环切术。

13 如何判定是否得了勃起功能障碍（ED）

勃起功能障碍（ED）即以往所称的“阳痿”，指男子在性生活时阴茎不能勃起，或勃起不坚，或坚而不久，以致不能插入阴道完成正常性生活的一种病症。按程度可分为轻、中、重等三种。

轻度是指既往 3~6 个月间性生活中有少数几次发生勃起功能障碍。如果有一半时间发生勃起功能障碍则称为中度。重度也称为完全性勃起功能障碍，是指性生活时多数时候不能勃起或维持勃起。

从勃起功能障碍的定义看，判定勃起功能障碍比较简单。但在实际生活中，有些类似于勃起功能障碍的病症常使人难以明辨，如由于疲劳、紧张引起的暂时性阴茎不能勃起，经过休息多可自行恢复，这种情况就不能诊断为勃起功能障碍。只有不能勃起或者不能维持足够硬度进行性交持续 6 个月以上者，才可诊断为勃起功能障碍。当然，有明显诱因者也不局限此时间，如外伤、手术等创伤者。

14 阳痿患者应该做哪些必要检查

如果患上了阳痿就应该及时到医院就诊。应按照医生的建议进行相关检查，如能明确病因采取针对性治疗，只有这样才能获得满意效果。常用的检查方法主要有：

（1）夜间阴茎勃起监测（NPT）：健康男性夜间做梦时常伴有快速眼球运动而出现夜间阴茎勃起，每晚平均 3 次以上，其总共时间为 100 分钟。根据这一特性，临床上通过 NPT 检查，可以用来区分是功能性勃起障碍还是器质性勃起障碍。一般来说，因心理性因素引起的勃起功能障碍患者，仍会有正常的夜间勃起，相反，因血管性、神经性和内分泌性勃起障碍患者夜间勃起次数减少，硬度也明显减弱。有专门用于夜间勃起检查和硬度测定的设备。

（2）阴茎血流量测定：该检查无创伤，可以对阴茎海绵体等血流情况做出初步判断。

（3）彩色多普勒检查：该检查无创伤。一般结合阴茎海绵体血管活性药物注射来进行。通过观察海绵体勃起前后阴茎血流情况，可了解动脉血供和静脉闭合功能。对血管性勃起障碍的诊断具有较为重要的参考意义。

（4）阴茎海绵体血管活性药物注射试验（ICI）：常用于注射的药物主要有罂粟碱、酚妥拉明和前列腺素等。注射后根据测量阴茎勃起前后的阴茎长度、周径及站立位阴茎与大腿的夹角（勃起角）。一般来说，勃起角大于 90°，收缩盆底肌肉有阴茎运动者，证明硬度良好，无血管病变。若在 60°以下提示血管性勃起障碍；60°～90°为可疑血管病变，需要做相关检查。

（5）阴茎海绵体造影：对阴茎海绵体血管活性药物注射试验提示有静脉漏的患者，可通过阴茎海绵体造影来明确诊断。

（6）选择性阴茎动脉造影：对骨折后出现的勃起功能障碍、青年人原发性勃起障碍等怀疑有阴部动脉血管畸形，或髂动脉有狭窄以及经 NPT、多普勒超声检查证实有阴茎供血不全，经药物治疗无效拟行血管重建术者，可考虑阴茎动脉造影。

（7）实验室检查：根据患者情况必要时抽血做血清性激素测定和甲状腺功能检查以及血糖血脂检查等。

需要指出的是，阳痿这些检查并不是每位阳痿患者都要做，而是应该根据患者的病情、病史及体格检查等有选择地进行。否则不但给病人造成精神压力和痛苦，也会给病人经济造成负担。

15 为啥会阳痿

引起阳痿的原因较多，概括起来主要有以下几种：

（1）年龄：阳痿的发生与年龄有着密切关系。据国外资料统计，年龄 40 岁以上的男性中患有不同程度的阳痿比例为 39%，这可是一个惊人的数字。难怪阳痿有如此多的人在谈论它，又有如此多的药商在关注它，有许多家庭为它烦恼，有许多人深受其害。年龄的衰老是不以人的意志为转移的，性虽然随着人体的衰老而减退，但衰老的速度在个体间却有着显著差异，有人 40 岁就阳痿缠身，有人 70 岁还功能完好，这也说明阳痿的发生是完全可以延缓的。

（2）精神心理因素：①性知识缺乏，性愚昧；②心理上受过重大创伤，或缺乏自信心，或有过性生活失败的经历造成的心理阴影一直挥之不去等；③夫妻感情不和。

（3）器质性因素：①生殖器官畸形或外伤；②疾病的影响如高血压、糖尿病、甲状腺功能低下、某些心脏病等；③阴茎血管原因，如阴茎动脉供血不足、阴茎静脉漏等；④某些药物的影响，如雌性激素、长期服用强的松、地塞米松等；镇静药如氯丙嗪、安定还有某些降压药等和治疗消化性溃疡的药物如甲氰咪胍等。

16 啥是功能性阳痿和器质性阳痿

功能性阳痿和器质性阳痿是根据导致阳痿发生的病因而对其进行的分类,是目前最常用的分类方法。功能性阳痿,精神心理障碍是其发生的主要原因,没有明显的器质性病变存在,只是主管性兴奋的司令部——性中枢,对性兴奋的抑制作用加强,使脊髓勃起中枢性兴奋减退所致,所以我们有时也称精神性阳痿、心理性阳痿或心因性阳痿;其病史特点为:勃起功能障碍起病比较突然,往往在特定的情景及场合下发生,而在另外场合或情境下却能正常勃起(如手淫等),有明显夫妻关系、情绪和社会等精神心理诱发因素,患者仍保持有良好的晨间和夜间勃起。

而器质性阳痿是器质性病变所引起的,其病史特点为:勃起功能障碍在不知不觉中发生,且逐渐加重,或在手术、外伤或服用某种药物后发生,在任何情景和场合均不能达到满意勃起和维持足够时间,患者无晨间和夜间勃起,或明显减弱,患者的性欲及夫妻关系正常,亦无明确社会等精神心理致病因素。通常又根据其具体原因,把它分为如下几种:

(1)神经性阳痿:大脑中枢的病变、损伤和脊髓的病变、损伤,如高位截瘫患者阴茎勃起神经的损伤,均可致传导性兴奋的神经障碍而发阳痿。

(2)血管性阳痿:阴茎的血液供应非常充足,阴茎部血管可分为阴茎深动脉、浅动脉,阴茎深部静脉和浅静脉等,且有些血管为了适应阴茎勃起的需要,尚具有特殊结构。当阴茎的动脉、静脉,发生损伤或病变时,阴茎就不能充血勃起,这种原因的阳痿医学上称为血管性阳痿。

(3)内分泌性阳痿:因一些病变致使性激素尤其是雄性激素水平降低或缺乏而引起的阳痿,如先天性无睾症、脑垂体肿瘤等。

(4)药物性阳痿:因服用某些药物而导致的阳痿,如抗精神病药氯丙嗪、安定;抗高血压药利血平,以及抗溃疡药甲氰咪胍和利尿药安体舒通等。

17 是不是阳痿必早泄，早泄必阳痿

在很多人的传统观念里，阳痿与早泄如同孪生姐妹，也就是说阳痿必早泄，早泄必阳痿，其实并非如此。根据有关调查资料以及我们的临床观察均表明，早泄的发生率要远远高于阳痿，以往早泄就诊者较少，但近些年来，随着思想的开放，性知识的普及，和人们生活水平的提高，早泄就诊者日益增多，且发现多数患者勃起功能正常，即通常所说的单纯性早泄。这种早泄多为功能性，其发生多与精神因素密切相关，如性生活时紧张、焦虑、兴奋、恐惧等。许多早泄患者则是因为青春期过度手淫引起，另外周围环境欠佳，或怕别人发现，或与性伴侣独处时间短，因而快速射精，久而久之，养成了快速射精的习惯。

一些器质性病变如高血压、糖尿病、精阜炎等也可以导致早泄。据报道，糖尿病患者早泄的发生率远远大于阳痿。至于前列腺炎、尿道炎引起的早泄之说早已被人否定。以往，早泄一直被认为是无法医治的，但近年来，随着精神分裂法、阴茎挤压法、中医综合疗法、仪器疗法等方法的综合应用，早泄已不再难治，一般经过短期治疗均可获得较好效果。

轻度阳痿，即阴茎能够勃起但勃起不坚者，多同时伴有早泄；而阴茎不能勃起者，早泄当然无从谈起。由此可知，阳痿与早泄既可同时存在，也可单独为病。可见，那种早泄必伴阳痿，阳痿必伴早泄的观点显然是错误的。

此外，治疗阳痿的药物，不一定能治早泄，如中药中的补肾壮阳药，单纯性早泄者绝对不能用，否则，早泄会进一步加重。反之亦然，如治疗早泄的知柏地黄汤、镇静剂等，阳痿患者也应禁服。因此，得了这些病的患者，最好去正规的医院看专科医生，以免被误诊，错过治疗时机。

18 新婚期为啥会得阳痿

新婚阳痿是指新婚期夫妻性生活不能完成者。具有关资料统计,新婚期阳痿的发生率大于56%。新婚偶有一次性交不成功,不能诊断为阳痿。新婚期发生阳痿在现实生活中比较常见,其发生原因绝大多数(98%以上)为精神因素所致。常见有以下几种:

(1)缺乏性知识:由于性知识的缺乏,对一些正常情况易发生误解,进而产生心理障碍,而诱发阳痿。如婚前因色情刺激或单相思而激发性欲,但同时未能诱发阴茎勃起,或曾有手淫,担心婚后会阳痿等。以这样的心态进行性生活很容易发生阳痿,若此时妻子又不理解,横加责备,则会进一步增加丈夫的心理负担,使阳痿加重。

(2)过于劳累:有些人为操办婚事,投入了大量的财力和精力,身体过于劳累,再加上新婚之时招待亲朋好友,又开怀畅饮,致使性中枢抑制,从而诱发阳痿。

(3)婚前影响:婚前因受各种不健康的性观念和性行为的影响,长期处于性兴奋状态,新婚之夜易发生阳痿。

(4)缺乏感情基础的婚姻:如父母包办或男方另有所求,易诱发阳痿。

由此可见,在新婚期间由于精神紧张、语言恐吓、意外的事态干扰、身体过度疲劳等因素,均可导致“蜜月阳痿”。总之,新婚期阳痿多为功能性阳痿,一般在获得正确的性知识和正确的性指导后,均能治愈,患者大可不必紧张。

19 过度肥胖会导致阳痿吗

俗话说得好,良好的夫妻生活质量也需要强健的身体来支撑,而现在肥胖的男性愈来愈多,肥胖给男性健康带来极大的危害。肥胖者不仅易患糖尿病、高血脂、高血压、冠心病等疾病,甚至可以导致阳痿,尤其是过度肥胖男性。肥胖可以引起体内雌性激素分泌升高,可能是诱发阳痿的原因之一。

过度肥胖者不仅性交姿势不便，而且由于小腹脂肪大量堆积，影响阴茎的外在长度，进而影响与阴道的结合，甚至难以插入阴道。从而不能满足性生活的需要。过度肥胖者往往会因为肥胖而产生消极自卑心理。如体形产生心理负担、社交困难等，引起自信心缺乏，情绪抑郁反应明显，而精神心理障碍也可引起阳痿。

因此，在日常生活中男性朋友要养成良好的习惯，尤其是患有阳痿的肥胖男性朋友，一定要引起重视。首先要做到科学减肥，合理膳食，不贪吃多吃，注意营养均衡吸收；其次要加强锻炼，长期坚持。再次要戒除烟酒。最后要增强自信心。只有将它们结合起来，样样做到，才能做一个真正健康的人。这样不仅能预防和治疗阳痿，而且可以提高性生活质量。

20 得了阳痿如何看医生

由于受传统观念的影响，阳痿成了男人的难言之隐，很多人得了阳痿而不去正规医院就医。他们认为，得了阳痿是很丢人的事，自尊心受到了很大伤害。另外他们还会片面地认为阳痿是由心理因素引起的，只要放松心情、饮食上多补一补就可以自己康复，还有人则自己诊断自己买药吃，以致延误病情。

实际上，阳痿是男性很常见的一种疾病。有资料研究表明，阳痿往往是某些心血管疾病最早出现的症状之一，是身体状况低下的一种表现，因此有学者把它比喻为男性健康的“晴雨表”。所以患阳痿后一定要到正规医院就医，查明病因及时治疗，以免误了病情。那么得了阳痿如何看医生呢?

首先要到一个信誉好的正规医院专科，找一位您信任的医生就诊。切记不要听信街头小广告，去找无证游医和不正规的医院就诊，以免延误诊治时机，甚至会加重病情。

其次患者要大胆对医生开口，克服自卑心理，树立治愈疾病的信心，不要耽误最佳治疗时期。许多阳痿患者鼓足勇气去医院，但面对敏感话题，缺乏与医生的有效交流，结果常常没把该说的病情说清楚。更多的时候，许多男性患者支支吾吾，不知如何开口。其实，如果没有勇气直截了当将病情告诉医生，可以采用一些小技巧。例如，在去医院之前最好把要说的几点写在纸上给医生看；或是直截了当说怀疑自己可能患了阳痿；对医生的解释不明白的地方尽管去问，如：我是否患了阳痿？我还需要做哪些检查？是什么原因导致的？怎么治疗？生活上要注意哪些？

最后，就要按照医生的诊疗方案积极主动配合医生治疗。要相信医生，向医生详细叙述发病过程以及现在最主要的痛苦所在，使医生有的放矢地去检查及化验。主动配合医生的体格检查，严格执行医嘱，耐心接受医生的询问，以免遗漏病情。要按医生的要求做相关性功能的检查，并为检查做好准备。对医生的诊断要心平气和地接受，不要急躁，要相信医生。对自己抱有希望，对医生抱有希望。

21 阳痿能治好吗

在门诊经常有阳痿患者询问我们：阳痿能治好吗？我们可以明确地告诉广大患者朋友，一般来说，只要及时就诊，查明原因，综合调理，绝大多数患者是可以治好的。首先，要到正规医院就诊，要在医生的建议下，进行相关检查。其次严格遵照医嘱，积极配合治疗。最后要保持良好心态，注意日常生活调理。

22 阳痿患者怎样积极配合医生治疗

在临床上遇到很多这样的患者，在经历一段时间的治疗后，他们会以怀疑一切的态度来对待医生。经历过几次失败治疗后，失去耐心，对医生产生抵触情绪。对自己失去信心，变得沮丧、消极，甚至做出些极端的事情来。请记住，对阳痿来说，信心和积极乐观的态度，是获得良好效果的前提和基础。

男人要增强自信心，要相信自己，以我为主。不要盲目听信别人的性体验，造成对自己性能力的低估和不自信，这也是引起阳痿的常见原因。

阳痿一旦发生，需要夫妻双方正确对待，弄清发病原因。如果由精神因素引起者，可包括女方在内进行细致、耐心的性知识教育及心理学治疗，使之减轻对房事的焦虑心理，消除不必要的顾虑，树立战胜疾病的信心。在检查和治疗中，女方要体贴男方，千万不能指责对方，使患者在谅解、理解的基础上增强自信。

阳痿患者，平时要注意劳逸结合，过度的体力和脑力劳动，常会引起高级神经活动的功能障碍；要戒除手淫；治疗期间应停止夫妻生活；调整情绪，消除因偶尔房事失败产生的恐惧心理；积极参加有益的文体活动，驱除杂念，提高身心素质；要戒除烟酒；对影响性功能的药物要尽可能不用或少用；要加强饮食调理等。

23 为啥说“丈夫患阳痿，妻子当良医”

传统观点认为，阳痿绝大多数为精神因素所致，也就是功能性阳痿。但近些年来随着诊疗技术水平的提高，发现器质性阳痿也并不少见。而器质性阳痿同时均伴有不同程度的心理障碍。“丈夫患阳痿，妻子做良医”，这一说法是极其科学的。它充分说明了丈夫患病后，除积极找医生治疗外，妻子的积极参与和配合也是极其重要的。那么妻子要如何做好这个家庭医生呢？

首先要从精神上给予丈夫鼓励，心理上给以安慰，使丈夫树立战胜阳痿的信心。作为妻子，当丈夫感觉阴茎不能勃起时，应对丈夫关心和安慰。夫妻是最亲密的伴侣，往往通过一个爱抚动作，一个手势，甚至一句话都会得到心灵的沟通。所以丈夫得了阳痿，尤其是精神因素引起的，更需要妻子的帮助，妻子从心理上给予安慰会收到良好的效果，可使丈夫树立起战胜疾病的信心。作为丈夫患了阳痿，在精神上往往感到非常痛苦，思想包袱很重，自觉对不起妻子，这种负疚、紧张情绪，以致失去信心而加重病情。这时妻子千万不能责怪他，不能冷言冷语伤害他，更不能因此使其降低在家中的地位。应关心体贴丈夫，共同找出失败的原因，排除情绪上的自卑与消沉，心情开朗，使丈夫精神振作起来，早日康复。

其次是夫妻间要共同找出疾病产生的原因，共同去克服和解决这些不良因素。人的性功能正常与否，可以说是身体状况、心理因素和周围环境等是否最佳的综合反映。如属于家庭中的问题，要及时协调关系，设法调整感情，除注意语言表现外，重温恋爱、结婚、新婚蜜月时的心情感受，再次激起感情的浪花，让彼此之间爱得更深沉，更富有浪漫色彩；如属体质虚弱，做妻子的应该安排好饮食，有针对性地进补；如属环境不佳，要改善居室环境，比如装点居室，让孩子另睡一床等；如与工作压力过大有关，应开导丈夫，合理安排工作，要保护好"革命"本钱，遇事要想得开。另外，性活动都要有一个诱发和准备过程，妻子应改变被动为主动，这对丈夫消除恐惧感有帮助。妻子有必要控制性交的次数和频率，不让丈夫有过多的性生活，以养精蓄锐。

最后，妻子在对待丈夫患阳痿问题上，应采取既温存又严格的态度，不仅当良医还要学会当好老师。除在生活上体贴、关心、照顾，从情感上体谅、理解、爱抚外，还要指导和帮助丈夫力戒不良习惯，如戒除烟酒，不要用脑、用力过度，注意劳逸结合，让丈夫参加体育锻炼，以增强体质。双方共同创造一个美好、舒适、快乐、温馨的家庭环境。

24 治疗阳痿的方法主要有哪些

阳痿是男性朋友常见的一种疾病。阳痿的治疗首先要查明病因，然后再采取相应的治疗方法。目前，阳痿一般分为器质性阳痿、心理性阳痿和混合性阳痿三大类。治疗方法主要有：心理治疗、药物治疗、物理治疗、手术治疗。心理治疗主要适用于功能性阳痿；而后三种疗法主要用于器质性阳痿。无论何种阳痿都应辅以心理治疗。现简单介绍如下：

（1）心理治疗：在了解病史以后，应针对其具体心理因素，在夫妻双方都在场的情况下，给予详细的解释，说明功能性阳痿并不是器质上有什么疾病存在，而主要是心理因素造成。解决这个问题要夫妻双方共同努力，在性生活上要互相体贴、同情、谅解、关照和鼓励，在实践过程中，要相互摸索和适应，逐步积累经验，掌握彼此的性规律，这样，自然会使双方的性生活达到和谐。在心理治疗的基础上可同时配用其他疗法如药物疗法、针灸、理疗等。

(2)药物治疗：药物治疗被称为治疗阳痿的一线治疗。可以选择5型磷酸二酯酶抑制剂(PDE5)药物进行治疗(如万艾可、希爱力、爱力达)；也可以运用激素替代疗法；激素替代疗法主要用于真正激素缺乏者，不能滥用，也可以辨证使用中药。

(3)物理疗法：物理疗法主要是以物理手段治疗阳痿的一种方法。物理疗法被称为阳痿的二线治疗，主要有阴茎海绵体药物注射疗法(常用罂粟碱、酚妥拉明和前列腺素 E_1)、真空负压装置。

(4)手术治疗：被称为阳痿的三线治疗。常见手术有：①血管外科手术随着诊断技术的发展，发现许多阳痿是因为血管性病变所致，常见的原因有动脉供血不足，静脉异常，静脉瘘。阳痿的血管外科手术，尚在进一步发展和改进之中。②阴茎假体植入手术适用于各种原因难以治疗的器质性阳痿，包括糖尿病性、神经性、生殖器畸形等引起的阳痿等。

25 患者如何调理饮食

阳痿患者除积极药物治疗外，平时还应注意饮食调理。合理的饮食有助于恢复性功能，恢复男人的阳刚之气。饮食应以清淡、营养丰富，含蛋白质较多的食物为主。

(1)常用的食物：①肉食海鲜类，如海马、麻雀、蚕蛾、虾、鹿肉、鹿鞭、狗肉、鳗鱼、甲鱼、狗肉、羊肉、蛤蚧等。②蔬菜类，如山药、黑木耳、菠菜、韭菜等。③干鲜果类，如核桃仁、葡萄干、黑芝麻、莲子、大枣、龙眼肉等。

(2)常用食疗方：①炖冬虫鸡。冬虫夏草10克，柴母鸡1只。将鸡宰杀后去毛开膛取出杂物洗净，柴母鸡同冬虫夏草放入锅内，加水炖1小时左右，待鸡肉烂熟时加盐和味精各少许调味，食肉饮汤。用于肾精亏虚型阳痿的调理。②附片炖狗肉。熟附片30克，生姜150克，狗肉1 000克。先将熟附片文火煎煮半小时，去上沫，然后放入狗肉、生姜，加葱、蒜、食盐少许，一同炖烂，分餐服食。适用于肾阳虚所引起的阳痿。症见夜尿多，畏寒，四肢不温等。③虫草炖甲鱼。冬虫夏草10克，大枣10枚，甲鱼1只。将宰好的甲鱼切成3~4块，放入锅内煮一下捞出，割开四肢，剥去腿，油洗净。冬虫夏草用温水洗净。大枣开水泡胀。甲鱼放在汤碗中，上放冬虫夏草、大枣，加料酒、盐、葱节、姜片、蒜瓣，上笼蒸，熟后食用。适用于肾阳虚所引起的阳痿。症见腰膝酸软，少气懒言，怕冷等。④木耳鹿胶汤。白木耳30克，鹿角胶10克，冰糖2克。将白木耳洗净放入沙锅中，加水适量，小火煎煮，熟后再入鹿角胶和冰糖烊化，熟透可食用。适用于肾精亏虚型阳痿的调理。症见经常头晕腰酸，精液量少等。⑤红参枸杞汤。红参10克，枸杞子20克，大枣5枚（取核）。先将上述药物浸泡40分钟，放入锅中，加水适量，先用大火煮沸后改为小火，再炖服1小时左右，喝汤吃红参、大枣。用于气虚型阳痿的调理。症见神疲乏力，精神不佳等。

26 治疗阳痿常用的单方、验方有哪些

●仙灵脾、五味子各等份，水煎服，每日1剂，早晚服用。用于肾阳虚型阳痿。

●蜈蚣焙干，研末，每次0.5克，每日2次，空腹用黄酒送服，20日为1个疗程。

●阳起石饮。阳起石50克，水煎服，每日1剂，早晚2次服用。具有温肾助阳的功效。用于肾阳亏虚型阳痿。症见腰膝酸软，形寒肢冷，舌淡，脉沉。

●蚕蛾散。雄蚕蛾30克，小火焙干研末，每晚吞服。有补肾兴阳的功效。用于肾阳虚型阳痿。

●三子散。蛇床子15克，五味子15克，菟丝子15克，共研末，每次6克，白酒或黄酒送服。每日2次。有益肾壮阳的功效。用于肾阳虚型阳痿。

●蛤蚧鹿茸粉。蛤蚧尾10克，鹿茸5克，共研细末，上药分10包，每次半包，空腹服。有温肾填精壮阳的功效。用于肾阳虚型阳痿。

●枸杞仙灵饮。枸杞子10克，仙灵脾10克，用开水浸泡15分钟后代茶饮，每日数次。有温阳补肾的功效。用于肾阳虚型阳痿。

●加味二妙散。炒苍术10克,炒黄柏5克,肉桂2克(后下),半夏10克,制南星10克,炙远志5克,石菖蒲10克,金樱子12克,芡实11克,煅牡蛎25克,(先煎),莲须10克,蛇床子10克,细辛2克。水煎服,每日1剂,15日为1个疗程。适用于湿热型阳痿。症见身酸体困,腰膝酸软,阴囊潮湿,舌红,苔黄腻,脉滑数。

●红参熟地汤。红参10克,熟地黄30克,黄芪25克,白术15克,巴戟天15克,山茱萸10克,柏子仁10克,五味子5克,远志5克,肉桂5克,枸杞子15克,乌药15克。水煎服,每日1剂,早晚服用。具有益气补肾健脾的功效。用于脾肾亏虚型阳痿。

27 对性功能有影响的药物主要有哪些

2009年3月的一天上午,张某(23岁)在父亲的陪伴下来到我们诊室。小张对我们说他结婚1年,但阴茎不能勃起,就没有插入过阴道。现在妻子闹着要离婚。患者思想压力很大,父亲也很着急。我们对他经过相关检查后也没有发现导致阳痿的原因。在我们的再三询问下,他的父亲才给我们说,孩子患精神分裂症5年了,长期吃氯丙嗪等药物。这一说我们算找到了引起阳痿的元凶——抗精神分裂症的药物。于是我们提出治疗的三点建议:一是让张某与精神科医生沟通,在控制病情不发作的情况下,尽可能降低抗精神病药物的用量;二是采用中医综合疗法,也就是说在辨证服用中药的同时,配合针刺、艾灸、中药离子导入等疗法;最后是让其妻子参与治疗,我们与她进行沟通,让她放心,她丈夫的病能够治好,让她给丈夫更多鼓励与安慰。经过4个月的调理,小张终于可以过正常性生活了。

临床上像小张因服用某些药物引起阳痿的情况并不少见,据有关报道指出,因药物引起的勃起功能障碍约占25%。常见的主要有以下几类:

(1)抗高血压类药物:几乎所有抗高血压的药物对性功能都有一定影响,其中影响最大的就是中枢作用的交感神经阻滞剂。如甲基多巴、利血平、胍乙啶、可乐定等。

(2)抗雄性激素活性药物:如治疗消化道溃疡的甲氰咪胍;具有利尿作用的安体舒通;具有降脂作用的安妥明等;治疗良性前列腺增生的药物非那雄胺及其雌性激素等。

(3)神经精神方面的药物:如安定、氯丙嗪、利眠宁、碳酸锂、苯妥英钠、氯丙咪嗪等。

(4)其他药物:如阿托品、普鲁本辛、扑尔敏和苯海拉明等。

28 如何预防阳痿的发生

幸福美满的婚姻虽不能完全靠性功能来维持,但良好和谐的夫妻生活对维系夫妻之间的感情,建立恩爱的家庭关系起着非常重要的作用。有关研究资料表明,性生活不和谐已经成为当前离婚的主要原因之一。由此可见积极预防性功能障碍的发生对每个家庭来说是多么的重要。那么如何预防阳痿的发生呢?我们认为应做好以下几点:

(1)保持心情舒畅:阳痿的发生与精神因素密切相关。所以无论任何时候,都应保持一个良好的心情,遇到烦心事,要想得开,放得下,切忌忧愁郁怒,尤其是长时间的情绪压抑会严重影响阴茎的正常勃起。

(2)健康饮食:要养成良好的生活习惯,要饮食有节,起居有常,不可大量或长期饮酒,饮食宜营养合理,科学搭配,少食辛辣肥甘,以免蕴湿生热而致勃起障碍。也可以在医生的指导下,服用一些食疗方。

(3)房事有度:对未婚青年,要正确对待性关系,不看黄色书刊、音像,要养成良好的生活习惯,切勿过度手淫;对偶尔发生的手淫,切勿自责、后悔、高度紧张。对已婚者,要节制房事,切勿恣情纵欲,当然也不能禁欲。在心情不佳、身体疲劳或患病期间,应暂停性生活。

(4)要加强性知识的学习:获得健康正确的性信息,树立正确的性观念，性行为，增强性保健意识，掌握一定的性技巧等，对预防阳痿的发生具有重要意义。

（5）积极治疗其他疾病：如果一旦患病如高血压、高血脂、心血管疾病、糖尿病、肝病等应积极治疗，因为这些病也是引起阳痿的主要因素之一。

（6）注意有些药物对性功能的影响：有些药物长期或大量服用可以引起阳痿（对性功能有影响的药物详见本篇 27 题），因此要尽可能选用对性功能影响小的药物。

（7）坦然对待偶发性阳痿：有些人对偶尔的一次性交失败，非常恐惧，就认为自己有问题，整日焦虑、压抑，久而久之真的就出现了阳痿。偶发 1~2 次阳痿，实际上这很正常，就如同我们的一日三餐，偶尔一餐吃不好、吃不饱一样，对身体的健康不会有影响。另外，对偶发阳痿时，妻子更应充分理解，并给予丈夫更多关心和体贴，切勿指责、埋怨对方。

（8）建立良好的家庭关系：许多研究资料表明，夫妻之间的不和谐，不互相欣赏，可以引起阳痿。因此培养良好的夫妻感情，构建幸福快乐的家庭关系，对预防阳痿的发生非常重要。

（9）注意保护，避免外伤：会阴部损伤对勃起功能有影响，所以参加某些活动时如骑自行车、跨栏、从高处朝下跳等，要注意加强对会阴部的保护。

（10）加强锻炼：强健的体魄，是良好性功能的基础，所以在这里我们劝告男士们，无论再忙也要抽出一定时间锻炼，尤其是已经“发福”的男士更要注意了！

29 男子在哪些情况下不宜过性生活

在一般人的观念里，提及什么情况下不宜过性生活，人们会自然而然地想到对女性的种种限制，却往往忽视了男性。其实，男子在许多情况下也不宜过性生活。

性生活时，人体的生理状况会发生很大变化，如血液重新分布、心跳加快、呼吸加快、血压急剧升高等，此时人体处于高度应激状态。

这种状态的变化对人体的健康状况有了更高的要求，不适应这种变化的个体就不宜过性生活。

（1）患严重冠心病、脑血管疾病者：有这些病的人过性生活时很容易诱发心绞痛、心肌梗死和脑卒中等。

（2）患有严重高血压病者：患有严重高血压且血压控制不理想者不宜过性生活。因为高血压往往伴有心、脑和肾的损伤，血管脆性较大，性生活时血压急剧上升，发生心脑血管意外的可能性很大。

（3）酒后不宜房事：大量饮酒会出现勃起障碍或早泄；少量饮酒使人处于一种短暂的兴奋状态，过分激动，性行为过于粗野鲁莽，易出现生殖器官损伤；另外，酒后怀孕生出畸形或智力低下胎儿的概率会明显升高。

（4）饭后、洗浴后不宜过性生活：因为饱餐后血液大量进入胃肠道，洗澡后皮肤血管扩张，大量血液进入皮肤血管中，如果此时进行房事，分配到生殖器官的血液就会相应减少，竞争的结果势必一方供血不足，易发生严重后果。当然饥饿时也不能过性生活。

（5）患有某种疾病，医生建议不宜过性生活者：如慢性肾炎的发作期、手术的恢复期、性病没有彻底治愈前等。

（6）周围环境、天气状况恶劣时不宜过性生活：性生活需要一个温馨、安全、舒适、幽雅、安静的环境，不要在雷雨天行房，否则易引起男性性功能障碍。

（7）其他：在心情不佳、情绪低落或身体疲劳的状况下不宜过性生活。

总之，古人所说："酒后勿房，已饱勿房，已老勿房，已饮勿房"是房事不宜的具体概括，值得我们借鉴学习。

30 何种情况属于阴茎异常勃起

张先生,40岁,因勃起功能障碍自行到药店购买了几片所谓的"壮阳药",晚上10点在性生活时吃了1片,感觉有效但不明显,于是又吃了1片,1小时后的确效果很好,阴茎勃起坚硬,多次性交仍不消退,并伴有阴茎疼痛,一直持续到凌晨5点阴茎仍没有消退,这时张先生紧张了,赶紧到医院治疗,诊断为阴茎异常勃起,通过相应处理而痊愈。

2008年5月我们接诊这样一位患者。刘某,21岁,大学生,1周前在一次体育活动中从高处往下跳时,不慎被一物体撞击了一下会阴处,当时仅感会阴部有些胀痛,局部也没有肿胀或伤痕,就没有在意。但1周后却出现阴茎处于一种半勃起状态,非常害怕,赶快到医院就诊。我们检查发现:阴茎处于半勃起状态,与会阴大约有80°左右,阴茎勃起不充分,患者无胀痛感觉。诊断为阴茎异常勃起。经B超检查阴茎动脉血流良好。经我们保守治疗2天无效。在我们的建议下给患者做了阴茎内动脉造影,明确了动脉裂伤部位,最后经过修补手术而痊愈。大家会问啥是阴茎异常勃起呢?

所谓阴茎异常勃起主要有两种情况,第一种情况是在没有性冲动和性刺激的情况下,阴茎不自主地持续性勃起,且一直伴有疼痛超过6小时以上;第二种情况就是性交完毕后,已经射精但是阴茎仍持续勃起,明显肿胀疼痛,其超过6小时,难以耐受。阴茎异常勃起与正常的生理性阴茎勃起明显不同,已婚正常男性在性生活时,阴茎自然勃起,一般在射精后阴茎自然变软,即使部分性欲较强的人在射精后又很快勃起,甚至继续性交,但是从射精到重复勃起,都有一个"不应期",而且没有明显的阴茎疼痛。阴茎异常勃起是男科的一种急症，若处理不当易造成永久性勃起障碍，该病可以发生于任何年龄，但以青壮年多见，常有明显诱因。

说到这里，有读者可能会问张先生是阴茎异常勃起，刘某患者阴茎勃起并不充分，也是异常勃起，二者有什么区别？阴茎异常勃起有不同的类别。医学上将阴茎异常勃起分为 2 种，一种是静脉闭塞性异常勃起，是因阴茎海绵体内血液瘀积堵塞静脉，血液处于高凝状态，不能回流所致，特点勃起坚硬，胀痛明显，超声检查动脉血流减少，又称低血流型阴茎异常勃起，张先生就是这种异常勃起。另一种为动脉因素引起(动脉损伤，动脉血不能及时关闭)，特点是勃起不坚硬，胀痛不明显，超声检查动脉血流良好，又称高血流性异常勃起。临床上第一种情况比较常见。一般来说，高血流性异常勃起因血流较充分，发病时间即使达数天，甚至数月仍有可能治愈，后遗症少，预后良好；而低血流型由于静脉回流受阻，必须尽快处理，否则易引起阴茎海绵体纤维化，最终导致永久性阳痿。

31 为啥会出现阴茎异常勃起

阴茎异常勃起的病理生理机制现在还不完全清楚，近年来认为是海绵体内神经—动脉机制障碍，在临床上可分为原发性和继发性两种，原发性阴茎异常勃起是无潜在的原发性疾病存在而出现异常勃起，目前原发性阴茎勃起的病因还不明确，但一般认为与一味追求“金枪不倒”而反复手淫及应用药物增强性感觉有关，多见于 18～50 岁的人。继发性阴茎异常勃起常见的原因主要有：

●一些会阴、阴茎外伤造成支配阴茎海绵体供血的动脉血管损伤。

●由于治疗和诊断的需要在阴茎海绵体内注射血管活性药物(如罂粟碱、前列腺 E 等)而引起。

●某些手术尤其是盆腔手术导致动脉血通过异常通道直接进入海绵窦。

●某些血液病如真性红细胞增多症、血小板减少症、慢性粒细胞性白血病、血栓性静脉炎，特别是镰状细胞贫血，还有膀胱癌、前列腺癌等肿瘤会引起引颈静脉回流障碍，造成阴茎异常勃起。

●一些药物的影响如有些抗抑郁药、抗高血压药等，常见的如三唑酮、氯丙嗪、氯氮平、哌唑嗪等。在使用时一定要慎重。

32 如何预防阴茎异常勃起

为避免阴茎异常勃起的发生，我们认为应该做好以下几点：

●节制房事，戒除手淫。

●避免各种强烈的性刺激，不要酒后纵欲。

●不要自行购买和服用所谓的"壮阳中成药"或助性药。

●在日常活动中注意会阴部和阴茎的保护以免外伤。

●一旦发生异常勃起，不要紧张，应及早到医院治疗。

33 性欲低下是咋回事

一次同学聚会，老友重逢，不胜欢喜，把酒问盏。三巡酒后，陈友唉声叹气。察其言，观其色，知其定有心事。几次追问，陈友才畅言其苦：刚不惑之年，事业顺心，家庭美满，无忧无虑。然夫妻生活，每况愈下，望娇妻，却无欲无求。如此性欲低下，是咋回事？另几位相继"诉苦"。"您是这方面专家，愿闻其详"！不得已，只得现场解惑。

详问其病因病史及症状，了解其生活起居与嗜好，问题豁然开朗，在此只有专场答疑：所谓的性欲低下通常是患者自己认为对性幻想和性活动不感兴趣，即使在有效的性刺激下，也不能引起性兴奋，没有进行性交的欲望，导致性能力和性行为水平降低。但并不是所有性生活频率下降或主观的性意识如性梦、性幻想的减少。一些老夫少妻，女方性欲旺盛，男方相对性欲低下，还有在特定环境下或者针对不同的对象时性欲下降都不能称为性欲低下。其主要还是因某些疾病、药物、疲惫、环境等各种因素综合引起的，不是仅限于夫妻的性关系方面，而是对所有的性满足欲望均低下。是否性欲低下一定要从患者的年龄、身体状况、工作环境和夫妻感情等方面进行综合分析。

34 为啥会出现性欲低下

导致性欲低下的原因主要有以下几种：

(1)社会心理因素：这是性欲低下的最常见原因。主要包括夫妻感情不和、宗教戒律、缺乏性自信，对性生活有某些内疚及罪恶感等。

(2)某些严重的全身性慢性疾病的影响：如慢性活动性肝炎、肝硬化、慢性肾衰竭、慢性充血性心力衰竭以及一些内分泌疾病如克氏综合征等，因其可以影响激素正常代谢过程，从而导致性欲低下。

(3)泌尿生殖系统某些疾病的影响：如阴茎硬结症、阴茎发育不全、生殖器炎症等造成性交困难，长此以往就会出现性欲下降。

(4)长期服用某些药物的影响：如抗高血压药(胍乙啶、利血平、氢氯噻嗪、普萘洛尔等)、抗精神病药(奋乃静、苯妥英钠等)、抗雄激素药物、孕激素等，西咪替丁等可以诱发性欲低下的发生。

35 性欲低下怎么办

因为大多数的性欲低下是由精神因素引起的，即功能性性欲低下，所以首先要采用精神心理疗法。协调夫妻关系，调整心态，建立和谐的性生活，加强夫妻间的情感交流和性生活中感受的交流，对于一时性性欲低下或勃起障碍，妻子要给予安慰和鼓励，夫妻间的信任、和睦、尊重以及充分交流是预防和调理性欲低下的关键。

对于因器质性疾病引起的性欲低下，应积极治疗原发病。因使用某些药物所引起者，要尽可能换用对性欲影响较小的药物。要积极参加体育锻炼，调畅情志。

36 什么情况属于性欲亢进

2010 年春节期间我们曾经接诊一位患者，说自己性欲亢进，每晚都要过 4~5 次性生活才能满足，妻子颇有怨言，自己也非常苦恼。经过相关检查没有发现异常。进一步了解后得知，该患者是一名军人，新婚 3 天因执行紧急任务就迅速返回了部队。现在春节回家探亲。于是我们告诉他，这种情况不属于性欲亢进，只需和妻子好好交流，少吃辛辣刺激的食物，放下思想包袱就行，慢慢就会好的。那究竟什么情况下才算性欲亢进呢？

所谓性欲亢进是指性欲望、性冲动过分强烈和旺盛，表现为频繁出现性兴奋，性行为异常迫切，频繁长时间性交，甚至不分场所及时间具有性交要求，否则即感到不满足。但是新婚或久别重逢，男性对性生活要求强烈，房事相对较多，但这种情况不会持续太久就会恢复正常，这种情况不属于性欲亢进。

37 为啥会出现性欲亢进

性欲亢进主要是由于性神经兴奋过于增强所致，常见原因主要有以下几种：

（1）大脑或下丘脑某些病变的影响：这些病变如垂体肿瘤等造成体内雄性激素分泌过高，从而引起对性刺激敏感性增强。

（2）一些药物的影响：如长期滥用促性腺激素类药物或雄性激素类药物，或过服补肾壮阳类药物，或食用某种毒品成瘾等。

（3）睾丸间质细胞瘤：由于分泌较多雄性激素，可以出现性欲亢进。

（4）某些精神心理疾病的影响：如甲状腺功能亢进症、躁狂症、精神分裂症等有时也会出现性欲亢进。

(5)精神因素引起:长时间观看色情小说、淫秽录像,反复接受大量性刺激,受本能的驱使,整天沉溺酒色之中,渐渐失去理智,就会出现性欲亢进。

38 性欲亢进如何治疗

一般情况下,性欲亢进者通过夫妻之间的感情交流,树立正确的生活观、价值观,养成良好的生活习惯,把自己过剩的精力投入到工作、学习中,不必服药就可以缓解。如果上述方法还是不能解决问题,就要做适当的治疗。首先,要查明原因,有针对性地治疗各种原发病,减少易引起性欲亢进药物的剂量,或改用其他药物治疗,坚决戒除毒品。如无器质性病变,夫妻可以适当分开一段时间,同时进行心理治疗和性教育,多参加文娱体育活动。其次,可适当服用镇定药物,也可以用雌激素拮抗过多的雄激素。还可以辨证使用中药治疗,如阴虚火旺者用大补阴丸加减,心肾不交者用黄连清心饮加减,肝经湿热者用龙胆泻肝汤加减等往往收到很好的效果。

39 射精时阴茎或会阴部疼痛是怎么回事

临床上我们时常遇到一些患者因性生活时射精疼痛来就诊。啥是射精疼痛呢?也就是说射精时阴茎或会阴部出现的疼痛就属于射精痛,有时还可发生在尿道、睾丸、下腹部,射精过程结束后,这种疼痛随之缓解或消失。大家知道射精是男性性活动的高潮阶段,在神经支配下,由内生殖器官,包括附睾、精囊、输精管、前列腺等肌肉有节律地收缩,把精液排入尿道,再由阴茎、会阴部的肌肉节律性收缩,将精液排出。正常的射精活动会出现欣快感,但是,若上述任何一个部位发生病变就会引起射精疼痛。

40 射精疼痛如何治疗

原则上以治疗原发病为主。由于生殖系炎症如前列腺炎、精囊炎、射精管炎、后尿道炎等是引起射精疼的常见原因，所以抗炎治疗不容忽视。对于包皮过长、包茎、生殖器先天异常、输精管结扎术后痛性结节、生殖器肿瘤、阴茎硬结症及泌尿系结石等引起的疼痛，可考虑手术治疗。对因精神、心理问题等所引起者，要进行相应的性心理的疏导，以改善焦虑、不安情绪。治疗期间要戒烟酒，要减少或停止性活动以尽快恢复健康。

41 堂堂男子汉为何不射精

刘某，男性，31岁，2010年9月以结婚5年不育，不射精8年，但手淫可以射精为主诉就诊。患者身高180厘米，身材魁梧，在19岁曾结婚生一子，但离婚后有了手淫习惯，手淫3年后出现同房时不能达到性高潮和获得性快感，不能射出精液，但在手淫情况下可射出精液。患者阴茎勃起功能正常，能进行正常性生活。其妻子情绪激动，询问大夫："堂堂男子汉为何不射精？"

所谓不射精通常是指阴茎虽然能正常勃起和性交，但就是达不到性高潮和获得性快感，不能射出精液；或是在其他情况下可射出精液，而在阴道内不射精。射精的基本过程是在性兴奋期，来自阴茎的刺激经阴部感觉神经传至脊髓射精中枢，再经腹下神经反射使附睾和输精管收缩，驱使精液进入到后尿道，接着脊髓中枢兴奋引起膀胱内括约肌关闭，防止精液逆流入膀胱，继而骶部中枢反射使球海绵体肌和坐骨海绵体肌强力收缩，将精液经尿道外口排出体外，即产生射精。所以说，射精活动是神经系统、内分泌系统、生殖系统共同参与相互协调的复杂生理活动。从精神、神经、内分泌到排精的通路，任何部位出现病变都可以导致不射精。一般将不射精分为功能性和器质性两类。其中绝大多数不射精（90%以上）是功能性不射精，譬如上述病案刘某就是如此。多因房事过度或性知识缺乏、性心理障碍等所引起。功能性不射精多与大脑皮层、丘脑下部高级中枢功能紊乱,使脊髓射精中枢受到抑制,性交时刺激往往达不到射精发生所需要的刺激量(医学上称为阈值)有关。器质性不射精多见于先天性泌尿生殖系统发育异常、脊髓损伤、输精管梗阻、某些颅脑病变等。

42 怎样治疗不射精

对不射精的治疗主张综合调理,针对不同病因采取相应的治疗方法。

●心理治疗。要相信科学,学习一些有关知识,消除性神秘感,校正自己对性生活的错误认识(如认为性生活下流、肮脏等),端正对性生活的态度,只要有一次成功的阴道内射精,便可永远改变这种性功能障碍。

●积极做好女方的思想工作,协调好夫妻关系,夫妻双方要多多配合,性生活时尽量增加对阴茎的刺激。

●对症治疗,如包皮过长者可行包皮环切术。

●借助性功能器具。用电动按摩器按摩阴茎的系带、龟头等处,也可沿阴茎干上下移动,通过10余次的锻炼,常能取得较好的效果。

●药物疗法。西药如左旋多巴或麻黄素等均能兴奋中枢神经系统,常能收到一定效果。一些补肾滋阴的中药也有一定效果。常用的有熟地黄、枸杞子、覆盆子、桑葚子、菟丝子、山萸肉、五味子等,应在专科医生的指导下辨证选用。

43 为啥射精时没有感觉? 该如何处理

性生活的最终目的是追求性的高潮与兴奋,达到身心愉悦的目的。当男性性生活时没了射精的感觉,也就失去了性生活的兴趣。射精没有感觉的这种情况,医学上称为射精感觉缺乏,也称为性功能感觉障碍,是射精无力的反映,或者因感觉神经传入障碍而引起。为啥会出现这种情况呢? 原因主要有以下几点。

(1)纵欲过度:主要是因性生活过频或手淫过度从而导致性兴奋中枢的疲劳,或者说性兴奋神经的衰弱,以致不能很好的发布射精命令,致使支配射精的平滑肌收缩乏力,即产生射精无力现象。表现为精液自尿道口流出,而不是射出,自己却没感觉。

(2)器质性因素:主要是指神经和内分泌方面存在一些疾患。如脑和脊髓的病变,会妨碍射精功能的正常发挥;如果丘脑、垂体、睾丸有病变,则影响性激素分泌,而射精过程必须有性激素的帮助。从而导致了射精感觉的障碍。

③龟头神经敏感性降低:如涂抹于龟头的麻醉药物过多,致使龟头的敏感度下降就可以出现射精无感觉的情况。

如果患者出现这种情况,应该及时看医生。首先要查明原因,对因其他疾病引起者要积极治疗原发疾病。因房事疲劳引起的射精无力,首先要节制性生活,其次应辨证使用中药和针灸治疗。同时要做好日常生活调理。要加强射精时所用肌肉的锻炼,可多做提肛运动。一般而言,通过 3~6 个月的综合调理,绝大多数患者都可恢复正常。

44 何为性早衰? 如何预防

男性性功能的强弱与健康状况密切相关,与年龄呈负相关,就是说随着年龄的增大其性功能也会下降。所谓“性早衰”,主要指未到退化年龄便已有性功能和生殖器官衰退的现象。或者说性功能状况与其年龄不符,如勃起次数减少、性欲减退、性交频率下降、精液量减少,甚至出现阳痿、早泄等。据统计,40 岁以上的男性,大约有 40% 患有阳痿。性虽然随着人体的衰老而减退,但衰老的速度在个体间却有着显著的差异,有人 40 岁就阳痿缠身,有人 70 岁还功能完好,说明阳痿的发生是可以延缓的。如何防止性功能早衰,是大多数男性十分关心的问题。我们认为应做好以下几点:

(1)早预防:从青年时期抓起,戒除过度手淫;婚后要养成规律的性生活习惯,切勿过度。在这方面我国古代房中术有精辟的论述,如心情豁达,情绪平稳,精神意志专一,酒后不可入房,房事前不宜过饱,环境、温度要适宜。开始交合时阴茎宜浅入,慢慢插入,动作不要过于猛烈等。

(2)不做力所不及的事:不纵欲,要注意保护性器官,性交要掌握和运用一定的规则。对性事要舒缓而为，一定要做到行其事而不纵欲，享其乐而元气储备。要注意加强营养。只有这样才能保持身体健康和性功能的正常。

(3)有病及时治疗：一旦身体患有某种疾病如糖尿病、心血管疾病、高脂血症等，一定要及时治疗。

(4)注意某些药物对性功能的影响：当患有某种疾病必须使用药物时，一定要注意这些药物对性功能的影响(对性功能有影响的药物详见本篇27题)，在保证治疗效果的前提下，尽可能用对性功能影响小的药物。

(5)养成良好的生活习惯：如戒烟、不酗酒，不吃对性功能有影响的食物等。要以一个良好的心态，对待我们生活、工作当中遇到困难、挫折或各种不顺心的事情，争取天天有个好心情。

(6)加强锻炼，增强体质：切记，无论您有多忙，一定要选择一个适合您的运动方式，如打球、慢跑、散步和游泳等。并且一定要坚持。健康的身体是一切的根本，当然也是良好性功能的基础。

45 预防性早衰常用的单方、验方有哪些

性早衰给夫妻生活带来阴影，预防性早衰除以上介绍的措施之外，如果根据自己的情况或在医生的指导下服用一些单验方往往会收到事半功倍的效果。现将常用的单验方介绍如下，供大家参考。

●玄驹250克。焙干研末装0号胶囊。每日早晚2次口服，每次4粒。

●龟龄集胶囊，市场有售。该药具有补肾固气，强身补脑，增进食欲的功效。每次2粒，每日2次淡盐水冲服。

●磁石60克，水煎服，每日1剂，养血安神，益肾壮阳。

●鹿茸壮阳酒。鹿茸15克，置白酒500毫升中，密封1月后开瓶饮用。每次20毫升，每日1次。不可过多饮用。

●五味子20克，黄精20克，金樱子15克，女贞子15克，桑螵蛸15克，牡蛎15克，补骨脂12克，益智仁12克，水煎服，每日1剂。适用于肾气不固型性早衰。

●人参 10 克，黄芪 24 克，白术 20 克，黄精 10 克，当归 10 克，川芎 10 克，白芍 15 克，续断 15 克，甘草 6 克。水煎服，每日 1 剂。适用于脾肾亏虚型性早衰。

●薏苡仁小豆粥。薏苡仁 50 克，赤小豆 30 克。清水浸泡数个小时后用豆浆机打粥。对经常小便黄、阴囊潮湿者具有较好的调理作用。

●核桃山药粥。核桃仁 30 克，山药 50 克，大枣去核 5 个，黑米 50 克。先洗净浸泡后用豆浆机打碎做粥。可以长期作为早餐食用。

男科常见性传播疾病

1 最易误诊为性病的男科其他疾病有哪些

刘先生,36 岁,业务员,2008 年 5 月因外阴龟头部位溃疡在某诊所以性病治疗 1 周,花费近万元,病情没有任何好转。经朋友介绍到我们医院就诊。检查发现龟头部有 4 个溃疡面,有渗出。患者 1 年前曾有 1 次不洁性生活,一直很害怕。于是我们让患者做了梅毒、生殖器疱疹、艾滋病等有关性病检查,结果都正常。经详细询问得知,患者于 10 天前由于感冒吃过几天三九感冒灵冲剂,为此我们判断这是由于药物过敏所引起的溃疡性龟头炎,经过抗过敏、抗炎治疗很快愈合。

临床上像这种情况并不少见,常常把发生于阴部的一些疾病误诊为性病。以上案例是因患者对三九感冒灵冲剂中的解热镇痛药物过敏所致。有的患者对磺胺、去痛片等易发生过敏。这类溃疡的特点是:溃疡面多为圆形水肿性红斑,边缘清楚,瘙痒并灼热等。有的患者因接触某些外用药、避孕工具等引发接触性皮炎,局部可出现红斑、丘疹、水疱、糜烂或溃疡等。该疾病易与生殖疱疹、梅毒、软下疳等性病相混淆。所以在诊断时一定要详细询问患者的用药情况。此外,易误诊为性病的还有以下男科疾病。

（1）龟头珍珠样丘疹：在患者的冠状沟处出现一些甚至许多米粒样密密麻麻的小丘疹，但无其他不适，医学上叫做“珍珠样丘疹”，属良性病变，包皮过长者和夏季比较常见，原则上不予处理，它易与尖锐湿疣相混淆。

（2）外伤性疾病：性交过程中，发生擦伤和血肿，性交后因淋巴管暂时阻塞引起阴茎背侧，或冠状沟出现软骨样硬索，医学上称为“阴茎硬化性淋巴管炎”，一般几周后可自行消失。昆虫的叮咬也可引起生殖器部位的红肿和水疱。很易误诊为某些性病。

（3）核黄素缺乏性阴囊炎：是因经常食用精白米、精白面或长期腹泻、偏食或挑食等引起核黄素缺乏所致。表现为阴囊微红发亮，以后在阴囊缝两侧发生淡红色斑片，阴囊上可出现多个黄豆大小的扁平丘疹，瘙痒，治疗口服核黄素即可，并注意改变不良生活习惯。

（4）男性贝赫切特综合征（白塞综合征）：又称眼、口、生殖器综合征，特点是这些部位发生溃疡，生殖器溃疡易误诊为生殖疱疹或梅毒等性病。

（5）癌前期病变和恶性肿瘤：生殖器部位发生白斑、肥厚红斑，尤其表面角化粗糙、脱屑，以及顽固性溃疡者，可能是癌前期病变或恶性肿瘤。2006 年我们曾接诊一位 35 岁的患者，因阴茎龟头部溃疡 3 个月在某医院治疗没有好转而来就诊，体格检查后我们高度怀疑阴茎癌，最后经病理检查证实就是该病，及时采取了手术治疗。

2 常见的性传播疾病主要有哪些

顾名思义，性传播疾病即性病，就是通过性接触而传播的疾病。主要包括：

（1）细菌感染性性病：梅毒、淋病、软下疳、腹股沟肉芽肿等。

（2）病毒感染性性病：艾滋病、生殖器疱疹、尖锐湿疣等。

（3）真菌感染性性病：生殖器念珠菌病等。

（4）其他：如非淋菌性尿道炎、阴道滴虫病、疥疮、阴虱等。

目前，我国只将梅毒、淋病、软下疳、非淋菌性尿道炎、生殖器疱疹、尖锐湿疣、艾滋病等列为国家性病监测范围，而阴虱、疥疮、乙肝、股癣和传染性软疣等未列入性病的范围。

3 避孕套能预防性病吗

在门诊,我们时常会遇到这样的患者,被诊断为性病后还颇感吃惊地反问,不会吧,我有防护措施啊!因为他们总认为使用了安全套就能保证不被传染上性病。其实这种认识是错误的,因为安全套作为一种物理屏障,虽然可以避免直接接触性伴侣的体液或血液,可以达到降低各种性病传播的危险性,但绝非百分之百的安全。原因是:

●安全套破裂、滑脱、精液外渗、反复使用或性生活中没有全程使用,都会造成病原体传播。

●安全套无法覆盖的皮肤出现擦伤或溃疡,也有可能导致某些性病传播。

●口交、肛交或其他传播途径也会导致性病传播。

●阴虱等性病会通过阴毛及会阴部皮肤接触传播。

总之,正确使用安全套可以减少性病的传播,但不能保证绝对安全,最好的措施还是洁身自好。

4 性病的传染源有哪些

性传播疾病的主要传染源是性病患者和病原体携带者。

(1)性病患者:性病患者是性传播疾病的主要传染源,主要由于性病患者的生殖器上或体液里有大量的病原体,存在活动性病变。

(2)病原携带者:分为无症状病原携带者、潜伏期病原携带者、病后病原携带者。尤以女性更为多见,原因是女性阴道内有多种分泌液,调节阴道内酸碱度。阴道内存在多种细菌,这些细菌可以抑制某些病原微生物。所以女性感染性病后大多症状轻微,易被患者忽视。

此外,被性病所污染的衣物,如毛巾、被褥、水等,同样也可传染性病。有些非常洁身自好的人因洗澡用别人的毛巾或泡大池(包皮过长者最常见),或在娱乐场所乱躺乱坐,或出差在宾馆裸睡而被传染上性病的。

5 如何彻底治好性病

绝大多数性病是可以治愈的，但必须遵守一个原则就是务必诊断明确，尽早规范科学治疗。切不可认为输一瓶液体，或口服点抗生素没有症状就万事大吉了，具体来说要注意以下几点。

●要到正规的医疗机构就诊，找专科大夫检查，化验确诊后再用药物治疗，不可自行盲目使用抗生素。

●确诊以后要早期、规范、按疗程足量用药，以防止病情加重、产生并发症。不同的病情要遵循不同的治疗方案。

●如同时患有多种性病，如淋病、非淋菌性尿道炎等，应采用综合治疗方案。

●配偶或者性伴侣要同时进行检查，必要时予以治疗，以免造成传播和交叉感染。

●治疗要坚持临床症状消失、实验室检查阴性的标准，不可症状减轻就停药，以免病情慢性化及并发症的发生。

●治疗结束要定期复查，若未治愈或者复发，要进行血清或分泌物检查，进一步明确病因，指导下一步治疗。

6 啥是性病过治综合征

2010 年 11 月在河南省中西医结合男科会诊现场我们遇到了这样一位患者。武先生，因 2 年前得过 1 次淋病并伴解脲支原体感染，经过正规治疗尿道疼痛等症状消失，化验检查也正常。但之后武先生经常感到尿道不舒，有时灼热、有时痒、有时胀，认为性病还没有治好。于是就连续到省内几个大医院就诊，又做了许多相关检查，一切正常。但武先生就是不相信，总认为病没有治好。专家们认真会诊后，认为患者得了性病过治综合征。

什么是性病过治综合征呢？就是性病患者经过规范科学治疗后，在症状消失，实验室检查全部正常的情况下，依然心存疑虑，总感觉某些部位不舒服，甚至怀疑化验的准确性，多次找大夫或到多家医院就诊，并要求治疗，要使用一些高档抗生素和其他疗法。这种现象我们称之为性病过治综合征，多为心理障碍。这类患者主要有以下特点：

●平素性格比较内向，不喜欢与人交流。

●疑心较重，对检查结果总认为不正确。

●他关注的症状如尿道痒，或者其他不舒服等，忙碌时就消失，无事可做时，就感觉非常难受。

●如果给予治疗，刚开始有效，之后症状又如前。

对这类患者治疗的最佳良方就是做好心理疏导，解除患者的思想顾虑。

7 外阴溃疡就是性病吗

答案是否定的。外阴溃疡原因很多，性传播疾病中，梅毒、生殖器疱疹等以外阴溃疡为主要表现，根据症状、体征、病史以及相关实验室检查可明确诊断。此外，其他原因也会引起外阴溃疡，如包皮过长、包茎、不注意局部卫生所导致的包皮龟头炎，严重者可引起局部溃疡；某些药物过敏导致溃疡，如对磺胺类药物、一些解热镇痛药等过敏所引起的药物性溃疡；男性白塞病（眼、口、生殖器综合征）；外阴毛囊炎等。这些疾病有时单纯从症状上很难与某些性病区分，但是通过详细询问病史，必要时通过相关实验室检查就可明确诊断。

8 性病患者的用具如何消毒

性传播疾病主要通过性接触传播、传染，但不容忽视的是某些性病也可以通过被污染的用具传播。因此，预防性病除洁身自爱以外，还应该加强清洁消毒工作，特别是有性病患者的家庭，更应注意对其所用物品进行消毒。消毒方法主要有如下几种：

(1)煮沸:煮沸是一种不受条件限制的简单、方便、有效的消毒方法。性病患者穿过的衣裤,用过的毛巾、浴巾、碗筷等均可采用煮沸的方法消毒。煮沸前最好用肥皂水将其洗净,然后放入锅内煮沸。一般病原体只需煮沸几分钟即可杀死。艾滋病病毒污染的物品,要煮沸 20 分钟。

(2)擦拭:浴盆、马桶、桌椅、门窗等既不能晒也不能煮的物品,可用本方法消毒。擦拭前用水冲洗,然后用消毒液擦拭。常用的消毒液是含 5%有效氯的漂白粉液,84 消毒液,也可用来苏儿等。

(3)日晒、冷冻:研究证实,大部分性病病原体,如淋球菌、人类乳头瘤病毒、梅毒螺旋体等都非常娇嫩,既怕冷又怕热。淋病奈瑟菌在 45℃时只能活 15 分钟,在紫外线照射下仅能活几十分钟,在 4℃时仅能活 10 小时。因此,性病患者用过的东西,凡能日晒的均可在太阳下暴晒几个小时。冬季则可将污染物放到户外冷冻,也可达到消毒的目的。

(4)浸泡:可以浸泡的污染物,可用 6%的过氧化氢、84 消毒液、来苏儿、漂白粉等浸泡半小时,以达到消毒的目的。

(5)通风:室内要经常开窗、通风换气,保持空气清新、干燥,也具有一定的消毒作用。

9 什么是性病恐惧症? 哪些人易得这种病

性病恐惧症是一种强迫性恐惧综合征,临床主要表现为没有器质性病变,实验室检查亦正常,但是患者总是怀疑自己患上了性病,或原有的性病一直没有治愈,从而导致精神高度紧张、忧虑、抑郁等精神心理症状。这些人易得该病:

●曾经感染过性病者。虽然这些患者经过正规治疗,其中各项检查均正常,但是他们唯恐留下后遗症,过度夸大不适感。

●曾经有过不洁性行为者。这类人平素比较传统,但在某些特定的场所,一时糊涂,做了本不想做的事,之后非常紧张、害怕。虽经医生诊治排除了得性病的可能,但仍心存疑虑,固执地认为自己有性病而四处求医。

●本人从来没有过不洁性行为，但与性病患者有过接触者，或者是受一些不负责任的江湖游医的影响，加上缺乏医学常识，盲目地把自己身上的一些症状与性病联系到一起，无端怀疑自己得了性病而惊恐不已。

10　啥是梅毒

梅毒是一种经典性性病，是由梅毒螺旋体（苍白螺旋体）引起，病程漫长。早期主要侵犯生殖器和皮肤，晚期可侵犯全身各器官，有多种多样的症状和体征，病变几乎能累及全身各个脏器。梅毒主要通过性行为传播，也可以由母亲传染给胎儿，出现死产、早产或先天性梅毒，危及下一代。极少数患者通过接吻、哺乳、接触患者的日常用品而传染。梅毒是一种慢性传染病，梅毒从传染来源可分为后天梅毒（因不注意感染所得）和先天梅毒（一出生就有）。

11　生殖器溃疡就是得了梅毒吗

李某，男，32岁，包皮溃疡3天，因为半月前有不洁性行为，怀疑自己得了梅毒。查体：患者包皮处有一约0.4厘米×0.3厘米溃疡面，局部红色，无白色分泌物，周边亦无隆起，与典型的梅毒硬下疳表现不同。追问病史，患者4天前因感冒自服磺胺，服药后大约半天即出现包皮发红、瘙痒，继而糜烂，因半月前的不洁性行为而高度紧张，怀疑得了性病，最后经过实验室检查和医疗知识讲解，患者消除了疑虑，经过对症处理，停用磺胺，症状逐渐好转、痊愈。

包皮溃疡，原因较多，但一般溃疡的梅毒血清学检查是阴性或者说梅毒诊断的确证试验TPPA阴性。另外，梅毒出现的包皮溃疡有其典型性，医学上称为硬下疳，其特点为：基底硬，表面清洁，边界清楚，一般呈圆形，周边微有皮肤隆起。梅毒血清学检查、梅毒螺旋体检查均为阳性。本病案病情较为特殊，既有不洁性行为史，又有服药史，单从病史、症状、体征上看，属于较典型的药物性皮疹，而患者有不洁性行为史，也不能完全排除性病可能，经过实验室化验后排除性病，同时对症处理后病情痊愈。

12 有不洁性生活后多长时间才能判定是否得了梅毒

3年前某省级医院的一位大夫出现了这样一个医疗纠纷。患者席某的妻子在一次健康体检中被诊断为患有梅毒，当时妻子非常吃惊，因为她是一个大学教授，平常很注意卫生，夫妻恩爱，自己绝没有婚外性生活。思前想后还是怀疑丈夫，因为丈夫是一家民营公司的营销总监，业务忙，应酬多，难免会有“不检点”的事情发生。当妻子把自己患有梅毒的事告诉丈夫，并建议他尽快去医院检查时，席某心理很纠结，因为自己在半年前的确有过1次不洁性生活，但第二天就去医院检查了一切都正常，且到现在也没有任何症状，应该不是自己传染的吧！但又一想，妻子非常贤惠，整个身心都在工作和照顾孩子上，“红杏出墙”的可能性不大。最后又去了那家医院又找了曾给他检查的那个医生，又做了相关检查，结果梅毒确证试验TPPA是阳性，患有梅毒。当时席某就按耐不住怒火，立马告到医院说是医生给他误诊了。

是不是误诊了，医生是否有责任，您看完下面的介绍后就可做出自己的判断了。大家首先要明白，梅毒患者绝大多数都有不洁性交史，但有不洁性生活史的不一定感染上梅毒。其次感染上梅毒病原体后并不是马上就出现不舒服的症状和其他异常表现，梅毒螺旋体在人体内有一定的潜伏期，也就如同打仗一样，先准备一个阶段，待实力达到一定程度后就要开始攻击，战斗一打响，肯定就有伤亡。对梅毒而言，就会有皮肤等器官的损伤。一般来说，潜伏期多在2～4

周内，最早可在10天左右，最晚可在90天左右出现症状。如果感染梅毒螺旋体的数量多或者患者身体条件差，则发病时间(潜伏期)就短，反之，如果感染梅毒螺旋体的数量少，病人体质好，则发病时间(潜伏期)就长。而且，可能一部分感染梅毒的患者，不表现出一期梅毒症状，而是几个月甚至更长时间后才出现二期梅毒的症状；还有极少数患者，不出现二期梅毒症状，多年以后出现三期梅毒症状。

有读者会问，没有出现症状之前，通过实验室检查能否知道是否得了梅毒？当然可以。一般在有不洁性生活后2周，患者的血液中就会产生梅毒抗体，通过有关的梅毒血清学试验就可判断是否感染了梅毒。目前常用的有快速血浆反应素试验(RPR，这是筛查试验)和梅毒螺旋体血凝试验(TPPA，即确证试验)。

之所以会出现席某妻子那种情况，医生可能由于患者较多，没有详细询问患者的病史，没有告知患者在2周后再来复查，没有尽到告知义务；作为患者席某的确是身体素质好，几个月过去了仍然没有出现任何症状，也放松了警惕性，结果传染给了妻子。

13 梅毒有哪些临床表现

梅毒是多系统侵犯性疾病，症状多种多样。梅毒螺旋体的活性和人体抵抗力都在变化，梅毒症状也在变化，明显症状和潜伏状态可交替出现。

症状的轻重、发病时间的早晚也不完全相同。根据发病过程，梅毒可分为一期、二期、三期，一期为硬下疳期，二期为发疹期，一期、二期合称早期梅毒，传染性强；三期为晚期梅毒，传染性弱。

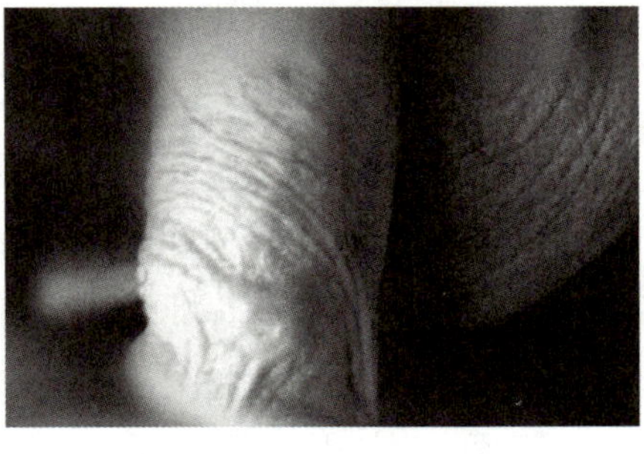

(1) 一期梅毒：主要症状是硬下疳和区域性淋巴结肿大。硬下疳大部分发生在生殖器部位，触摸有软骨样硬度。区域性淋巴结肿大出现在腹股沟部位。

(2)二期梅毒:最常见的症状是皮肤、黏膜疹,皮疹广泛而且对称,皮疹形状多种多样。可出现梅毒性脱发(俗称“鬼剃头”)等损害。

(3)三期梅毒:皮肤黏膜损害主要有结节性梅毒疹、树胶肿、近关节结节。可侵犯心血管系统、神经系统等全身多个系统和脏器。

14 梅毒能否根治

梅毒能否治愈,主要是看梅毒的病期早晚或严重程度。一般来说,早期梅毒经过充分的治疗,硬下疳是可以根治的,二期梅毒疹也可以完全消失。二期梅毒其他部位的损害多数也可以治愈,并且没有传染性,但少数可以复发。晚期梅毒的损害多数是不能治愈的,少数人也只能是控制病情,多数严重者症状也难以改善。

早期梅毒经充分治疗后,应注意定期复查,复查的时间应为 2~3 年。复查的方法是:第一年,每 3 个月复查 1 次,主要复查症状、体征和实验室 RPR,以后每半年复查 1 次。如有复发应加倍复治。复治后也需观察 2~3 年,目的是预防复发。如患神经梅毒或心脏梅毒,应终生复查。妊娠期梅毒治疗后,在分娩前应每月检查 1 次梅毒血清反应,分娩后按一般梅毒病人进行复查,如无复发即可终止复查。

梅毒患者的性伴侣也应尽快到医院检查,抽血化验,如确诊为梅毒应及时治疗。早期梅毒在治疗期间应禁止性生活,至少 3 个月。另外,梅毒病人必须经过证实无传染性时,才能结婚或就业。早期梅毒病人传染性强,需要进行充分、足量的抗梅毒治疗,直至症状完全消失,才能就业。梅毒病人经治疗后,随访 2 年无复发者方能结婚。晚期梅毒病人传染性不强,经充分足量的治疗后,经观察无复发或无梅毒血清滴度上升者,可以结婚。

15 啥是淋病

所谓淋病就是一种被称为淋病奈瑟菌(简称淋菌)的致病微生物所引起的泌尿生殖系的黏膜感染为主的化脓性炎症疾病,也称为淋菌性尿道炎。是一种常见的性传播疾病。临床上有急性淋病和慢性淋病之分。急性淋病,其潜伏期一般为 2~7 天,也就是从被感染的那天算起,最快 2 天就会有表现。典型症状就是尿道疼痛和流出大量分泌物。若急性淋病没有及时治疗,或误治,或治疗不彻底,就会转为慢性淋病,严重者可并发附睾炎、前列腺炎,甚至出现尿道狭窄,出现排尿困难。慢性淋病常反复发作,不易根治。

本病的判断主要根据接触史(如有婚外性行为,性伴侣感染史,或接触、使用了被淋病患者污染的物品)、临床表现和实验室检查。化验检查取尿道脓性分泌物涂片可查到淋病奈瑟菌。急性淋病只要早期、及时、科学治疗,都会治好。否则易转为慢性淋病,治疗上就棘手了。

16 非淋菌性尿道炎和淋病有啥区别

非淋菌性尿道炎是由淋病奈瑟菌以外的其他病原体所引起的尿道炎,其中因支原体和沙眼衣原体引起者较为常见。也是一种常见的性传播疾病。根据我们近 5 年门诊病例分析,非淋菌性尿道炎的发病率已远远超过淋病。二者的区别主要有:

(1)潜伏期不同:淋病感染者,最短 2 天就会有临床表现,一般不会超过 7 天。而非淋菌性尿道炎最快也要到 7 天以后,最长可达 30 天才会有症状。

(2)局部症状不同:急性淋病尿道痛并且伴有脓性分泌物;而非淋菌性尿道炎尿道症状不明显,或尿道灼热,或稍痒,长时间不排尿可有少量分泌物,晨起最明显。

(3)药物敏感性不同:头孢类抗生素对淋病效果最好,而对非淋菌性尿道炎则无效。红霉素、环丙沙星、阿奇霉素等有效。

但需要指出的是,这两种传染性疾病可以单独出现,也可在一个患者身上同时发生。根据我们实验室检查结果统计,近 30%的淋病患者同时伴有支原体或衣原体感染。所以在治疗时要依据化验结果统筹兼顾。对于化验检查仅仅是淋病奈瑟菌感染的患者,如果经过几天治疗后患者仍有尿道不舒服的感觉,即使支原体、衣原体检查阴性，也要采取针对性治疗，因为实验室检查有时会出现假阴性。

17 中医药能治疗非淋菌性尿道炎吗

患者牛先生，因1年前有过一次不洁性生活，之后感到尿道时有灼热的感觉，并发现内裤上有少量分泌物，在某医院被确诊为非淋菌性尿道炎。虽然经过治疗分泌物消失，但仍有尿道不舒服，通过取尿道分泌物做支原体培养，解脲支原体为阳性，按照药敏试验结果服用强力霉素和罗红霉素2周，1月后复查解脲支原体仍为阳性。然后又开始静脉滴注阿奇霉素，但之后复查解脲支原体还是阳性，还是感到尿道不舒服。更让牛先生感到失望的是这次药敏结果解脲支原体对所有试验的药物都产生了耐药，同时肝功能检查丙氨酸氨基转移酶升高，达到56（正常值在0~40），表明肝脏已有损伤。最后经过我们近2个月的中药调理，不仅症状完全消除，解脲支原体转阴，而且肝功能也恢复了正常，牛先生非常高兴。

这个案例告诉我们仅用中药也能治好非淋菌性尿道炎。中医治疗该病虽然针对性差些，但通过辨证施治，个体化治疗，对人体具有整体调节作用，能够进一步提高机体免疫功能，增强机体清除或杀灭病原体的能力。我们在临床上多采用中西结合的疗法，也就是说在使用敏感抗生素的同时，再通过辨证加用中药，这样既可增效，又可降低西药的某些毒副作用，也不易使支原体产生耐药，从而缩短疗程，提高疗效。

18 支原体检查阳性就是性病吗

临床上时常遇到妻子在健康体检时，或夫妻双方孕前优生检查时发现支原体培养阳性，由于对支原体的致病性认识不足，上网查询基本是同一个观点——支原体感染就是性病。致使夫妻双方互相猜疑，一时搞得关系紧张，甚至有的闹到了离异的边缘。难道支原体检查阳性就是性病吗？

回答当然是否定的。为了便于大家理解这个问题，我们先详细了解支原体究竟是什么样的一个微生物。支原体是一种比病毒大、比细菌小的原核微生物，其典型特征是没有细胞壁。支原体属有 80 余种，但与人类有关的支原体主要有肺炎支原体、人型支原体（MH）、解脲支原体（UU）及生殖支原体（MG）。后三者主要引起泌尿生殖道感染。它只能黏附于泌尿生殖道上皮细胞表面，不进入组织和血液。此外，支原体还可以黏附于精子表面，从而影响精子活力和受精，同时有可能影响优生。目前主要采取培养法检查支原体（包括解脲支原体和人型支原体）。

我们曾对进行优生检查的 260 名精液支原体培养结果为阳性者，进行询问，98%的人否认有婚外性生活，99%的被检查者没有任何尿道不舒服症状。其妻子阴道分泌物支原体培养阳性率为 80%。无症状者为 96%。凡是不避孕者，夫妻双方支原体都为阳性者为 95%。有人曾对 160 名应征入伍的新兵进行尿道取样做支原体培养检查，结果近 30%者为阳性，但都没有临床症状。由此可见支原体在正常人的尿道和精液中也可存在，在一定条件下才能发挥致病性的特点，即在人体抵抗力下降时才会出现症状。决不能仅凭支原体检查阳性就说得了性病。一定要详细询问病史，如果患者有不洁性生活史等，当然可以诊断。否则绝对不能说是性病。

19 尖锐湿疣的潜伏期有多长

临床上我们时常遇到有些男性患者有不洁性生活史后，担心自己会得性病来医院检查，尽管他本人没有发现湿疣，但其配偶湿疣却长得非常多。还有对丈夫非常忠贞、非常贤惠的妻子感觉外阴不舒服，到医院检查发现得了尖锐湿疣，而传染源就是其老公，但老公检查却没有异常。出现这些情况有时他们很不理解，甚至有的老公还认为是妻子对自己不忠，其实自己才是“罪魁祸首”。

首先我们要了解啥是尖锐湿疣及其发展变化情况。尖锐湿疣多见于性活跃的青年、中年男女。其病原体是——人类乳头瘤的一种病毒(HPV)。患者被感染后,同梅毒、淋病等其他性病一样也有一定的潜伏期,潜伏期的长短,因人、因感染的病毒程度而不同。感染人乳头瘤病毒(HPV)后,HPV 透过皮肤或黏膜的鳞状上皮细胞,在细胞核内进行大量繁殖,产生大量成熟的病毒颗粒,引起异常的细胞增生,表现为湿疣病变。从感染人乳头瘤病毒(HPV)到发展为肉眼可见的湿疣,一般为 3 周至 8 个月,平均为 3 个月。病毒在局部潜伏可达很长一段时间不发病,当人体抵抗力下降时,病毒大量繁殖就会发病。我们曾遇到一个患者潜伏期竟达 2 年之久。虽然这些患者没有发病,也就是说外表(前阴和肛门周围等)没有异物长出,但这些人也有传染性,同样也是传染源。

需要给大家特别提醒的是:目前对尖锐湿疣的诊断,主要还是依据发病史、疣体特征和病理学检查。所谓的抽血检查仅供参考。

20 尖锐湿疣有哪些临床表现

尖锐湿疣的皮损开始为散在分布的粟粒或绿豆大小的疣状小丘疹,呈肤色、浅红色、红色、白色或污灰色,表面粗糙、质地柔软。由于局部持续不断的慢性刺激(如摩擦、潮湿)逐渐增多加大,互相融合成表面凸凹不平的单个或多个团块,呈湿润的乳头瘤状增生,菜花样或鸡冠样突起。也有的为密集的尖刺样疣体,色暗红或红褐色,轻度糜烂,触之易发生出血,在互相融合的裂隙中常有脓性分泌物溢出。

生殖器的尖锐湿疣常常无任何症状,既无疼痛也不痛苦。但当湿疣破溃、糜烂时有瘙痒,因搔抓而引起继发感染,有的患者可有疼痛的感觉或异物感。

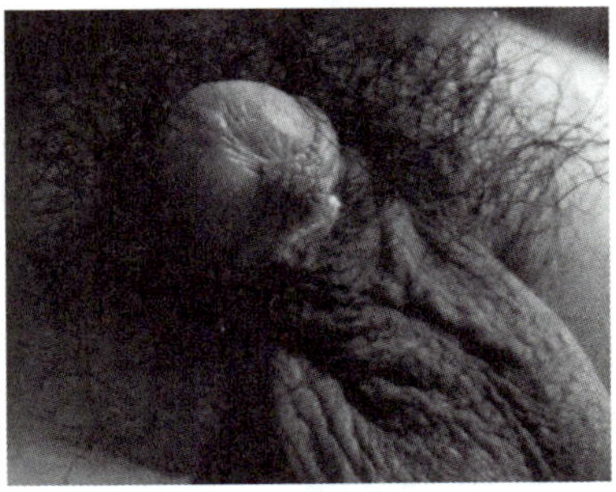

21 尖锐湿疣会癌变吗

尖锐湿疣是否会转化为生殖器癌，这是很多尖锐湿疣患者非常关心的问题。对于这一问题，医学专家的研究是肯定的。研究认为，尖锐湿疣和生殖器癌之间有着密切的关联。有报告说，5%~10%的外阴、宫颈和肛周的尖锐湿疣经过一段时间后，可出现变化，可发展为原位癌或浸润癌。研究还发现，15%的阴茎癌、5%的女性外阴癌是在尖锐湿疣的基础上发展而来的。经久不愈的尖锐湿疣和巨大型尖锐湿疣发生癌变的概率更高。许多实验研究也表明，人类乳头瘤病毒、尖锐湿疣和生殖器癌三者之间存在着因果关系。

鉴于此，得了尖锐湿疣以后，一定要到正规医院就诊，找专科大夫诊治，早确诊、早治疗，疗程要足够，并且定期复查，以防复发，复发后要按复发尖锐湿疣治疗原则治疗。千万不可自行用药或听信游医所言，以免耽误病情、延误治疗，导致恶变。

22 中西医结合治疗尖锐湿疣有哪些优势

尖锐湿疣的治疗方法很多，目前采用的主要有物理疗法（激光、电灼、冷冻、微波、手术），辅以药物治疗。激光、微波、电灼、手术治疗尖锐湿疣，虽能使疣体较快脱落，但复发率较高。以前常规使用的干扰素，由于是一种广谱抗病毒药，针对人乳头瘤病毒的治疗效果较差，目前多不主张大剂量、长疗程使用。中医采取辨证治疗，既可内服又可外用。某些中药对病毒具有一定的抑制和杀灭作用，更重要的是中药通过整体调节，能够增强机体抗病能力，从而达到清除病毒的目的。外用以清热解毒，燥湿活血为治疗原则，常用的有马齿苋、苦参、蛇床子、败酱草、紫草、板蓝根、大青叶、生薏苡仁、生地、木贼、当归、赤芍、桃仁、红花等。内服以清热解毒，益气固肾为治疗大法来选方用药，常用药物有黄芪、黄精、枸杞子、板蓝根、紫草、牡丹皮、土茯苓、生薏苡仁、黄精、菟丝子等。

23 生殖器疱疹有哪些表现

生殖器疱疹的潜伏期一般为2~7天，也就是说病人多在2~7天前有不洁性生活史。该病多因性交时损伤局部黏膜，疱疹病毒乘虚侵入而感染。

生殖器疱疹的临床表现主要是在生殖器部位有一个或多个小的红色疱疹，多伴有瘙痒，丘疹迅速变成小水疱，3~5天后形成脓疱，破溃后糜烂、溃疡、结痂，伴有疼痛，皮损单发或多发，融合一体。

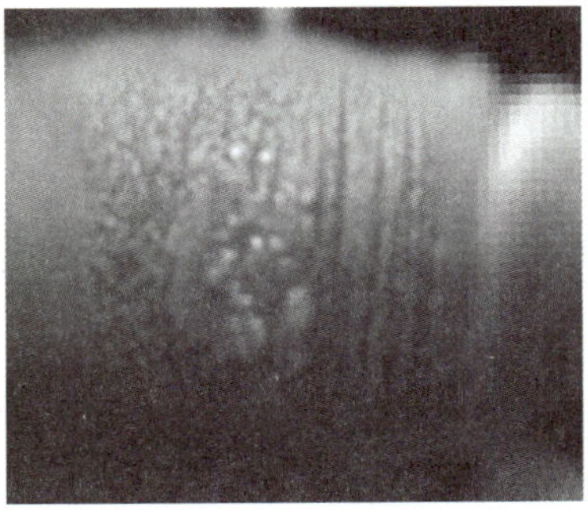

男性患者疱疹好发于龟头、冠状沟、阴茎、肛门周围及尿道口处；部分病人伴有生殖器以外的病损，主要在口唇、手指、臀部、大腿、手臂等处。

本病一般经过3周左右可以痊愈，但常会反复发作。其复发的原因主要是人体对生殖器疱疹病毒不产生永久免疫力，原发感染消退后，病毒潜伏于神经节内，当机体免疫力低下时，如某些发热性疾病、过度疲劳、情绪波动、感冒等，或者过食辛辣厚味的食物，如饮酒、吃辣椒、吃海鲜等，容易使体内潜伏的病毒即被激发而发病，出现一系列临床症状。初发皮损较大，症状也较重，复发一般症状较轻。一般复发性生殖器疱疹多在原发病后1~4月内复发，特点是复发疹一般均在原处，全身症状较轻，病程较短，皮疹约10天自行消退。

24 啥是艾滋病

艾滋病的全名为获得性免疫缺陷综合征（Acquired Immune Deficiency Syndrome，AIDS）英文缩写的音译名称。它是由艾滋病病毒侵入人体，使人体免疫系统崩溃，最后导致死亡的一种恶性传染病。是1981年才被认识的一种新的性传播疾病。该病的病原体是人类免疫缺陷病毒（HIV）。感染HIV病毒后，通过性交、血液制品及母婴等途径传播,发生严重的细胞免疫缺陷,易患致死性条件性感染和不常见的恶性肿瘤。艾滋病蔓延迅速,自发现以来,现已流行到世界各地。艾滋病是当前人类最严重的疾病之一,由于其传播速度快,病死率高,且目前尚无治愈的方法,故而引起各国政府的极大关注。

从获得性免疫缺陷综合征这一病名中我们可以了解到艾滋病的几个特点:①获得性。表示它是人出生后获得而不是先天具有的,即不是遗传的。②免疫缺陷。表明感染艾滋病病毒后造成人体免疫功能减退,以至于逐渐丧失,而一个人的免疫系统丧失功能,就像一个国家没有军队一样,其后果可想而知。③综合征。表示临床症状、体征很多,会出现全身多个系统的多种症状。

25 感染艾滋病病毒就是艾滋病吗

并不是每个艾滋病病毒感染者都会发生致命的艾滋病。可能有如下原因:

- 个体对艾滋病病毒的抵抗力不同。
- 艾滋病病毒可能需要达到一定数量才能出现艾滋病的临床症状。
- 在艾滋病的发病过程中,可能有一些辅助因子起作用。

已感染艾滋病病毒但尚未发病者,可以作为病毒携带者,它可以把病毒传染给与其发生性关系或接受其血液的人。

26 与艾滋病病毒感染者或患者握手、交谈、拥抱等日常生活接触会感染艾滋病病毒吗

对于大多数健康人来说,如果没有艾滋病高危行为,那么关心最多的就是日常生活是否会感染艾滋病病毒。经过大量的调查表明,通常家庭生活或日常社交活动不会感染艾滋病病毒。

国外有资料显示,通过对约 700 个家庭的调查,生活在艾滋病病毒感染者或艾滋病患者的家庭中,虽然有与患者共用毛巾、餐具、卫生间等经历,却没有一个感染艾滋病病毒。

此外，例如在车站、影院、商场、公共交通工具、办公室、教室等场所也不会感染艾滋病病毒。日常生活握手、交谈、拥抱、共餐、同住、共用电话等行为都不会发生感染。我们可以和艾滋病病毒感染者或艾滋病患者正常交往，抛弃歧视、躲避，甚至恐惧心理，关心、善待艾滋病病毒感染者或艾滋病患者。

27 有高危性行为后多长时间才能检查出是否感染了艾滋病病毒

从感染艾滋病病毒到形成抗体大约 45 天时间，这个时间称作艾滋病病毒的窗口期。窗口期感染者的各种体液或分泌物中已含有大量艾滋病病毒，具有很强的传染性。在窗口期内，血液中检测不到艾滋病病毒抗体，只有在窗口期之后，也就是感染 2～3 个月才可检测到。因此，接受检测后的阴性者在 3 个月后要进行复查。

28 如何预防艾滋病

●严格管理传染源。一是加强国境安全卫生检疫，查验入境人员健康卡，禁止艾滋病患者入境。二是防疫部门对国内高危人群进行普查，发现 HIV 抗体阳性者，应进行卫生管理。

●普及宣传艾滋病的预防知识，加强道德教育，改变不良性行为。

●艾滋病患者及带病毒者的血液、分泌物及用过的物品，均应彻底消毒。

●禁止与静脉药瘾者共用注射器、针头。

●严格筛选献血员，HIV 抗体阳性者禁止献血。献器官、组织及精液者应做 HIV 检测。

●严格控制血液制品的进口，对血制品进行严格的检验。

●HIV 抗体阳性的育龄妇女禁止妊娠。已娩出的婴儿应进行随访监测，避免母乳喂养。

●保护易感人群。目前疫苗正在积极研究中。应避免与 HIV 感染者、艾滋病患者及高危人群发生性接触；提倡使用避孕套和避免肛交。

男科其他疾病

1 阴囊瘙痒就是阴虱病吗？ 如何治疗

张先生，阴囊瘙痒半月余，由于前一段时间曾与一位患阴虱的朋友在一起洗澡，一直怀疑自己被传染上了该病。但经过检查发现患者得的是阴囊湿疹，经过10多天的中西医治疗而痊愈。

阴囊部及阴毛处瘙痒在男性并不少见。比较常见的有：

(1)阴囊湿疹：这是阴囊最常见的皮肤病，属于过敏反应。原因不明，可能与遗传因素、性情急躁等有关。表现为阴囊一侧或整个阴囊奇痒，急性期可伴有丘疹、渗出、结痂和糜烂等。慢性期表现为皮肤肥厚、阴囊皮肤粗糙如革，俗称“绣球风”。治疗上以抗过敏为主，选用赛庚啶、扑尔敏等，可短疗程使用强的松等。切忌搔抓、揉搓，不能用肥皂水、热水、盐水冲洗患处。慢性期中西医结合治疗效果较好。

(2)股癣：阴囊皮肤出现环状或半环状红斑，有脱屑，有剧烈痒感。患者可同时有足癣或指癣，并常在阴囊对侧的大腿皮肤上、臀部也有同样症状。治疗外涂抗真菌药即可。

(3)核黄素缺乏性阴囊炎：因核黄素缺乏引起阴囊瘙痒。

(4)固定性药疹：阴囊皮肤的某一部位反复出现圆形水肿性红

斑,边缘清楚,瘙痒并灼热,常在用药后数小时后出现。治疗上停用该药,并使用抗过敏药物即可。

(5)疥疮:由疥螨传染引起,被传染到阴囊后可出现阴囊部剧烈瘙痒,夜间较明显,其他如指间、肘窝、腋窝等处也非常痒,并可出现丘疹、水疱或脓疱。一般通过化验检查发现活动的疥虫就可确诊。治疗用10%硫黄软膏外搽,所换衣服要用开水煮沸,也可用优力肤霜或灭疥灵外搽。

(6)阴虱病:是阴虱依附于阴毛中,引起的一种瘙痒性皮肤病。表现为阴囊部或外阴处瘙痒,夜间较重。检查可发现阴虱。有时内裤有血迹。治疗可用10%硫黄软膏或10%百部酊等外搽。

2 啥是疝气,必须开刀吗

张先生,67岁,1个月前发现右侧腹股沟上方有一隆起的包块,咳嗽或用力则明显,平躺下就消失。赶紧到医院就诊,医生检查后说是腹股沟直疝。老人不解地问啥是腹股沟直疝?

为了便于大家理解,我们先搞明白什么是疝气。所谓疝气,即人体组织或器官如大肠、阑尾、大网膜等,一部分离开了原来的部位,通过人体间隙、缺损或薄弱部位进入另一部位。腹股沟直疝是疝气的一种,此外根据脏器突出的部位不同还有腹股沟斜疝、脐疝等。斜疝的发生可以是先天性的也可以是后天性的,可能与先天发育异常,或因咳嗽、喷嚏等使腹部内压增高等有关。它可以突入阴囊内,使阴囊肿大,容易发生嵌顿,出现急性坏死。腹股沟直疝都是后天性的,常见于老年男性,如张先生。腹股沟直疝一般不会发生嵌顿。

疝气是否需要开刀治疗,要根据患者的具体病情而定。目前,开刀治疗是根治疝气的唯一方法。非手术治疗,对阻止疝的发展有一定作用。轻度的疝可试用非手术治疗。因为人体组织随着年龄的增长功能逐步退化,靠自身加强固定很难做到。非手术治疗可以作为老年人疝气的辅助疗法。儿童疝要根据具体情况确定。

非手术疗法主要有药物疗法和疝气带疗法。药物疗法能缓解疝气导致的腹胀、腹痛、便秘等症状,使疝气减轻;不足之处是无法控制疝气脱出。常用中成药有疝气内消丸、橘核丸、补中益气丸等;或用肉桂研末醋调,纱布包敷脐部等。疝气带疗法,能迅速阻止疝的凸出,从而能有效阻止疝气发展。

为避免疝气的发生,平时避免举重、推挤或拉扯重的物品;少吃易引起便秘及腹内胀气的食物(尤其是红薯、啤酒、碳酸气泡饮料等),多吃高纤维饮食,适度运动。

3 阴囊肿大是怎么回事

靳先生,32 岁,2 天前突然出现左侧阴囊肿大疼痛,经过相关检查后被确诊为左侧急性附睾炎伴睾丸鞘膜积液。经过半个月的中西药治疗而痊愈。

阴囊肿大是男科最常见的一个症状,通常是其他疾病的一个外在表现。一般来说,阴囊肿大是指阴囊皮肤及其内含物(鞘膜睾丸、附睾和精索)有病变,或腹腔内容物(腹水、内脏)等下降进入阴囊,致使阴囊体积增大。阴囊壁或鞘膜、睾丸、附睾和精索等阴囊内容物,因急慢性炎症、寄生虫侵入、肿瘤等均可使阴囊出现病理性肿胀,或炎性渗出增加,出现水肿积液,若出生后腹膜鞘状突不闭合或未完全闭合,则腹腔内容物可进入阴囊。

常见阴囊肿大的病因主要有以下几种:

(1)阴囊鞘膜积液:正常情况下,睾丸自腹膜后间隙下降时,有两层腹膜构成的鞘状突(如同刀鞘一样)也经腹股沟管进入阴囊。在胎儿出生前后,上 2/3 的鞘状突完全闭合,睾丸部鞘状突形成一盲袋,包绕睾丸,常称睾丸鞘膜。睾丸鞘膜积聚少量液体,对睾丸的活动起到润滑作用。若先天性鞘膜囊内液量异常增多或鞘状突闭合反常,导致囊内液体积聚，就形成鞘膜积液。此外，在睾丸、附睾受到感染时也可出现睾丸鞘膜积液，譬如靳先生。一般根据鞘状突两端闭合情况，分为精索鞘膜积液、交通性鞘膜积液、精索睾丸鞘膜积液和睾丸鞘膜积液，其中睾丸鞘膜积液最常见。

(2)腹股沟斜疝：因腹内容物坠入阴囊而出现阴囊肿大。一般平躺后可以消失。

(3)精索静脉曲张：是指精索蔓状静脉丛扩张、伸长、迂曲而形成的阴囊血管性肿块。多由精索内静脉返流引起，表现为阴囊肿大，易与腹股沟斜疝相混淆，鉴别有困难时，可经彩超检查。

(4)阴囊外伤：由于外伤导致睾丸或附睾肿大，多伴睾丸鞘膜积液。

其他睾丸肿瘤、精索鞘膜囊肿、睾丸扭转等也可出现阴囊肿大，要注意临床鉴别。

4 睾丸鞘膜积液如何治疗

对睾丸鞘膜积液的治疗要根据患者的年龄、身体状况、积液的多少等情况来定。

婴幼儿及新生儿睾丸鞘膜积液随着年龄生长发育，淋巴系统功能健全，多可自行吸收，不需急于治疗，可动态观察、定期复诊。故除非积液巨大及合并有严重感染或其他病变外，一般不予处理，可观察到 2 岁以后看情况再定治疗方案。

对于睾丸鞘膜积液量少，并且没有其他症状和病变者，可不用处理。

睾丸鞘膜积液量较多时，龟头可缩入包皮内，影响排尿和性生活，而且长时间的积液会引起睾丸萎缩，影响生育。所以一经发现，应根据引起鞘膜积液的原因，积极治疗。单纯的睾丸鞘膜积液可行睾丸鞘膜翻转术。

5 附睾肿块都是由附睾炎引起的吗

附睾炎如果没有及时治疗,往往会形成炎性包块而导致附睾肿块,是附睾肿块的常见病因。但除了附睾炎其他疾病也可引起附睾肿块。

(1)附睾囊肿:附睾部位可触及边缘光滑,质软而又囊性感的圆形肿块,多位于附睾头部,以精液囊肿较为常见。

(2)附睾结核:结核引起的肿块多呈结节状,可与皮肤粘连,形成慢性窦道,输精管常呈串珠状,透光试验阴性,结核菌素试验阳性,血沉增快。多位于附睾的尾部。

(3)结扎后附睾淤积:发生在输精管结扎术后,表现为一侧或两侧的附睾增大,触按饱满,光滑,患者可有不适感。

(4)附睾肿瘤:可分为良性肿瘤和恶性肿瘤。良性肿瘤常见的有间皮瘤(又称腺样瘤)和平滑肌瘤。恶性肿瘤常见的有附睾癌和平滑肌肉瘤。

6 中医如何治疗慢性附睾炎? 它会影响生育吗

急性附睾炎失治误治可以转为慢性附睾炎,有的也没有急性过程。中医药治疗慢性附睾炎具有较好效果。中医学认为本病与湿热下注、肝气郁结、气滞痰凝、瘀血阻滞等因素相关,以清热利湿,疏肝解郁,化痰散结为治疗大法。

(1)湿热下注:多因外感湿热,或肥甘厚味,内生湿热,循经下注,湿热蕴结下焦而致,常伴随有阴囊潮湿。常用龙胆泻肝丸口服。由于该药苦寒,长时间服用可伤脾胃,所以湿热祛除后要及时调整。

(2)肝郁气结,气滞痰凝:多因郁怒伤肝,肝郁气结,经脉不利而形成,常伴随急躁易怒。常用柴胡疏肝散加减口服。

(3)瘀血阻滞:多因外伤引起瘀血阻滞经络而致,常伴随睾丸疼痛。常用血府逐瘀口服液,或龙血竭胶囊等。

在内服中药的同时可以根据患者的情况配合中药外用,中医内治和外治相结合，可以提高疗效，缩短疗程。譬如可用冲和膏外敷以温经通络散结。若睾丸冷痛者，用小茴香 60 克，荔枝核 15 克，大青盐 60 克炒热置布袋内，局部热敷，以温经散寒止痛。

大家也许会问，附睾炎对生育有影响吗？为了把这个问题说清楚，我们首先要了解附睾与精子的关系。精子在睾丸中形成，但还不是成熟的精子，因为离开睾丸时的精子虽高度分化，但是还不具备运动能力和受精能力。精子只有进入附睾后，在附睾的转运和储存过程中，经历一系列的形态结构、生化代谢和生理功能的变化，最终才会有运动能力和受精能力。正如我们在男性不育有关问题中所说，附睾就是精子的“加油站”，所以附睾——“加油站”出了问题肯定会影响精子质量，生育自然就受到影响。急性附睾炎如果诊治及时多能治好。但若没有彻底治愈，容易转变成慢性附睾炎。由于附睾尾部也是输精管道的起始端，如果慢性附睾炎发生在尾部出现炎性结节，发生纤维样变，附睾组织内形成瘢痕，可以诱发附睾阻塞，如果两侧附睾尾都发生炎性结节，就会使精子的输出发生障碍，就有可能出现无精子症，从而影响生育。所以患有附睾炎且未生育的患者，一定要积极治疗，急性附睾炎一定要彻底治愈。

7 阴囊里的睾丸哪去了

有人无意中发现自己阴囊里没有睾丸，或者少一个睾丸，也有比较细心的父母检查自己孩子的阴囊时也有上述发现。那么，本该在阴囊里的睾丸哪里去了呢？

一般情况下，男性胎儿在母亲怀孕 7 个月时，睾丸就会自动下降到阴囊，有极少数患儿在 1 岁左右时睾丸才下降到阴囊。这种一侧或两侧睾丸未降入阴囊而停留于下降途中任何部位，如腹腔内、腹股沟处等的情况，医学上称为“隐睾症”。隐睾症

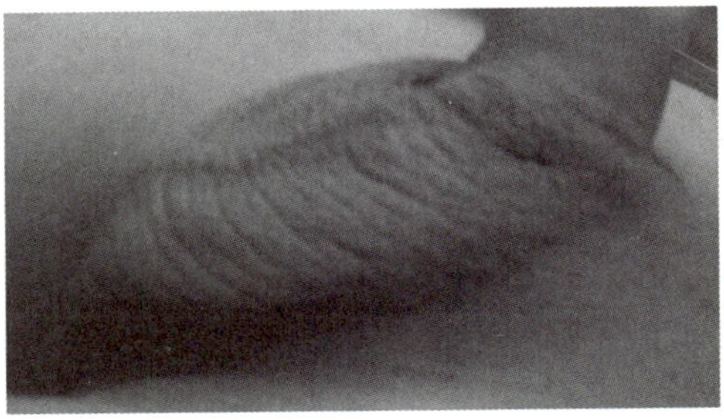

单侧多于双侧，左右发生率相似。据有关资料统计，未降睾丸约70%可在腹股沟处找到，约25%居于腹腔内或腹膜后，约5%睾丸位于其他部位。导致隐睾发生的原因目前尚不完全清楚。多数学者认为可能与解剖因素如睾丸系膜太短致睾丸不充分下降、腹股沟管发育不良不能让睾丸通过、内分泌因素（由于睾丸下降要有足够动力，即靠母体的促性腺激素等）以及遗传因素有关。

还有一种情况可导致阴囊里无睾丸，即先天性无睾症。一般来讲，这种情况经过B超等有关检查，一般都能做出明确诊断。

8 隐睾有哪些危害

（1）可以引起男性不育：正常情况下，阴囊温度要低于体温1.5～2.5℃，这种温度差异是保证睾丸正常生精的最基本条件。而双侧隐睾患者由于其睾丸不在阴囊，这种温度差异当然也不存在，从而阻碍了精子产生，可导致无精子症不育。单侧隐睾从婴儿出生第二年起，对侧正常位置的睾丸也有损伤作用，医学上称之为“交感性睾丸病”，也可诱发不育。单侧隐睾有少数患者仍有生育能力，双侧隐睾几乎不能生育。

（2）腹股沟疝：据统计，隐睾并发腹股沟疝者约为50%，其中以腹股沟处隐睾最常见，多因睾丸下降不全而使腹膜鞘突不能闭合，腹腔内容物如肠、膀胱循路下降所致。

（3）精索扭转：由于隐睾下端失于固定，或提睾肌收缩过强，睾丸系带发育不良等因素，使睾丸发生精索扭转的概率比正常睾丸者要大得多。

（4）睾丸创伤：由于腹股沟内睾丸位置表浅，后壁坚韧无弹性，活动度小，易受挤压、撞击等损伤。

（5）癌变：隐睾的癌变率较正常睾丸明显增加30～50倍，其中以腹内型隐睾癌变率最高。据统计，8%～15%的睾丸肿瘤发生于隐睾。有学者指出，年龄超过6岁的隐睾患者，睾丸发生恶变的概率很高，故位于腹内及较大儿童的隐睾宜行睾丸切除术。

9 发现隐睾是否要马上开刀

由于隐睾的危害较大，所以一旦发现应及早采取措施，但并不一定立即开刀。

（1）等待疗法：正常情况下，胎儿睾丸在母亲怀孕 7 个月时即能下降入阴囊，也有些特殊原因，睾丸的下降时间可以推迟到出生后 3 个月到 1 年。所以，婴儿出生时发现有隐睾也不必急于采用药物或手术方法试图将睾丸复位，应耐心等待，看睾丸能否自动下降。有人研究发现，真正隐睾极少在 1 岁之后再下降。因此等待疗法仅适用于 1 岁前的婴儿。1 岁后仍没有下降者，应及时手术。

（2）激素疗法：有些患者可能是因内分泌因素所致，故可采用激素疗法。近年来许多学者采取先用促性腺激素释放激素治疗，再用绒毛膜促性腺激素治疗获得了较好效果。

（3）手术：小儿隐睾手术时机选择非常重要，过早可能失去隐睾自行下降的机会，过晚可能影响睾丸功能。过去主张 2~5 岁时手术为宜，最迟不能超过 6 岁。近年来有学者提出宜在 2 岁前手术治疗，原因是 2 岁后患儿的睾丸组织已发生病理改变。对于年龄超过 6 岁者，目前多主张将睾丸切除，以防癌变，尤其对腹内型隐睾。

10 为啥包皮龟头炎总是治不好

苏先生，52 岁，近 1 个月龟头部经常瘙痒、灼热，并且龟头表面有分泌物，曾在几个医院都被诊断为“包皮龟头炎”，外洗和口服的药物都用了，就是没有明显效果。后经朋友介绍到我们医院诊治。检查发现患者包皮不长，龟头红肿，在龟头的背侧有两个小溃疡，伴有渗出。尽管苏先生是一位大学教授，生活很检点，但在我们的建议下还是做了梅毒、生殖器疱疹、艾滋病等相关检查，结果都没有发现异常。苏先生也否认在出现炎症以前用过易引起过敏的药物。是什么原因引起的龟头炎，如果是一般的炎症为什么用抗炎和外洗药物没有效果呢？无意间苏先生的一句话，我们茅塞顿开。苏先生说到某省级医院检查后让输葡萄糖和氟罗沙星治疗，结果不但没效，反而加重。这时我们高度怀疑张先生患有糖尿病，经过询问尽管苏先生没有吃得多、口渴、消瘦等症状出现，但我们还是让苏先生做了空腹血糖检查，结果达 17.8 毫摩尔/升。导致苏先生龟头炎迟迟不好的原因竟是糖尿病。经过降糖和抗感染治疗半月后，龟头炎痊愈。

王先生，男，50 岁，间断性包皮反复红肿、疼痛 3 年。每次发病都口服抗生素，用高锰酸钾稀释后外洗，几天后症状缓解，以后每隔几周就发病 1 次，同时其妻子也经常发生白带增多、小腹疼痛等症状。老王因此非常苦恼。我们体检发现包皮过长，内板被反复的炎症刺激后已成溃疡。经抗炎治疗后在我们的建议下做了包皮环切术，之后再也没有犯过包皮龟头炎。

包皮龟头炎是男科常见疾病之一，多见于包皮过长男性，同时包皮过长也是龟头炎症反复发作原因之一，如苏先生。因糖尿病引起的包皮龟头炎虽然少见但时有发生，尤其是没有糖尿病典型“三多一少”症状的患者常常被忽视，王先生就是如此。因此对反复发作且包皮又不长的龟头炎患者，要注意检查患者空腹血糖。

11 包皮过长者必须手术吗

所谓包皮过长是指包皮遮盖全部龟头，而包皮口并不小，能够自由上翻。包皮过长的危害主要有以下几点：

(1)易诱发包皮龟头炎：由于龟头整日被包皮所覆盖，易藏污纳垢，造成细菌、病毒等病原微生物繁殖，从而引起包皮龟头炎，出现包皮龟头瘙痒、红肿、分泌物增多(包皮垢),严重可出现外阴溃疡。

(2)易引起配偶妇科炎症:男性包皮龟头炎可通过性生活传染配偶,出现阴道炎、盆腔炎等。有人曾对120对夫妇的生殖健康状况调查发现,包皮过长男性的配偶出现妇科炎症的概率是包皮不长者配偶的4倍,且经常反复发作。

(3)易诱发早泄:这与包皮过长,龟头与内裤缺少接触、摩擦,龟头长期处于敏感状态有关。

(4)易形成包皮嵌顿:因包皮过长,包皮上翻到冠状沟处可能推不下来,这就形成了医学上所说的"包皮嵌顿",严重时可引起包皮坏死,排尿困难。

(5)易诱发性病:临床上我们发现包皮过长男性,如果有泡大池或有不洁性生活史,其发生某些性病如梅毒、尖锐湿疣、淋病、非淋菌性尿道炎等疾病的概率远远大于包皮不长者。

所以对包皮过长者,我们主张尽早手术治疗。如果能够戴包皮环(该环具有一定适应证)更好,戴包皮环具有不缝合、不拆线、不出血、无痛苦等优点。

12 啥是包茎? 怎样治疗

所谓包茎,是指包皮在外力作用下也不能退缩,紧包龟头,包皮口小如针尖,排尿时包皮口处膨胀,小便点滴而下,或尿细如线;有些患者仅露一尿道口,由于对排尿影响不大,常不急于就医。由于包皮内尿液的滞留和腐化,包皮垢的积累以及上皮脱屑的刺激,易致包皮龟头炎和包皮结石。包茎的长期慢性刺激也易引起包皮白斑、乳头状瘤,甚至阴茎癌。包茎还可影响婚后性生活和生育,所以包茎患者要及早手术治疗。

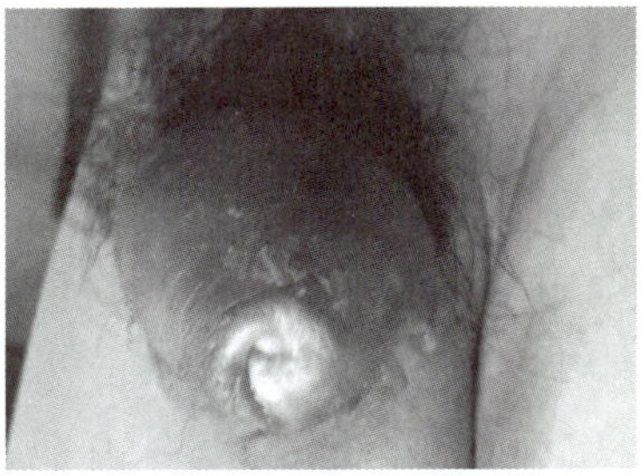

13 输精管结扎后妻子为何又怀孕

输精管结扎术是男性绝育的最佳选择，但时有患者虽做输精管结扎术，妻子还是怀孕了，这种情况有的发生在术后几个月内，有的发生在术后几年内。这让好多人百思不得其解。出现这种情况的原因主要有以下几点：

●输精管结扎术后，过早放弃避孕措施，但是贮存在输精管壶腹及残端的精子又与卵子结合而怀孕。一般主张术后要避孕 3 个月。

●部分受术者存在解剖上的变异，如在正常输精管外，还存在额外的迷走输精管，这样在手术时虽然把显露的输精管结扎了，但额外的输精管却未结扎掉，结果仍可使女方怀孕。

●输精管结扎后，其断端未做包埋或结扎得不好，术后两端又逐渐自行贯通，使精子仍旧可以通过，因此造成绝育手术的失败。

●结扎后由于两断端发生精液肉芽肿，也可促使输精管再通。一般说来，输精管结扎后，发生再孕的并不多见，仅占 2%~5%。而且，随着现代医学技术的发展，再孕的发生率也在逐年下降。

14 结扎后又需生育输精管能否再通

男性结扎后如果又需要生育的话，可做手术治疗以恢复生育能力。在显微外科技术得到迅速发展的今天，输精管吻合术的成功率可达到 75%以上，所以已经结扎的输精管绝大多数可以再通。但是，研究表明在正常情况下射出的精子有 70%来自近附睾端的输精管和附睾，靠一组蠕动波把精子向外输送，混入精液。如果在结扎术或吻合术时损伤了输精管的神经，那么即使达到解剖上的复通，精子也不能顺利地向外输送。此外，外源性的刺激对精子本身的影响，所以结扎后即使输精管吻合再通，生育能力也会有不同程度的下降。

15 精液里带血是怎么回事？ 如何治疗

有些人排精后，发现原来乳白色的精液里带有血丝，或全变成了鲜红色或暗红色，非常害怕，急忙去看医生。医学上把精液里带血这种情况称为“血精”。发生的原因主要有以下几种：

（1）精囊腺炎：精囊炎是引起血精的主要原因。精液由精子和精浆组成。精囊腺分泌的精囊腺液是精液的重要组成部分，占精液的70%以上。当精囊腺受到外来致病微生物如大肠杆菌、变形杆菌等感染时，可引起精囊腺炎，由于精囊腺的囊壁很薄，一旦发炎容易出血，而出现血精。急性期可表现为尿频、尿急及终末血尿，会阴、肛门部坠胀疼痛等，可伴有恶寒、发热等全身症状。慢性期多因急性期未彻底治愈转化而来。

（2）纵欲过度：有的患者没有急性感染过程，而突然出现血精，这种情况患者多有手淫过度，或长时间禁欲，精囊腺过于充盈饱满，突然排精后精囊内压力骤减，致使腺体内毛细血管破裂出血，而见血精。有学者把这种情况称作“功能性精囊腺炎”。

（3）前列腺病：由于前列腺液也是精液的主要组成部分，占 20%以上。因此当前列腺发生炎症、前列腺增生、前列腺结核、前列腺肿瘤等也可引起前列腺组织出血而出现血精。

（4）其他原因：精囊腺结核、某些血液病、肝硬化伴门静脉压增高致前列腺静脉丛压力升高，导致血管破裂，混入精液而见血精。

若发现血精，应及时就诊。首先要明确病因，采取针对性治疗；如果是精囊炎、前列腺炎等引起，要应用敏感抗生素，可根据情况使用止血剂，如安络血、维生素 K_3 等以及激素类药物，并辅以热水坐浴，保持水温能耐受为度，以改善盆腔血液循环，促使炎症及时消除。中医药对血精有较好疗效，尤其是功能性血精。我们体会中西医结合治疗血精效果最好。精液显微镜下检查没有发现红细胞才算治愈，决不能以肉眼观察结果作为是否治好的依据。此外，在治疗期间，一定禁吃辛辣刺激性食物，如酒、辣椒，不要久坐，不能有性生活。

16 频繁遗精的原因有哪些

所谓遗精是指不因性生活而精液频繁遗泄的一种病症。一般分为睡眠有梦而遗精即梦遗;无梦而遗精即滑精。遗精并非都是病态。如未婚男子或婚后夫妻长期分居,平均每月遗精1~3次且不伴有其他不适,即属“精满自溢”,就如同朝缸里注水一样满后就要外溢。这属于正常现象。据统计,80%以上的青春期未婚男性或婚后长期分居者都会发生遗精。如果几天发生一次或一个月内发生4~5次,或者婚后有了正常性生活,还有多次遗精,且同时伴有头晕耳鸣、腰膝酸软等症者,就属于病态了。造成频繁遗精的原因较为复杂,归纳起来主要有以下几个方面:

(1)缺乏正确性知识:由于性知识的缺乏,思想过分集中在性的问题上,或沉湎于性兴趣中,例如睡前看过色情书刊或影视等,使大脑皮层中始终存在着一个性的“兴奋灶”,在此“兴奋灶”的激发下,就容易造成频繁遗精。

(2)不良情绪刺激:紧张、担心、焦虑、不安、恐惧或过于兴奋、激动等不良情绪反应,都可以引起人体一系列神经系统的不良生理变化,必然会造成控制射精活动的神经系统功能发生紊乱,促使遗精频发。

(3)泌尿生殖系统炎症刺激:某些炎症刺激如包皮过长或包茎引起的包皮炎、后尿道炎、前列腺炎、精囊炎、精阜炎等。由于炎症刺激,性器官充血,结果,一方面,增强了支配性器官神经的敏感度;另一方面,也使阴茎夜间勃起次数增加,勃起的时间延长,勃起的程度更明显,从而造成遗精频发。

(4)身体虚弱:慢性疾病、消耗性疾病、劳累过度、营养不良等原因,造成身体虚弱,也会导致管辖射精的神经系统出现力不从心的现象,容易诱发频繁遗精。

(5)其他原因:如穿着紧身衣裤、睡前热水浴太久或热水洗足浸泡时间太长、睡时被盖太暖或太沉重、睡前玩弄性器官、睡前饮酒等均可诱发频繁遗精。

17 怎样治疗遗精

对遗精的治疗主要从两方面着手：一方面是从自身做起，要让患者学习有关性的知识，建立正常的性生活规律，养成良好的生活习惯，远离一切黄色书刊和音像，不要穿太紧太窄小的裤子，避免性器官的过度兴奋；加强锻炼，增强体质，把主要精力集中到学习和工作中去。另一方面要根据不同病因，积极治疗原发疾病。如因某些炎症引起者，应积极抗炎治疗；对因包茎或包皮过长者要及时手术等。

采用中医中药辨证治疗该病具有较好效果。常用的中成药有知柏地黄丸（用于心烦，潮热盗汗，腰酸即阴虚火旺所致遗精）、龙胆泻肝丸（用于阴囊潮湿，小便黄，舌苔黄腻，即湿热下注所致遗精）、安神定志丸（用于心烦，失眠多梦，腰膝酸软，盗汗，即心肾不交型遗精）、水陆二仙丹及金锁固精丸（用于久遗不止，身体虚弱者）、补中益气丸（用于乏力，纳差，即气虚不摄所致遗精）。以上药物可根据病情两种或两种以上联合用药。

18 治疗遗精常用的单验方和食疗方有哪些

（1）常用的单验方：①刺猬皮 1 具，炒炭存性，研成细末，每次服 5 克，睡前服用，用于久遗不止的遗精。②木耳 30 克，焙干，研成细末，白糖 30 克和匀以温水送服。（2）荷叶 60 克，研成细末，每服 9 克，以酒调服，适用于湿热下注所致遗精。

（2）常用的食疗方：①韭子粥为韭菜子 15 克，大米 50 克，精盐适量。将韭菜子用文火炒熟，与大米、精盐同入沙锅内，加水 500～700 毫升，慢火煮至米开粥稠即可。每日服 2 次，温热食。具有温补肾阳的功能。适用于肾阳虚弱所致遗精的调理。②羊肉粥为羊肉 100 克，粳米 150 克。将粳米洗净加水煮至半熟时，把羊肉切成末入锅，煮烂即可食用。用于腰膝酸软，形寒肢冷，即肾阳虚型遗精的调理。③桃仁炒腰花为核桃仁 30 克，猪肾 1 只。核桃仁洗净，捣碎；猪肾洗净，剖开，开水浸泡 2 小时，去浮沫。起油锅，核桃仁、猪腰同炒，加黄酒、姜、葱、食盐调味后食用。用于遗精频作，耳鸣腰酸，肢冷畏寒等，即肾气虚损、精关不固型遗精的调理。④海带绿豆粥为绿豆50克，海带20克，白米30克，先煮绿豆、海带，熟后加入白米成粥，再加少量糖服用。用于烦躁易怒，口苦，阴囊潮湿，即肝胆湿热型遗精的调理。

19 男性也有更年期吗

男性与女性一样，随着年龄的增长到了老年，身体衰老，性功能开始逐渐减退，男性也有一段更年期。所谓男性更年期综合征，指的是男性从中年向老年期过渡时，由于机体逐渐衰老，内分泌功能，尤其是性腺功能减退出现的以精神神经症状、自主神经功能紊乱，心理障碍、性功能减退为主要表现的一组证候群。男性更年期年龄一般在50~60岁，但由于每个人体质，生活条件及个人修养、文化素质、心理素质等情况不同，更年期的迟早与更年期症状也很不一致。轻者微感不适，重者可影响生活、工作和学习。

一般说来，男性的更年期要比女性晚5~10年。常见的男性更年期症状主要有：

（1）精神神经症状：忧郁焦虑，多疑易怒，失眠，头晕，耳鸣，恐惧，记忆力下降，胸闷，气短，四肢怕冷。

（2）循环系统及全身症状：如心悸，乏力，关节酸困，皮肤有蚁行感等。

（3）性功能减退：患者可以出现勃起功能障碍、性欲下降、早泄等。

20 如何安然度过更年期

男性更年期一般表现较轻，经过治疗和机体的自然调整，症状可逐渐改善或消失，故不做特别处理。对少数症状较重者，则应照顾患者的饮食起居，注意精神卫生，减少对其不利的刺激因素，陪其散步、交流感情，让患者感到亲情的抚慰，有助于症状的缓解。为了顺利地度过更年期，减轻病痛之苦，人到中年，就应早做预防，采取正确的养生保健方法，应做到以下几点：

（1）了解自己的身心健康状况：要定期体检，通过检查及时发现并治疗已出现的疾病，并进行适宜的体育锻炼，增强体质，为“健康银行”多储备“本钱”，以适应身体条件的变化。

（2）戒除不良生活习惯，调摄精神情志：在更年期阶段，要特别注意克服自己的不健康行为，如抽烟、酗酒、生活无规律等。在中医的养生学中，非常强调精神调摄。正如《素问·上古天真论》说：“恬淡虚无，真气从之，精神内守，病安从来。”中年以后，必须注意清心寡欲，安定清静，杜绝妄想，保持气血调畅，使真气和顺，这样人的精神就能“内守”自如，“形与神俱”。要善于控制自己的情绪，对矛盾、挫折，要心平气和地对待，避免焦虑、烦躁和赌气。

（3）顺应自然，协调阴阳：顺从天地四时阴阳的变化规律，使人体顺应自然，通过积极参加健身、娱乐活动、体育活动等，如跳舞、书法、散步、慢跑等，调节体内的气血阴阳，以期达到“阴平阳秘”的生理状态。

（4）劳逸结合，饮食有节：50 岁左右的中年男性，正处于人生繁忙时期，但精力与体力不如从前，容易形成超负荷运转，因此，要合理安排好工作学习，不要紧张忙乱，更应避免力所不及之事，使身体各组织器官功能在适度范围内运转。另外，随着年龄的增长，脾胃功能也下降，所以要注意饮食，食物既要多样富有营养，又要易于消化，更不能暴饮暴食，以防损伤脾胃。

（5）辅助用药，温补肾气：青壮年时期，不要滥用补药。人到中年，肾为先天，精气易耗，故中年以后可适当进补，以补益肾中精气，协调肾中阴阳，保持人体生机，延缓衰老，预防更年期病症。

（6）正确对待更年期：更年期属自然规律，无法避免，即使出现了明显症状，也不要过分担忧，要坦然面对，从容处理。除自身做好调护外，症状明显时可在医生指导下服用一些药物。

21 啥是阴茎硬结症？中医如何治疗

王某，53岁，2009年3月以阴茎勃起时疼痛半年来医院就诊。我们检查发现在患者阴茎背侧冠状沟后方海绵体的中部有两个椭圆形大小约1厘米×1.5厘米的硬结，质地较硬，与周围组织界限清楚，按压有疼痛感。患者平常无明显症状，但在性生活时阴茎疼痛，勃起时阴茎朝背侧略有弯曲。经彩色多普勒检查，最后确诊为阴茎硬结症。那什么是阴茎硬结症呢？

所谓阴茎硬结症是一种原因未明的阴茎纤维硬结性疾病，也称阴茎纤维海绵体炎，是阴茎海绵体白膜的纤维化病变。其特征为发展缓慢的阴茎海绵体斑块，多位于阴茎背侧呈单个或多个条索状硬结，其质地较硬，多有疼痛，一般不会发生溃烂。其病变局限，一般不累及尿道，与皮肤不相粘连。该病好发于40~60岁的男性。患者平常无特殊表现，多因性生活时疼痛而就诊，譬如王某因为勃起时弯曲严重无法过性生活来就诊。严重者可有阳痿、排尿疼痛及排尿困难等症。

据有关资料统计，该病的发病率为0.3%~1%。该病病因目前还不清楚，有些人认为可能与阴茎部明显或不明显的外伤有一定关系；还有人认为可能与维生素E缺乏、硬化性炎症、退行性病变等因素有关系。近年来有人对408例患者进行的分析表明，此病较常见的病因有动脉粥样硬化、高血压、外伤、遗传因素等。另外酗酒、糖尿病、自身免疫失常也可以导致本病的发生。

对阴茎硬结症的治疗，现代医学多采用口服维生素E、硬结内注射糖皮质激素如地塞米松、有的注射钙离子拮抗剂如异搏定等，有的采用手术治疗，但总体上效果均不理想。近年来我们采用中药内服加外用为主，结合阴茎硬结内局部注射的方法，取得了较好效果。中医学认为前阴（主要是指阴茎）为宗筋所聚，太阴阳明（即脾胃之经脉)之所合。所以肝气郁结、脾胃虚弱,或外感寒湿,或跌打损伤等可引起气血失调,痰浊、瘀血内生,下注宗筋凝结而成该病。治疗上当以疏肝理气,化痰散结,活血通络为大法。根据不同的病情,辨证施治,采取个体化治疗,中药内服外用。我们通过对资料完整的21例患者的临床观察表明,该疗法对缓解局部疼痛、控制硬结发展和缩小硬结等方面具有较好效果。但疗程较长,至少要治疗半年以上。

22 啥是睾丸扭转

王某,15岁,某中学学生,2006年8月的一天夜里突然发生右侧阴囊肿大疼痛,赶紧到某医院急诊科就诊,当晚值班医生以急性附睾炎给予抗感染治疗,但连续输液2天虽然疼痛略缓解,右侧阴囊仍然肿大。在发病的第三天到我们医院诊治。触诊发现右侧精索呈麻花状,右侧睾丸附睾肿大,且位置上移,质地较硬,睾丸附睾界限不清,用手上托患者阴囊疼痛不但不缓解反而加重。这时我们基本可以判定该患者得的是睾丸扭转。血常规检查白细胞2×10^9/升以上;彩超提示右侧睾丸无明显血流信号,附睾肿大。最后确诊为睾丸扭转。立即手术,手术中发现右侧睾丸已经变黑,也就是说已经缺血坏死,只好将这侧睾丸切除。让人非常痛心!

2008年3月某一天的下午任先生和妻子抱着不到1岁的孩子由医院儿科转到男科诊治。据孩子母亲讲,在中午吃饭时孩子突然又哭又闹,无论怎么哄就是不行,后来孩子他爸发现左侧阴囊红肿,于是就赶紧来医院。体检发现左侧阴囊红肿,触诊可见阴囊内有一较大肿块。彩超提示左侧睾丸血流信号较右侧减少,提示睾丸扭转可能。立即手术探查就是睾丸扭转,及时复位后而痊愈,避免了悲剧的发生。

既然该病后果这么可怕，那什么是睾丸扭转呢？睾丸扭转也称精索扭转，是由于剧烈运动或暴力损伤阴囊，或原因不明，螺旋状附着于精索上的提睾肌强烈收缩，导致睾丸精索扭转的一种疾病。是青少年男性急性阴囊肿痛的主要原因，是男科的一种急症。由于其发病率较低，很容易被医生遗忘而误诊。由于向睾丸供血的血管在精索的里面，所以在精索扭转时就会出现睾丸缺血甚至坏死。最终后果与睾丸扭转发生的时间、睾丸旋转的度数有着密切关系。一般而言，时间越长，度数越大，则血管梗阻、组织水肿就越严重，严重扭转者4小时以上，睾丸就可出现颜色改变，缺血坏死或不可逆性睾丸萎缩。缺血10小时以上，睾丸生精和内分泌功能可完全破坏。王某之所以会出现睾丸坏死的后果，主要因睾丸扭转时间太长，失去了最佳治疗时机。睾丸和精索的先天性畸形是该病发生的主要原因。后天诱发原因较多，如重体力劳动、暴力损伤、咳嗽、性生活或手淫等。无论有无诱因对突然出现的阴囊肿痛，或对哭闹不止的婴幼儿，一定要及时就医，明确诊断，若一旦确诊是睾丸扭转，应及时手术复位，防止严重后果出现。例如任先生和妻子如果不是细心，孩子再哭闹几个小时来医院其结局就同王某了。

23 手淫是病吗

手淫到底是不是病，就要先认识一下什么是手淫，我们通常所说的手淫，是指用手来抚摸、刺激自己的外生殖器，以获得性乐趣，使心理上得到满足，从而产生一种自慰感的方式。常见的手淫方法是以手扶玩生殖器或用衣物、被褥、床单等物摩擦阴茎，达到性高潮，引起射精，从而达到性兴奋。据调查，95%以上的男子一生中都有过不同程度的手淫，发生手淫的年龄多数从12~16岁开始，平均年龄14岁，与开始有遗精的年龄吻合。

从某种意义上讲，手淫是人们释放性紧张的一种安全有效的方式，偶尔有规律的和有自控能力的手淫，对其自身心理、身体甚至是有益的。手淫本身不会带来任何损害和不良后果，但是，过度手淫就属于一种心理障碍，并且会严重影响身体健康，造成一些泌尿生殖系疾病、性神经衰弱等。

24 手淫对健康有害吗

一天，一位50多岁的母亲陪着她的儿子谢某来到我们诊室。看上去谢某身体很虚弱，面色微黄，眼睛无神。经询问得知，谢某还有头晕，腰膝酸软，失眠，记忆力下降，不想吃饭，乏力等症状。为啥会出现这种情况呢？他母亲说儿子今年从部队转业，这半年一直在家里等着安排工作，儿子性格内向，平常也不出去找同学、朋友玩，整天在家里上网打游戏，但近半个月发现儿子变化很大，吃饭很少，身体越来越弱，走路都有些困难，特别是近一星期几乎天天在床上躺着。结果一问让母亲大吃一惊，儿子说他天天手淫，不能自控，甚至一天就五六次，很后悔，非常苦恼。这下我们明白了，谢某所有症状的罪魁祸首竟是自己的过度手淫。治疗措施有两条，一是必须戒除手淫；二是坚持中药调理。调理了近10个月，小伙子才恢复了正常。

由此可见过度手淫的危害。但决不能笼统地说，手淫对健康有害。因为偶尔的手淫对身体也有一定益处。如包皮过长的人，可以借此克服和纠正包皮过长，防止包皮垢积聚而诱发包皮龟头炎；对患有慢性前列腺炎的未婚患者，有规律的手淫可以引流前列腺液，畅通腺管，排除细菌和毒素，有利于炎症的康复；手淫还可以作为不射精、早泄等性功能障碍的辅助治疗。

25 如何戒除不良手淫

既然过度手淫不利于身体健康，那么怎样戒除呢？欲想戒除手淫，必须遵循“心病还须心药治”的原则，必须有坚强的意志和决心。

●要学一些性知识，正确认识手淫对工作、学习和身心健康的影响。既然过度手淫是一种不良习惯，就要下决心改掉。

●要做到按时作息，不看淫书淫画和色情影视；相互之间交谈时要避免不健康的内容；避免性的刺激和挑逗；避免穿紧身裤，被子不宜过厚、过重；以减少对性器官的局部刺激；要注意保持性器官的清洁卫生，经常用温水清洗，避免因局部炎症等病变的刺激，导致性器官充血而诱发阴茎的勃起与冲动。

●培养业余兴趣积极参加文体活动，可使自己多余的精力得到正当的宣泄；同时在活动中获得的乐趣还可以满足一定的精神需要。这样也可以转情移志，慢慢就能冲淡手淫的意愿。

●人的性欲望是受意志支配的，只要意志坚强，就可以戒除手淫习惯。这里特别强调的是坚决杜绝“下不为例”之类的迁就心理。因为迁就自己一次，就能迁就十次、百次，从而使频繁的手淫的恶行依然故我。

26 啥是精阜炎？ 对性功能有影响吗

精阜炎是精阜非特异性感染引起的急慢性炎症，症状表现为不同程度的尿道刺激征，如尿频、尿急、排尿不适、尿痛或仅有少量血尿或前段血尿等。精阜炎往往继发于后尿道炎、膀胱炎或前列腺炎和精囊炎。在尿道损伤、尿道结石、排尿不畅等情况下，因容易发生尿道细菌感染，因而也易导致精阜炎。常见的致病菌为大肠杆菌、变形杆菌、淋病奈瑟菌、结核杆菌以及滴虫、衣原体等。频繁手淫及经常的性交中断，会导致精阜长期慢性瘀血，是发生精阜炎的诱因之一。

它是常见的可干扰男性性功能的器质性病变。由于精阜部位有丰富的神经，是发生高度性兴奋性反应的性感区，所以当射出精液通过精阜、射精管口时，可刺激局部神经末梢，并将性兴奋的信号传向大脑皮层，引起性中枢兴奋，对性欲高潮有所影响，可增强快感。射精时，精阜及射精管口有一定程度的收缩动作，使射精更为有力，有加速射精和增强前列腺与精囊腺排泄的功能。精阜在男子尿道底部靠近膀胱的部位，形状像花生米样，精阜的下部有射精管的开口，两边的尿道黏膜上有许多前列腺管的开口。睾丸排出的精子与前列腺液就在精阜处混合成精液排出体外。所以精阜在男子性活动中有特殊的重要性。一旦精阜患病，必然给性生活带来很大的影响。当精阜炎慢性充血与水肿时，兴奋阈降低，稍有刺激即可通过一系列神经反射加快射精的发生，出现早泄或过频遗精。由于炎症存在，射精时发生一阵阵疼痛。个别人对痛觉十分敏感，故而害怕性交，以至诱发阳痿。当炎症严重时，精阜发生萎缩性变化，使兴奋阈提高，不能有效地参与射精过程，导致射精延缓。

27 "一滴精，十滴血"的说法有道理吗

这种说法毫无道理，是错误的。有些人由于受封建传统意识的影响，以及对精液的组成成分缺乏科学了解，精液来源于血的观点在其潜意识里根深蒂固，以至于过度禁欲。有些人对正常的遗精、正常的非习惯性的性自慰，如偶尔手淫，也惊恐万分，认为精液的外遗是大耗气血，大伤元气，会损伤生殖功能，以至于思想压力过重，精神压抑，神经衰弱，严重影响身心健康。

精液主要由精子和精浆两部分组成。其中精子占的比例很小，大部分是精浆。精子来源于加工厂——睾丸。精浆是男性副性腺（如前列腺、精囊腺、附睾等）分泌物的混合液，主要来源于精囊腺和前列腺，其中约70%来自精囊腺，约20%来自前列腺，约10%源于附睾、输精管壶腹部、尿道球腺和尿道旁腺所分泌。现已研究证实，精浆的主要成分为水，约占90%以上，其余为一些有机物和酶类，如果糖、枸橼酸、酸性磷酸酶等，只含有极少量的蛋白质。由此可见，就单从对人体的营养价值而言，精液与血液就有着极大区别。那么如何看待精液外泄呢？对已婚男性来讲要养成有规律的性生活，既不要纵欲，也不要禁欲。因为房事过频，就会出现一些精神神经症状，如失眠、多梦、乏力、头晕耳鸣、腰膝酸软等。过度禁欲，往往会导致精神异常，甚至会发生精囊炎、前列腺炎等生殖系统疾病。正常的遗精，是身体健康、生精功能正常的一个标志。偶尔的性自慰，如通过手淫获得性满足，不但对身体无害，反而会缓解精神压力，消除焦虑，不必自责后悔。

28 阴茎大小与性功能有没有关系

阴茎大小始终是男子十分关切的话题，由于其形状、大小不同，缺乏性知识的人对此产生种种疑惑，认为阴茎的大小决定人的性功能状况，是性功能的象征和标志。其实，这种认识是不对的，要解答这个问题，就让我们先从阴茎的发育谈起。

阴茎的发育一般在 10 岁以前较慢，从 14 岁后开始加快，到 18 岁为发育高峰，20 岁以后基本不再发育了。成年男子阴茎未勃起时，长度为 3～10 厘米，平均长度在 6 厘米左右，直径一般为 2～3.5 厘米，平均在 2.5 厘米左右。只要在这个范围之内阴茎发育就属于正常，患者就大可不必担心自己发育有问题。

男子的性功能靠外生殖器表现，但其根本受睾丸所分泌的雄性激素支配。从阴茎的大小对女方性功能的影响来看，女子的阴道长 9～12厘米，平时前后壁互相贴近，阴道富有弹性，性交时可随阴茎大小而相应地扩张，性交时女方的性敏感点处于外阴的阴蒂、小阴唇和阴道的外 1/3，因此女方的性满足主要与男方阴茎勃起的坚硬度和性交持续时间有关，与阴茎的形态、大小关系不大。

夫妻间应了解性器官大小对性功能的影响不大，只要在性生活过程中采用合适的方式，相互配合，性生活一定会美满幸福。

29 阴茎也会折断吗

2008 年 5 月的一天下午，外面下着小雨，天气凉爽。正准备整理东西下班，这时一位 30 岁左右男士穿着大裤衩，一脸痛苦地走进我们诊室。我们急问怎么回事？患者忙说阴茎疼痛。检查发现阴茎背侧中部肿胀，皮肤颜色呈紫黑色，阴茎向下弯曲，并伴尿道滴血。看到这种情况让患者急查阴茎彩超，最后我们告诉小伙,你的阴茎折断了,病情比较重,需要马上住院手术,否则将来会影响性功能。小伙子包括刚到科里实习的几个学生听到阴茎折断这样的疾病,既感到新奇又感到吃惊,忙问,阴茎也没有骨头怎么会折断呢?

为了让大家更好地理解这个问题。我们先了解一下阴茎的解剖结构。阴茎主要以两条阴茎海绵体和一条尿道海绵体为核心,由结缔组织连接,筋膜与皮肤包裹而成,其中含有丰富的血管、神经和淋巴系统。其特殊性在于阴茎海绵体中有十分丰富的血管窦,一旦受刺激就大量充血,使整个阴茎膨大、变粗、变硬。在阴茎海绵体的外层有一坚韧的膜,医学上称为“白膜”,疲软状态下厚度约 2 毫米,勃起充血时受海绵体膨胀的影响可拉伸变薄为 0.2~0.5 毫米,并失去弹性,脆性增加,就像被吹鼓的气球。此时如果受到外力(不管受主动或被动暴力)作用,容易出现破裂。阴茎折断实际上就是阴茎海绵体破裂,也有人称作“阴茎骨折”。表现为阴茎肿胀,疼痛明显,皮肤呈紫黑色,有时阴茎弯曲,严重者可合并尿道损伤,出现排尿困难和血尿。后来小伙子告诉我们说,之所以出现这种情况,都是自己“别出心裁”的结果。因为小伙子长期出差在外,这次出去时间最长 4 个月,下午 3 点才到家,见到含情脉脉的貌美妻子,特别兴奋,在同房过程中,还想玩点新花样,要求妻子坐在床沿,他退后几步,随即助跑杀将过去,岂料有失准头撞到床帮上,只听“啪”的一声阴茎立刻肿胀起来,疼痛难忍。由于处理及时小伙子住院 10 多天就出院了,半年后随访性生活如同阴茎折断前一样好,没有任何后遗症。

我们医院自 1996 年至今共收治阴茎折断患者 5 例,其中 1 例为 12 岁儿童。发生原因 3 例因性交方式不当,1 例因手淫时碰到床上,1 例夜间小便时勃起的阴茎碰到木质沙发上。

为了避免该病的发生,应注意以下 4 点:

●新婚夫妇要加强性知识的学习。作为男士要了解女性外生殖器的解剖结构,夫妻之间要相互体贴和关怀,逐渐积累性经验。

●性交体位、动作和力度要适当，切记动作粗暴，用力过猛。

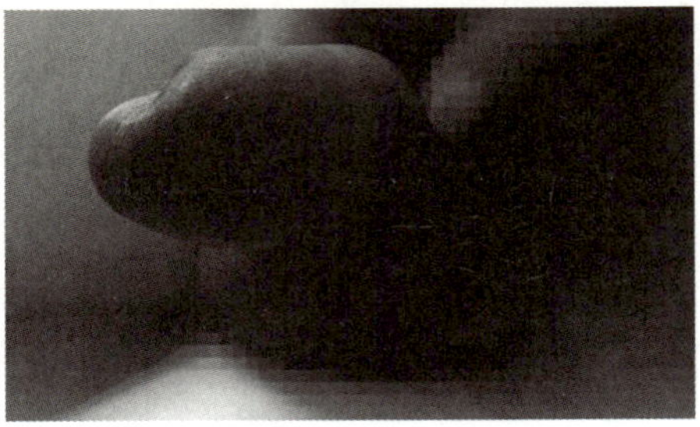

●戒除不良手淫，偶尔手淫要注意对勃起阴茎的保护。

●无论是大人还是小孩，夜间小便注意开灯，以免尿憋急急忙忙去厕所，阴茎撞到硬物上而出现意外。

30 男性患者出现哪些症状需要及时就医

●性功能障碍，如勃起障碍、早泄、性欲降低、射精疼痛等。

●有正常夫妻生活未采取任何避孕措施超过1年妻子没有怀孕。

●房事后出现血精或遗精后发现精液为红色。

●时常出现小腹、睾丸、大腿根等部位坠胀或疼痛。

●经常出现尿频、尿急、尿不尽等，或尿道灼热，或出现尿道"滴白"。

●年龄超过50岁，出现夜尿增多或排尿困难。

●尿道疼痛或瘙痒，甚至出现白黄色分泌物流出。

●突然出现阴囊肿痛。

●包皮或外阴部经常出现瘙痒或有白色分泌物等。

●生殖器和肛周出现赘生物，形态及大小如菜花样、黄豆样或米粒样。

●遗精频繁且伴有头晕耳鸣、记忆力下降等。

●曾有泌尿生殖系感染史或衣原体、支原体、淋病奈瑟菌、疱疹病毒等感染史。

附　勃起功能国际指数（IIEF）问卷

以下问题均指在最近4周内的性活动情况

1. 最近4周的性活动中有多长时间阴茎能勃起

0＝没有性活动

1＝几乎不能或完全不能勃起

2＝少数时候能达到勃起（远少于一半时候）

3＝有时能达到勃起（约一半时候）

4＝多数时候能达到勃起（远多于一半时候）

5＝几乎或总是能达到勃起

2. 当性刺激使阴茎勃起时，有多少时候硬度足够插入配偶体内

0＝没有性活动

1＝几乎没有或完全没有感到硬度足够

2＝少数时候感到硬度足够（远少于一半时候）

3＝有时感到硬度足够（约一半时候）

4＝多数时候感到硬度足够（远多于一半时候）

5＝几乎或总是感到硬度足够

3. 最近4周内尝试性交时，有多少时候能够插入配偶体内

0＝没有尝试性交

1＝几乎不能或完全不能够插入

2＝少数时候能够插入（远少于一半时候）

3＝有时能够插入（约一半时候）

4＝多数时候能够插入（远多于一半时候）

5＝几乎或总是能够插入

4. 性交时，有多少时候能够维持勃起

0=没有尝试性交
1=几乎不能或完全不能够维持勃起
2=少数时候能够维持勃起(远少于一半时候)
3=有时能够维持勃起(约一半时候)
4=多数时候能够维持勃起(远多于一半时候)
5=几乎或总是能够维持勃起
5. 性交时,维持阴茎勃起至性交完毕有多大困难
0=没有尝试性交
1=困难极大
2=困难很大
3=困难
4=有点困难
5=不困难
6. 最近4周内尝试性交的次数是多少
0=没有尝试性交
1=1~2次
2=3~4次
3=5~6次
4=7~10次
5=11次或11次以上
7. 性交时,有多少时候感到满足
0=没有尝试性交
1=几乎不能或完全没有感到满足
2=少数时候感到满足(远少于一半时候)
3=有时感到满足(约一半时候)
4=多数时候感到满足(远多于一半时候)
5=几乎或总是感到满足
8. 多大程度上享受到性交的快乐
0=没有性交
1=没有享受到快乐
2=较少享受到快乐

3=享受到一般快乐
4=享受到高度快乐
5=享受到极度快乐
9. 多少时候伴有射精
0=没有性刺激或性交
1=几乎不或不伴有射精
2=少数时候伴有射精(远少于一半时候)
3=有时伴有射精(约一半时候)
4=多数时候伴有射精(远多于一半时候)
5=几乎或总是伴有射精
10. 多少时候有性高潮的感觉
0=没有性刺激或性交
1=几乎没有或没有性高潮
2=少数时候有性高潮(远少于一半时候)
3=有时有性高潮(约一半时候)
4=多数时候有性高潮(远多于一半时候)
5=几乎或总是有性高潮
11. 最近4周内,多少时候感觉有性欲
1=几乎没有或没有性欲
2=少数时候有性欲(远少于一半时候)
3=有时有性欲(约一半时候)
4=多数时候有性欲(远多于一半时候)
5=几乎或总是有性欲
12. 最近4周内,性欲程度如何
1=很低或完全没有
2=低
3=中等
4=高
5=很高
13. 最近4周内,全部性生活的满意程度如何
1=很不满意

2=不满意

3=一半满意,一半不满意

4=满意

5=很满意

14. 最近4周内,和配偶的性关系的满意程度如何

1=很不满意

2=不满意

3=一半满意,一半不满意

4=满意

5=很满意

15. 最近4周内,阴茎勃起及维持勃起的自信程度如何

1=很低

2=低

3=中等

4=高

5=很高

说明:IIEF主要积分评价以问题1~5和问题15积分总和为准。

积分6~10分为重度阳痿;积分11~16分为中度阳痿,积分17~21分为轻度到中度阳痿,积分22~25分为轻度阳痿,积分26~30分为无阳痿。